高等职业教育药学类与食品药品类专业第四轮教材

医药企业管理实务

（供药品经营与管理、食品药品监督管理、药学等专业用）

主　编　薛见亮　　侯媛芳

副主编　谭彦琦　　任灵梅

编　者　（以姓氏笔画为序）

王柯厶（重庆医药高等专科学校）

任灵梅（山西药科职业学院）

闫继德（山东漱玉平民大药房连锁股份有限公司）

杨　军（广西卫生职业技术学院）

杨海玲（浙江医药高等专科学校）

何方正（山东中医药高等专科学校）

张金涛（鲁南制药集团）

陈薇伊（重庆三峡医药高等专科学校）

胡一平（山东药品食品职业学院）

侯媛芳（重庆医药高等专科学校）

谭彦琦（湖南食品药品职业学院）

薛见亮（山东中医药高等专科学校）

中国健康传媒集团

中国医药科技出版社

内容提要

本教材是"高等职业教育药学类与食品药品类专业第四轮教材"之一，根据《医药企业管理实务》教学大纲的基本要求和课程特点编写而成，内容上涵盖医药企业管理绪论、医药企业管理职能、医药企业战略管理、医药企业人力资源管理、医药企业财务管理、医药企业质量管理、医药企业研发管理、医药企业生产运作与供应链管理、医药批发企业经营管理和医药零售企业经营管理等内容。本教材具有管理理论和实践性相结合的特点。本教材为书网融合教材，配套有PPT课件、微课视频、题库等数字资源，使教学资源更多样化、立体化。

本教材供药品经营与管理、食品药品监督管理、药学等专业用，也可以作为医药行业企业培训教材使用。

图书在版编目（CIP）数据

医药企业管理实务/薛见亮，侯媛芳主编 . —北京：中国医药科技出版社，2021.8（2024.9重印）

高等职业教育药学类与食品药品类专业第四轮教材

ISBN 978 – 7 – 5214 – 2529 – 1

I. ①医… Ⅱ. ①薛… ②侯… Ⅲ. ①制药工业 – 工业企业管理 – 高等职业教育 – 教材 Ⅳ. ①F407.7

中国版本图书馆 CIP 数据核字（2021）第 141298 号

美术编辑　陈君杞

版式设计　友全图文

出版　**中国健康传媒集团** | 中国医药科技出版社

地址　北京市海淀区文慧园北路甲 22 号

邮编　100082

电话　发行：010 – 62227427　邮购：010 – 62236938

网址　www.cmstp.com

规格　889 × 1194mm $\frac{1}{16}$

印张　12 $\frac{1}{2}$

字数　349 千字

版次　2021 年 8 月第 1 版

印次　2024 年 9 月第 5 次印刷

印刷　北京印刷集团有限责任公司

经销　全国各地新华书店

书号　ISBN 978 – 7 – 5214 – 2529 – 1

定价　**38.00 元**

获取新书信息、投稿、为图书纠错，请扫码联系我们。

出 版 说 明

　　"全国高职高专院校药学类与食品药品类专业'十三五'规划教材"于2017年初由中国医药科技出版社出版，是针对全国高等职业教育药学类、食品药品类专业教学需求和人才培养目标要求而编写的第三轮教材，自出版以来得到了广大教师和学生的好评。为了贯彻党的十九大精神，落实国务院《国家职业教育改革实施方案》，将"落实立德树人根本任务，发展素质教育"的战略部署要求贯穿教材编写全过程，中国医药科技出版社在院校调研的基础上，广泛征求各有关院校及专家的意见，于2020年9月正式启动第四轮教材的修订编写工作。

　　党的二十大报告指出，要办好人民满意的教育，全面贯彻党的教育方针，落实立德树人根本任务，培养德智体美劳全面发展的社会主义建设者和接班人。教材是教学的载体，高质量教材在传播知识和技能的同时，对于践行社会主义核心价值观，深化爱国主义、集体主义、社会主义教育，着力培养担当民族复兴大任的时代新人发挥巨大作用。在教育部、国家药品监督管理局的领导和指导下，在本套教材建设指导委员会专家的指导和顶层设计下，依据教育部《职业教育专业目录（2021年）》要求，中国医药科技出版社组织全国高职高专院校及相关单位和企业具有丰富教学与实践经验的专家、教师进行了精心编撰。

　　本套教材共计66种，全部配套"医药大学堂"在线学习平台，主要供高职高专院校药学类、药品与医疗器械类、食品类及相关专业（即药学、中药学、中药制药、中药材生产与加工、制药设备应用技术、药品生产技术、化学制药、药品质量与安全、药品经营与管理、生物制药专业等）师生教学使用，也可供医药卫生行业从业人员继续教育和培训使用。

　　本套教材定位清晰，特点鲜明，主要体现在如下几个方面。

1. 落实立德树人，体现课程思政

　　教材内容将价值塑造、知识传授和能力培养三者融为一体，在教材专业内容中渗透我国药学事业人才必备的职业素养要求，潜移默化，让学生能够在学习知识同时养成优秀的职业素养。进一步优化"实例分析/岗位情景模拟"内容，同时保持"学习引导""知识链接""目标检测"或"思考题"模块的先进性，体现课程思政。

2. 坚持职教精神，明确教材定位

　　坚持现代职教改革方向，体现高职教育特点，根据《高等职业学校专业教学标准》要求，以岗位需求为目标，以就业为导向，以能力培养为核心，培养满足岗位需求、教学需求和社会需求的高素质技能型人才，做到科学规划、有序衔接、准确定位。

3. 体现行业发展，更新教材内容

　　紧密结合《中国药典》（2020年版）和我国《药品管理法》（2019年修订）、《疫苗管理法》（2019

年）、《药品生产监督管理办法》（2020年版）、《药品注册管理办法》（2020年版）以及现行相关法规与标准，根据行业发展要求调整结构、更新内容。构建教材内容紧密结合当前国家药品监督管理法规、标准要求，体现全国卫生类（药学）专业技术资格考试、国家执业药师职业资格考试的有关新精神、新动向和新要求，保证教育教学适应医药卫生事业发展要求。

4.体现工学结合，强化技能培养

专业核心课程吸纳具有丰富经验的医疗机构、药品监管部门、药品生产企业、经营企业人员参与编写，保证教材内容能体现行业的新技术、新方法，体现岗位用人的素质要求，与岗位紧密衔接。

5.建设立体教材，丰富教学资源

搭建与教材配套的"医药大学堂"（包括数字教材、教学课件、图片、视频、动画及习题库等），丰富多样化、立体化教学资源，并提升教学手段，促进师生互动，满足教学管理需要，为提高教育教学水平和质量提供支撑。

6.体现教材创新，鼓励活页教材

新型活页式、工作手册式教材全流程体现产教融合、校企合作，实现理论知识与企业岗位标准、技能要求的高度融合，为培养技术技能型人才提供支撑。本套教材部分建设为活页式、工作手册式教材。

编写出版本套高质量教材，得到了全国药品职业教育教学指导委员会和全国卫生职业教育教学指导委员会有关专家以及全国各相关院校领导与编者的大力支持，在此一并表示衷心感谢。出版发行本套教材，希望得到广大师生的欢迎，对促进我国高等职业教育药学类与食品药品类相关专业教学改革和人才培养作出积极贡献。希望广大师生在教学中积极使用本套教材并提出宝贵意见，以便修订完善，共同打造精品教材。

数字化教材编委会

主　编　薛见亮　侯媛芳

副主编　谭彦琦　任灵梅

编　者　(以姓氏笔画为序)

王柯厶 (重庆医药高等专科学校)

任灵梅 (山西药科职业学院)

闫继德 (山东漱玉平民大药房连锁股份有限公司)

杨　军 (广西卫生职业技术学院)

杨海玲 (浙江医药高等专科学校)

何方正 (山东中医药高等专科学校)

张金涛 (鲁南制药集团)

陈薇伊 (重庆三峡医药高等专科学校)

胡一平 (山东药品食品职业学院)

侯媛芳 (重庆医药高等专科学校)

谭彦琦 (湖南食品药品职业学院)

薛见亮 (山东中医药高等专科学校)

随着医药改革的深入，我国医药企业面临着全新的机遇与挑战，医药企业之间的竞争越来越激烈，为了提高企业的竞争力，必须培育大量懂管理的高素质技能型人才，为此需要一本专门适用于医药高职院校学生的实用性教材。

医药企业管理是为药品经营与管理专业开设的专业基础课，是为医药营销类专业设置的专业必修课程，也是其他相关专业的选修课。面对医改带来的挑战以及当前医药企业缺乏竞争力这一状况，加强医药企业管理的研究以及加大医药企业管理理论普及力度，对于提高我国医药行业的竞争力，具有非常积极的意义，医药企业管理就是在这种情况下产生的一门管理学科。通过本课程的学习可以使学生了解到医药企业管理的基本理论，深刻理解如何运用医药企业管理的基本理论进行企业管理，为进一步学习其他专业课和日后的实际管理工作奠定理论基础。

本教材是根据高职院校药学类专业教学改革和发展的需要，以面向医药行业培养高技能型生产、销售和管理一线员工为培养目标，确定了本教材的编写大纲和编写内容，力争使教材内容密切结合专业实际和岗位实际，注重理论知识的应用和岗位技能的培养。本书主要涵盖了医药企业管理理论和实践的相关内容，为了明确学生学习目的、强化思政教育，在教材的各章节分别设立了学习引导、学习目标、实例分析、即学即练、实践实训，增强教材的知识性和思政教育性。本教材力求在教学内容和方法上有所创新，做到精准、适用。本教材是书网融合教材，配有 PPT 课件、课程知识点体系、微课视频、题库等数字资源，使教学资源更多样化、立体化。本教材共分为十个项目，分别是医药企业管理绪论、医药企业管理职能、医药企业战略管理、医药企业人力资源管理、医药企业财务管理、医药企业质量管理、医药企业研发管理、医药企业生产运作与供应链管理、医药批发企业经营管理和医药零售企业经营管理。

本书各项目分工是：项目一由山东药品食品职业学院胡一平编写，项目二由重庆三峡医药高等专科学校陈薇伊编写，项目三由浙江医药高等专科学校杨海玲编写，项目四由山西药科职业学院任灵梅编写，项目五由湖南食品药品职业学院谭彦琦编写，项目六由山东中医药高等专科学校何方正编写，项目七由重庆医药高等专科学校侯媛芳编写，项目八由山东中医药高等专科学校薛见亮编写，项目九由广西卫生职业技术学院杨军编写，项目十由重庆医药高等专科学校王柯厶编写。鲁南制药集团张金涛和山东漱玉平民大药房连锁股份有限公司闫继德提供大量素材并负责审稿工作。

在教材的编写过程中，各位主编认真负责积极配合，出版社也给予了大力支持和协助，相关医药企业也对本书的编写提出了良好的建议，在此一并表示感谢。本教材在编写过程中参阅了国内外大量的相关文献，借鉴并吸收了国内外学者最新的研究成果，在此亦表示深深的敬意和真诚的感谢。

由于时间仓促和编写水平有限，本书难免有疏漏和不当之处，敬请各位专家及广大读者批评指正，提出宝贵意见。

编　者
2021 年 5 月

目录
CONTENTS

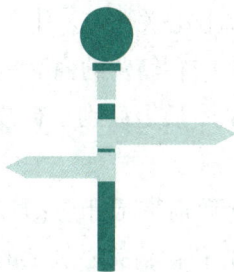

学习医药企业管理首先要了解：什么是医药企业，它都具备什么样的特点，什么是管理，现在所学的管理理论是如何一步步发展而来的，文化和社会责任为什么会对医药企业产生如此大的影响，医药企业所处的行业有何特征，目前行业发展如何等。

绪论部分围绕着这些基本问题分为四个任务，就医药企业、医药企业管理理论、医药企业文化与社会责任、医药行业做了详细介绍。

学习目标

1. **掌握**　企业和医药企业的含义；医药企业的类型；管理的概念及特征。
2. **熟悉**　医药行业及其特点；企业管理思想与理论的发展。
3. **了解**　企业文化和社会责任；我国医药行业的发展趋势；医药体制改革的主要措施。

任务一　医药企业概述

PPT

一、企业含义及特征

（一）企业的含义

通常认为企业是一种经济学角度的组织形式，一般指以盈利为目的，利用土地、劳动力、资本、技术和管理者能力等各种生产要素，从事生产经营活动，并向市场提供商品或服务，依照法律规范实行自主经营、自负盈亏、独立核算的基本经济单位。企业的定义包含以下三方面。

第一，企业以盈利为目的。盈利是企业存在的根本目的，其将企业与党政组织、国家行政组织、军队、学校等社会组织区分开来，只有从事生产经营活动，并向市场提供商品或服务的经济组织才有可能被称之为企业，创造足以支撑企业生存的利润是企业存在的前提条件。

第二，企业经营需要一系列生产要素。通常来讲，企业从事生产、经营等经济活动，需要各种资源支持。例如，一旦制定好企业的经营方针战略，则需要资金作为财务支持，开展产品设计等技术活动，需要购置物料进行生产加工活动，需要进行营销宣传帮助提升产品价值，需要销售实现利润收入，而各个环节都需要人力资源运转支撑。

第三，企业是自主经营、自负盈亏的独立经济主体。企业要获取利润，就需要对企业所需生产要素和市场、社会环境进行实时监控，及时调整经营管理策略，这就是企业的自主经营权；相对应的，企业要在遵循国家法律法规的前提下，实行独立的经济核算，承担其自主经营所带来的全部后果，即自负盈亏。

（二）企业的特征

1. 组织性　不同于个人和家庭，企业是拥有正式名称、明确的组织结构和规章制度的正式组织形式。

2. 经济性　企业作为社会的基本经济单位，最根本的是以盈利为目的而存在，这是企业的经济性特征。该特征决定了企业在社会经济活动中从事什么活动、发挥什么作用以及其价值核心关注点是什么。

3. 营利性　企业从事生产经营活动，是以获取利润为基本目的，企业所生产、经营的商品范围均以获取利润为核心，可进行灵活调整，最终实现利润最大化和资本积累，由此从本质上区别于行政、党政、军事、教育、医疗和慈善等组织。

4. 社会性　企业在政府的监督和管理下开展生产经营活动，自然需要配合政府完成相应的社会责任；此外，作为社会的重要组织成员，企业在盈利生存的同时，需要兼顾员工的利益，关心员工的工作环境和个人发展，遵循社会环境发展的规律，履行社会责任，维护好企业在社会公众心中的形象，而非一味压榨来获取最大利益。

二、医药企业的含义及特点

（一）医药企业的含义及类型

医药企业是指以盈利为目的，从事医药产品生产、流通及提供相关服务等活动的企业。常见的医药企业类型有以下几种。

1. 医药生产企业　医药生产企业指从事药品生产的专营或兼营企业，就是通常所说的药厂。根据生产的产品类别划分，可将医药生产企业细分为原料药制药企业、化学药物制药企业、中药制药企业和生物生化制药企业。

2. 医药经营企业　医药经营企业指从事药品经营的专营企业或兼营企业，包括药品批发企业和药品零售企业。

（1）药品批发企业　是将购进的药品销售给药品生产企业、药品零售企业和医疗机构的药品经营企业。对药品批发企业的要求一般都是较高的，需要有充足的仓储、专业的药品管理人员、覆盖面足够广的药品物流渠道和药品销售渠道。

（2）药品零售企业　通常指药店，是从药品生产企业或药品批发企业购进药品，直接销售给最终消费者用以防治疾病的经营企业，可分为药品零售连锁企业和单体药店。药品零售企业作为提供药品服务的经营终端机构，具有数量多、分布广的特点，是药品流通的最终环节。

3. 医药研发企业　医药研发企业指以药品研发为主要业务的企业。新药研发具有周期长、任务重的特点，如果企业全部进行自主研发要投入大量资金和人力，且需承担长时间内无回报的高风险，因此我国专业进行医药研发的组织相对较少。

（二）医药企业的特点

医药企业作为医药行业中的重要组成部分，具备了医药行业的基本特征。医药企业的主要特点如下。

1. 高技术的技术密集型企业 医药产品的研发与生产需要融合多个学科前沿先进研发技术和成果，涉及医学、药学、化学、生命科学、生物学、材料学等诸多学科。

2. 高投入的资本密集型企业 医药企业在整个发展过程中都需要投入大量的人力、物力和财力作为支持，从早期的产品研发、GMP认证到市场的开发和产品推广，都需要大量的资本投入，尤其是新药的研发，需要长期不断的资本投入才可能会有产出。目前大型制药公司仍是新药研发的绝对主力，世界十大制药企业每年会将其销售收入的15%~20%（50亿~120亿美元）投入药品研发，而每款新药从实验室到批准上市，大约需要10~15年的时间。

3. 高风险与高收益并存 创新药的研发是推动医药企业发展的重要动力，但新药研发对任何一个企业来说无疑都是一场冒险。如BIO、Biomedtracker和AMPLION等机构在对2006~2015年临床阶段的在研新药进行成功率统计分析中发现，临床Ⅰ期的成功率约为63%，而Ⅱ期临床成功率低到31%，从临床Ⅰ期到最终通过批准上市的总成功率仅为9.6%，10个进入临床的药物，仅有1个能最终上市。而一旦上市成功，凭借其专利期内的垄断地位，能为企业带来10倍以上的回报利润。

4. 受到严格监管 医药产品与人体健康直接相关，生产、流通等全部环节都受到严格的监督管理。药品生产环节需依据《药品生产质量管理规范》（GMP），对药品生产和质量管理进行严格规范，可最大限度避免药品生产过程中的污染，提升药品质量；药品流通环节需依据《药品经营质量管理规范》（GSP），对药品采购、储存、销售、运输等环节进行有效的质量控制措施，确保药品质量，实现药品可追溯；全环节人员必须持证上岗，确保人员的专业性。

▶▶ 实例分析1-1

案例 2009年，桂林三金成功上市，进入国内资本市场。为桂林三金发展带来新机遇的同时，也带来了挑战——从集体企业到公众公司，不仅规模不同，公司的管理模式也要随之发生变化，必须迎接新的更高挑战。面对新的形势，三金决定引入专业的管理咨询公司进行诊断咨询，并主动吸收社会各界的智慧，力求为三金量身打造一套最佳的管理方式。2012年，桂林三金启动了协同办公及信息系统集成项目的建设，使部门之间的工作衔接更顺畅，进一步提高了企业管理效率，更好地保障了企业战略决策的科学性和正确性。

讨论 现代企业面临着激烈的全球竞争，你认为提升企业竞争力，使企业在竞争中立于不败之地的最直接、最有效的途径是什么？

答案解析

任务二 医药企业管理理论基础

PPT

一、管理概述

（一）管理的概念

管理是人类各种组织活动中最普遍和最重要的一种活动，其贯穿于人类社会发展的各个阶段和各个领域。"管理"已经深入到我们的日常生活之中，小到医院、学校、企业，大到军队、政府和整个国家，社会各种单位和部门都存在着管理活动。

对于什么是管理，不同时期的学者们从不同角度给出了不同的解释，每种解释都强调了管理某一方面的内涵，内容见表1-2。

表1-2 不同学者对管理的定义

学者姓名	定义内容	强调内容
赫伯特·西蒙	管理就是制定决策（《管理决策新科学》）	决策在管理中的重要性
彼得·德鲁克	管理是一种工作，它有自己的技巧、工具和方法；管理是一种器官，是赋予组织以生命的、能动的、动态的器官；管理是一门科学，一种系统化的并到处适用的知识；同时管理也是一种文化（《管理：任务、责任、实践》）	管理的作用
亨利·法约尔	管理是所有的人类组织都有的一种活动，这种活动由五项要素组成的：计划、组织、指挥、协调和控制（《工业管理与一般管理》）	管理工作的内容
周三多	组织为了实现个人无法实现的目标，通过各项职能活动，合理分配，协调相关资源的过程（《管理学》）	资源在管理中的重要性

综上我们将管理的概念表述为：管理指在特定环境条件下，通过计划、组织、领导、控制和创新等手段，对组织所拥有的人力、物力、财力、信息等资源进行有效协调，以实现组织既定目标的过程。

（二）管理的含义

管理的概念包含了以下四层含义。

1. 管理工作的核心是协调 在不同组织中的不同管理者所从事的管理工作表面上看各不相同，管理工作的表现形式多种多样，但管理工作的核心内容都是一样的，那就是协调。所谓协调，就是正确处理组织内外部各种关系，如个人利益与组织利益、部门与部门利益、短期目标与长期目标、有限资源与组织多重任务之间的矛盾关系等，为组织高效运转创造良好的条件和环境，以促进组织目标的实现。

2. 管理的本质是一种手段 管理其本身并不是目的，从本质上说管理是为了实现目标而采用的一种手段，因此我们不能为了管理而管理。管理可以为管理者提供指导方法理论，但无论采用何种管理方法，都有其缺陷，都需要在特定的组织环境中通过实践来查缺补漏。同时我们需要意识到，受管理者个人知识、能力、经验等影响，不同管理者对相同的管理方法会有不同的实践效果。

3. 管理的对象是组织内外部各种资源 管理的对象包括人员、资金、设备、物料、市场、文化、信息等各种资源和采购、生产、销售等各个环节。人力资源、资金、物料等资源相对于人类欲望的无限性来说是相对短缺的，因此需要管理者对组织内外部资源进行有效的合理配置，在实现组织效益的前提下，提高有限资源的使用效率。

4. 管理工作通过一系列管理职能来实现 日常生活中我们看到管理者都遵循一定的规律来开展管理工作，这些基本工作就是管理职能，也就是管理的基本步骤或手段。20世纪初，法国管理学者法约尔提出了管理的基本五项职能，即计划、组织、指挥、协调和控制；其后，随着管理理论不断发展与完善，又有学者认为领导、激励、创新、人员配置等内容也是管理的职能。本书将管理职能总结为计划、组织、领导、控制和创新。管理者必须熟练运用各项管理职能，才能对一个复杂的企业进行有效的管理。

即学即练1-1

有人说"管理也是一种生产力"，你赞同吗？为什么？

答案解析

（三）管理的特征

管理学作为一门学科，与其他自然学科相比有其独有的属性特征。从劳动生产过程来看，管理既有与生产力相联系的客观规律，又受生产关系、社会制度的影响，这就是管理的二重性。从管理活动本身来看，管理工作既要遵循一定的客观规律，又要因地制宜灵活多变，这就是管理的科学性和艺术性。

1. 管理的二重性　马克思在《资本论》中分析资本主义管理的性质和职能时提出，管理具有自然属性和社会属性的二重性质。

（1）自然属性　管理是客观存在的，是社会发展的必然产物，这也是管理科学与其他科学相同的属性。自从有了人类的共同劳动，就有了管理活动，随着社会生产力的发展，越来越多的人聚在一起进行共同劳动。为了进行合理分工，解决共同劳动过程中产生的矛盾问题，使其统一目标、有效地完成生产劳动，就需要对组织的生产力进行管理。在实际工作中管理者可以对成功的管理模式进行参考借鉴，因为成功的管理模式通常具有一定的规律，这是管理自然属性的体现。

（2）社会属性　管理具有同社会关系和社会制度相关联的社会属性。在生产活动过程中，需要调整人们之间的利益分配，而管理活动体现了对生产资料占有者利益的维护，具体表现在明确组织目标、维护领导者权威、营造特定组织文化、遵循奖惩方式等方面，即为特定的社会关系所服务，从而实现调解和维护社会关系的职能。

2. 管理的科学性和艺术性

（1）科学性　管理是人们在长期社会实践活动中总结出来的一系列体现管理过程中客观规律的管理理论和方法。人们可以利用这些理论和方法来分析过去和现在管理活动中的变化，根据客观规律判断未来发展趋势，从而对组织进行高效、科学的管理。因此，管理是一门科学，注重客观数据、规范、规则等自然规律，掌握管理知识，可以减少因违背规律而造成的低效率和失误。

（2）艺术性　所谓管理的艺术性，就是强调管理活动中除了要掌握一定的理论和方法，还要具备能够灵活运用这些知识和技能的技巧。同样的管理原理，不同的管理者来使用会产生不同的管理效果，这就要求管理者要能够根据实际情况发挥技巧和创造性，在实践运用灵活的管理才能和艺术化的管理方法，做到具体问题具体分析，不断地学习和总结管理经验。

二、医药企业管理概述

（一）企业管理的概念与含义

企业管理是管理活动中最重要的形式之一，随着工厂企业的诞生而产生，是社会化大生产发展的客观要求和必然产物，是由人们在从事交换过程中的共同劳动所引起的。企业管理是指为企业的生产经营活动进行计划、组织、协调和控制等一系列活动的总称，是按照客观规律的要求，合理、严密地组织企业的生产经营活动，有效地利用人力、物力、财力、市场等内外部资源，实现企业经营目标，创造更高经济效益的过程。

企业管理的概念包含以下几层含义。

1. 企业管理的基本目的是提高工作效率　企业想要利用有限的资源创造更高经济效益，就需要利用管理来提高工作效率，也就是以尽可能少的投入来实现尽可能高的产出。

2. 企业管理的终极目标是盈利　虽然企业在不同时期、不同环境条件下会有不同的具体目标，有时一些目标甚至是相互矛盾的，例如企业经济效益目标和社会效益目标，但企业是一个经济组织，只有盈利才能生存和发展，因此，其首要目标是实现利润最大化，即实现经济效益目标。

3. 企业管理强调以人为中心　企业管理的主体是企业经营者和全体员工，而在企业可利用的人力、物力、财力等全部资源中，人力资源起决定性作用，因为其他因素只有通过人才能加以开发和利用。

（二）医药企业管理的特殊性

医药企业作为众多类型企业的一种，其既具有普通企业管理的一般特征，同时，因医药行业的特殊性，人们对医药企业又有着一种特殊的期待，对医药企业管理有着特殊性要求。

1. 严格遵循法律规范　药品与人们生命有直接关系，药品质量是关系到患者生命安全的重大问题。药品的生产和经营需严格遵循国家相关法律法规，我国自1985年起施行了《中华人民共和国药品管理法》，后陆续推行了药物非临床研究质量管理规范（GLP）、药品临床试验管理规范（CCP）、药品生产质量管理规范（GMP）、药品经营质量管理规范（GSP）和中药材生产质量管理规范（GAP）等系列规范。医药企业必须严格按照以上法律规范的要求对药品的研发、生产、流通和使用实施严格的质量管理。

2. 满足消费者对医药产品的需求　企业想要在如今竞争激烈的市场中获胜，首先必须要确定消费者需求，并提供相应的产品或服务来满足这些需求。因此，医药企业应当以消费者为中心，充分了解临床医生及患者的需求，结合自身条件合理安排生产经营，最大程度地提升消费者满意度。

3. 医药企业要有强烈的社会责任感和道德意识　企业管理以提高经济利益为核心，以尽可能少的资源消耗生产出更多的符合社会需要的产品或服务，这也是企业管理的中心任务，但药品作为一种特殊产品，直接关系到人们的生命安危与健康，因此，医药企业应当以保证人类健康权利为己任，为消费者提供准确的产品信息，使消费者遵守法律法规、自觉维护生态环境，树立企业良好的社会信誉和企业形象，实现社会和企业的互利共赢。

三、企业管理思想与理论的发展

管理思想随着人类社会及管理活动的产生、发展而产生和演变。其发展主要经历了早期管理实践与思想萌芽、古典管理理论、行为科学理论和现代管理理论丛林四个阶段。

（一）早期管理实践与思想萌芽

1. 古代的管理实践活动　早在奴隶制时代，古埃及、罗马、巴比伦等文明古国就在国家治理、军事作战、经济管理等方面形成了比较有效的管理措施，如古埃及建立的金字塔、古罗马的水道、巴比伦的古城等伟大建筑和工程的成功，都需要非常复杂的规划、组织、指挥和控制活动来协调人力、分配资源，管理也随之应运而生。

2. 早期的管理思想萌芽　除了以上典型的管理实践活动以外，在中国和西方古代的各种典籍著作中，也可以看到古人对从管理实践中凝练总结的管理思想的相关论述。

（1）中国早期管理思想　中国古代管理思想极为丰富，主要体现在诸子百家思想之中，如儒家、道家、法家等。众多经典著作，如《论语》《孙子兵法》《道德经》等都记载、体现了我国古代成功的管理思想和经验，但令人遗憾的是中国古代的管理思想比较零散，缺乏系统的整理、总结和提高，没有形成系统的管理理论，当时社会政治、经济、社会、科技开始全面衰落，与西方国家的差距不断扩大，这种落后必然反映到管理思想与理论上。

（2）西方早期管理思想　18世纪～19世纪末，随着第一次、第二次工业革命轰轰烈烈的开展，英国迅速发展成为世界经济强国，好的管理思想和活动不再出现在四大文明古国，而主要出现在英国。工业革命大大推动了生产技术的进步，而工厂制度的产生导致生产规模扩大、专业化协作发展、投入生产的资源不断增多等，这都带来了一系列迫切需要解决的新问题，如工人与机器、机器与机器之间的协调运转问题，劳动纪律的维持问题，劳动力的招聘与培训问题等。在此背景下，部分学者从不同角度对管理进行了理论研究，其中亚当·斯密、罗伯特·欧文、查尔斯·巴贝奇是这一时期影响力较大的代表人物，其主要理论内容见表 1-5。

表 1-5　西方早期管理思想代表人物

代表人物	背景简介	主要理论
亚当·斯密 （1723~1790）	英国经济学家、哲学家、作家，经济学的主要创立者，1776 年发表代表作《国民财富的性质和原因的研究》（《国富论》），被誉为"古典经济学之父"	最早对劳动分工进行了研究，认为分工可以提高劳动者技能，节约时间和技术进步。提出了"经济人"的观点，认为人们在经济活动中追求的是个人利益，社会利益是由于个人利益之间的相互牵制而产生的
罗伯特·欧文 （1771~1858）	英国空想社会主义者、企业家、慈善家，被誉为"现代人事管理之父"	对资本家过分重视机器而忽视人性的做法提出强烈批评，主张通过缩短工作时间、改善工作环境、提供舒适住宅来改善工人劳动条件，工厂重视人的因素，也可以使工厂获得更多利润
查尔斯·巴贝奇 （1791~1871）	英国数学家、发明家，科学管理的先驱，曾花数年时间到英、法等国工厂进行管理问题的调查与研究	对专业分工、科学工作方法、机器与设备的有效使用、成本记录与核算等问题进行深入研究。对亚当·斯密劳动分工理论进一步探讨，首次提出脑力劳动和体力劳动一样也可以进行分工。研究劳动报酬问题，提出固定工资加利润分配制度

（二）科学管理理论

随着第二次工业革命出现的新技术在企业中广泛应用，企业生产规模不断扩大，生产技术更加复杂，企业专业化、社会化程度日益提高，企业主为了获得更高额的垄断利润，往往采用降低工资、延长工时、提高劳动强度等压榨工人的方法，使得企业主与工人之间矛盾不断扩大。基于当时社会形势需要，客观上要求用更加科学的管理方法改善传统管理的粗放和低水平。这一时期所形成的管理理论，被称为科学管理理论或古典管理理论。

科学管理理论主要学派有以泰勒为代表的科学管理理论、以法约尔为代表的一般管理理论以及以韦伯为代表的组织管理理论。

1. 科学管理理论　弗雷德里克·温斯洛·泰勒（1856~1915），美国著名管理学家、经济学家，1878 年工作后先后受雇于两家钢铁公司，由于工作突出，从入职时的领班，一路晋升为车间工长、总机械师、总绘图师和总工程师。泰勒一生大部分时间都在钢铁公司度过，对产业工人操作动作进行了大量研究，致力于通过科学管理提高工人的劳动生产效率，被称为"科学管理之父"，其代表作《科学管理原理》的出版标志着管理科学的建立，其理论主要内容见表 1-6。

表 1-6　科学管理理论的主要内容

管理理论	研究背景	主要内容
劳动定额原理	传统的经验管理使得资本家加重对工人的剥削，而工人用"磨洋工"的态度消极对抗，企业生产效率难以提升	认为管理的中心问题是提高劳动生产率。为此要设立一个专门制定工作定额的部门，通过各种实验和测量，有依据地制定工人合理的工作量，即劳动定额。劳动定额的制定要以不损害其健康为前提，以工人能长期维持的正常速度为基础，确定劳动步骤和完成某项工作的最佳时间
工人挑选	每个人才能不同，不是每个人都适合做任何工作，跟人的性格、特长有着密切关系	每项工作都必须挑选出"第一流的工人"，即最适合又最愿意干这项工作的人，并对他们进行系统的训练，只有这样才能充分发挥潜能，提高劳动生产效率

管理理论	研究背景	主要内容
标准化原理	工人生产效率难以提高，潜力难以挖掘，作业方法主要靠经验，并且存在许多耽误时间的行为	将工人的操作分解成详细动作，对每个动作进行科学研究，将不合理的动作要素去除，保留下来的必要成分加以改进，形成标准的作业方法，如此不仅可以增加产量，工作质量也能提高，公司获得更多利润的同时也可以提高工人的工资，实现双赢
有差别的计件工资制	当时资本主义企业使用的日工资制或一般计件工资制都不能调动员工的积极性，管理者想要增产，而工人则会控制工作速度	实施"差别计件工资制"，设立专门的定额部门，对计件和工时进行科学的测量和计算，制定出标准制度。若工人的生产设备超过规定的件数时，则按照较高的工资率付给；若未达到定额，则按照低工资率付给，并给予相应惩罚
职能工长制	企业中实行严格的军队式组织结构，管理基层的工段长和班组长需掌握多种素质能力才能胜任，但每个工长不可能同时具备这些素质，管理效果难以保障	为了有效发挥工长职能，需要将工长职能进行细分，每个工长只负责一项管理
例外原则	高层管理者困于日常管理实务，难以分出时间和精力解决重要决策问题	高层管理者将处理一般事务的权力下放给各职能部门，保留处理例外事项的决策权和控制权，如未在原权限中出现的新情况、企业重要战略问题或部门之间出现的自己不能解决的矛盾

2. 一般管理理论　在泰勒等人研究科学管理理论的同时，欧洲出现了以法约尔为代表的对组织管理的研究。亨利·法约尔（1841～1925），法国人，19岁毕业后进入一家大型采矿冶金公司担任工程师，后担任总经理。法约尔注重从企业上层研究管理问题，着重研究企业的经营管理问题。其代表作《工业管理与一般管理》的完成标志着一般管理理论的形成，被后人尊称为"经营管理之父"。其理论主要内容有：提出经营的6种活动、管理的5项职能和管理的14条原则。

（1）经营的6种活动　分别是技术活动、商业活动、财务活动、安全活动、会计活动、管理活动。法约尔认为"经营"和"管理"是两个不同的概念，将管理活动从企业经营中分离出来，进行专门研究。

（2）管理的5项职能　管理活动包括计划、组织、指挥、协调、控制5项具体职能。计划是对未来的展望，并以此制定行动计划；组织是合理配置和整合企业经营所需必要资源；指挥的任务是保证组织发挥作用，充分发挥领导者的艺术；协调是保证部门工作步调一致以及部门之间相互支持、顺畅沟通的有效手段；控制是确保企业各项工作与行动计划相符，以便加以纠正和避免重犯。

（3）管理的14条原则　根据长期以来的工作经验，法约尔总结了管理的14条原则：劳动分工、权力与责任、纪律、统一指挥、统一领导、个人利益服从集体利益、人员报酬、集中、等级制度、秩序、公平、人员的稳定、首创精神、人员团结。14条原则相辅相成、全面贯彻，才能保证组织顺利运行。与此同时，法约尔认为这些原则并不是一成不变的，需要在管理实践中灵活运用。

3. 组织管理理论　德国社会学家马克斯·韦伯（1864～1920）的研究主要集中在组织理论方面，其代表作《社会组织和经济组织》中提出"理想的行政组织体系"，也称官僚行政组织理论，由此被后人称为"组织理论之父"。韦伯认为组织活动要通过职务或职位来进行管理，而非个人或世袭地位。他所讲的"理想的"，不是指最合乎需要，而是指现代社会最有效和最合理的组织形式。韦伯的理想的行政组织体系具有以下特点。

（1）任何组织都应有明确的目标，人员的一切活动都要遵守相应的程序，其目的正是为了实现组织的目标。

（2）为了实现组织目标，必须进行明确的劳动分工，每种劳动的权利和义务都是合法化的。

（3）为了保证组织的完整性及运行的秩序性，应当建立一个健全的、由职务和职位构成的等级制度体系，在等级链上的上级与下属之间，是指挥和服从关系，这是由职位所赋予的权力所决定的，不受个人情感影响。

（4）管理人员负责管理企业，并不是企业的所有者；管理人员有固定的薪金和明确的迁制度，其工作受严格的制度考核。

（三）行为科学理论

科学管理实现了管理从经验向科学的转变，但他们都存在着共同的问题，即忽视了人的因素和作用，未能考虑工人的情感和需求，从而引起了工人的不满和社会的责难。此时，科学管理理论已不能适应新的形势，社会迫切需要新的管理理论和方法，来进一步调动工人的积极性从而提高劳动生产率。

在此背景下，部分研究人员把管理研究的角度对准了人类工作行为的研究上，行为科学理论就此产生。该理论代表性的观点主要有梅约的人际关系学说、马斯洛的需求层次理论、赫茨伯格的双因素理论、麦格雷戈的 X－Y 理论。

1. 人际关系学说 对行为科学管理理论发展起主要推动作用的是乔治·埃尔顿·梅约（1880～1949）和他的助手们于芝加哥附近的西方电器公司的霍桑电话机工厂进行的一系列试验，即霍桑试验。该试验分为 4 个阶段，历时 8 年时间，为人际关系学说的产生奠定了大量试验佐证。霍桑工厂具有较好的工作环境和福利待遇，但工人们仍有很强的不满情绪，生产效率较低。通过一系列实验，梅约得出以下结论。

（1）职工是"社会人"，受复杂的社会关系影响，而非单纯追求金钱的"经济人"。

（2）企业中存在着"非正式组织"，由具有共同爱好、共同社会情感的工人组成，非正式组织对劳动生产效率有着很大影响。

（3）新的领导能力在于提高员工的满意度，企业领导要善于正确处理人际关系，听取员工意见，维护组织内部的平衡。

（4）劳动生产率的升降主要取决于员工士气和工作态度，而"士气"主要取决于人际关系、劳动报酬、工作环境等条件并非首要影响因素。

2. 需求层次理论 美国著名社会心理学家马斯洛（1908～1970）认为人的需求可以归纳为五个层次，按照需求的由低到高和先后形成顺序排列为生理需求、安全需求、情感需求、尊重需求和自我实现需求。马斯洛认为这五种需求是最基本的，是人们与生俱来的，只不过不同人对需求的追求程度有所不同；只有当较低层次的需求得到满足时高级需求才会出现，但这两者需求并不是绝对对立的，高级需求产生之前只需要满足部分低层次需求即可。

3. 双因素理论 双因素理论又称为"激励－保健理论"，由美国心理学家、管理理论家、行为科学家赫茨伯格（1923～2000）提出。赫茨伯格将企业中影响人们工作效率的因素分为两种，即保健因素和激励因素。保健因素又称不满意因素，是指容易产生意见和消极行为的因素，例如工作环境、工资水平、同事关系、公司管理政策等，这些因素如果处理不当会引发员工的不满情绪，处理得好则可以消除不满情绪，维持正常工作效率，但不能激励人们更积极的行为。激励因素又称满意因素，是能够使人们产生工作满意感的因素，如职位晋升、工作带来的成就感、责任感、挑战性、获得的褒奖等，这些因素如果得到满足，可以使员工得到激励，若无法满足，也不会像保健因素那样产生不满情绪。

4. X－Y 理论 美国心理学家道格拉斯·麦格雷戈（1906～1964）认为，管理人员的工作方式受人的性质影响，针对不同性质的人员，管理人员可以用不同的方式对他们进行组织、控制和激励。由此麦格雷戈提出两种人的本性及相应管理方式，即"X理论"和"Y理论"。

X理论认为人是经济人，大多数人天生懒惰，习惯于保守，尽可能逃避工作，不愿承担责任，即便少数人勤奋努力，也是为了追求物质利益和需要。对X人的管理可以将金钱看作是主要的激励手段，对消极怠工的人实施严格的惩罚；同时为了克服天生惰性，要制定严格的规章制度，用管理者的权威来强迫大多数人服从管理。

Y理论认为大多数人都是勤奋的，一般情况下人们不仅会接受责任，还会主动寻求工作任务，展示自我才华，激发更深潜力。该理论认为管理的重点是为员工创造良好的工作环境，赋予其更有挑战性的任务，满足自我实现的需要；在管理制度上要将权力下放，给予员工更多自主权，从而调动其工作积极性。

（四）现代管理理论

第二次世界大战以后，世界政治经济格局发生深刻变化，社会化程度空前提高，企业在迅速扩张的同时，又要面对激烈的市场竞争以及新的管理问题；与此同时科学技术发展迅速，科技成果广泛应用于各个领域，管理与科学技术相结合成为新的研究内容；企业员工素质大幅提高，在管理中要求更加重视人的积极性和创造性。以上对管理的新要求，最终促成了现代管理理论的产生和发展。

现代管理理论最大的特点就是学派林立，美国著名管理学家哈罗德·孔茨形象地称其为"管理理论丛林"。主要代表理论有社会系统学派、管理科学学派、权变理论学派、决策理论学派、系统管理理论学派等，理论内容简介见表1-7。

表1-7 现代管理理论代表学派主要内容

管理理论	代表人物及著作	主要内容
社会系统学派	切斯特·巴纳德（1886~1961），美国著名管理学家，近代管理理论奠基人，1938年发表的《经理人的职能》一书，开创组织管理理论研究	组织是一个由人组成的协作系统；该系统包含三个基本要素，即信息顺畅交流、相互协作意愿和明确的共同目标；经理人的作用就是在该系统中心对成员活动进行协调
管理科学学派	埃尔伍德·斯潘赛·伯法，代表作《生产管理基础》	又称数量学派，或计量学派，将数学引入管理，用电子计算机将科学原理和工具应用于管理活动，制定用于决策的数学统计模型，以增强管理的准确性
权变理论学派	弗雷德·卢桑斯，美国尼勃拉斯加大学教授，在其代表作《管理导论：一种权变学说》中系统介绍了权变管理理论；弗雷德·菲德勒，美国华盛顿大学心理学与管理学教授，代表作《一种领导效能理论》《让工作适应管理者》	该学派认为没有一种管理理论和方法是普遍适用的、最完美的，管理者应当根据组织所处环境、管理技术水平和管理思想之间的变数关系来研究适合自己组织的有效管理方式
决策理论学派	赫伯特·西蒙（1916~2001），诺贝尔经济学奖、图灵奖获得者，代表作《管理决策新科学》；詹姆斯·马奇（1928~2018），美国斯坦福大学管理学、政治学、社会学、教育学教授，代表作《决策是如何产生的》	该学派以社会系统论为基础，将电子计算机技术和统筹学方法运用到管理决策之中，认为管理就是决策，是经理人最重要的职能，要用"令人满意"的决策代替"最优"决策；组织中的决策问题可以根据其是否反复出现分为程序化和非程序化决策，以此来降低决策成本
系统管理理论学派	弗里蒙特·卡斯特，美国著名管理学家，代表作《系统理论与管理》《组织与管理：系统与权变方法》	组织是一个开放的社会技术系统，包括目标与价值、技术、社会心理、组织结构、管理五个分系统，分系统之间相互作用、不可分割；企业的成长和发展受人、物资、机器和其他资源影响，其中人是主体

任务三 医药企业文化与社会责任

PPT

一、企业文化概述

（一）企业文化的含义

企业文化具有广义和狭义之分。广义的企业文化，指企业在实践过程中创造的物质财富和精神财富的总和；狭义的企业文化，是企业在长期经营实践中形成的绝大多数员工共同认同的思想作风、经营宗旨、价值观念和道德行为准则。

总体来说，企业文化是客观存在的，是企业在一定的社会经济文化背景下逐渐形成的独特观念形态，其存在于企业管理的方方面面，是企业运行不可缺少的润滑剂。

（二）企业文化的特征

1. 独特性 企业文化的形成受企业发展历史、传统、行业特点、企业家风格、管理特点等众多因素影响，因而具有鲜明的个性和特色。因此，一个具有鲜明企业形象和品牌形象的成功企业，其长时间潜移默化形成的独特企业文化是无法被照搬照套的。

2. 人本性 企业的生存和发展说到底就是人的发展，因此企业文化的建设以人为出发点和落脚点，是一种以人为本的文化，从文化层面挖掘企业潜力，激发员工创造力，重视员工在企业发展中的作用，利用好人力资源这一核心资源。

3. 可塑性 企业文化是在企业长期经营实践中逐渐形成的，其形成是在企业领导者的倡导下、所有管理者的共同努力下、各部门积极推进下逐步塑造而成的。在新的时代背景下，社会环境的变化对企业文化又存在着新的变革要求，用新的思路、新的观念不断塑造和提升企业文化，是企业文化与时俱进、保持强大生命力的重要途径。

4. 稳定性 企业文化一旦形成就具有相对的稳定性。企业文化的形成伴随着企业的发展，需要长时间的总结和提炼，一旦形成就会成为企业所有成员共同遵循的准则，长期处于主导地位，不因企业管理者、管理制度、经营策略的改变而在短时期内随意改变。

（三）企业文化的作用

1. 企业文化对企业成员具有导向作用 企业文化决定了企业的价值观念和经营目标，作为一种内在驱动力，在企业经营发展的过程中能够有效地引导企业整体及每个成员的价值取向和思想行为。在企业文化的引导下，领导者和管理层在制定企业经营战略决策时，有利于形成统一价值观念和行动准则，从而提高决策运行效率。

2. 企业文化对成员行为具有约束作用 企业文化对成员的约束作用主要体现在规章制度约束和道德规范约束两方面。企业制度是企业文化的表现形式之一，通过内部法规形式明确全体成员必须遵守和执行的条例内容，从而形成约束力；不同于规章制度的强硬，道德规范约束是一种"软约束"，文化氛围、社会舆论、群体观念、共同习俗等精神文化内容会对个体行为产生心理压力，从而实现行为约束的作用。

3. 企业文化有助于形成强大的凝聚力 企业文化的凝聚作用源自于企业成员对其的共同认可，团结友爱、互相信任的和谐氛围有利于强化团体意识，从而形成强大的凝聚力和向心力；另一方面，共同观念一旦形成，企业员工会增强企业认同感，将企业视作命运共同体，即便在企业遭遇低谷时也能与企业"共患难"。

4. 企业文化对企业内部起到激励作用　根据马斯洛需求层次理论，人的最高需求是追求自我价值的实现，仅有物质上的满足不足以激发员工更高层次的需求。企业文化可以使员工从内心产生一种奋发进取的精神，满足员工的多重需求，从而将员工的积极性、主动性和创造性最大限度地激发出来，成为员工自我激励的强大驱动力。

5. 企业文化对企业外部起辐射作用　企业文化一旦形成，不仅对企业内部产生引导、约束和激励作用，更是会通过对外宣传、公共关系、社会交往等途径对社会产生外部影响，从而将企业文化进行对外输出，帮助企业树立在公众中的形象。

二、医药企业文化建设

（一）医药企业文化建设的层次

企业文化建设是一个复杂的系统化的工程，可以表现在企业的方方面面。因此，企业文化建设没有统一的标准或模板，企业需要结合自身条件和内外部环境情况进行具体操作。通常来讲，医药企业文化建设包括 4 个层次的内容，即物质文化建设、行为文化建设、制度文化建设和精神文化建设（图 1-1）。

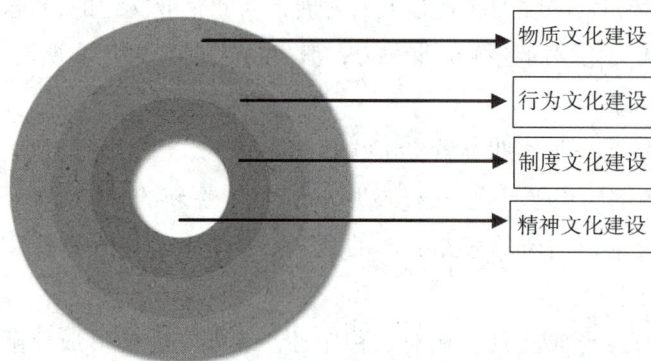

图 1-1　医药企业文化建设 4 层次

物质文化建设
行为文化建设
制度文化建设
精神文化建设

1. 企业物质文化建设　企业物质文化是企业形象的外在表现，是企业文化的物质基础，也是企业生存发展的基本要素，通过物质文化建设人们可以直观地了解企业形象、精神风貌等内在深层次的文化内涵。企业物质文化建设主要包括企业名称和标志、企业外貌、办公环境、产品造型包装和文化传播形式等。

2. 企业行为文化建设　企业行为文化是企业员工在企业经营、教育宣传、社会交往、学习娱乐等活动中体现出来的文化现象，通过行为活动折射企业精神文化和制度文化，与物质文化一样也属于企业文化的外在表现。企业行为文化建设内容主要包括企业整体行为、企业家行为、企业模范人物行为和企业员工集体行为等方面。

3. 企业制度文化建设　企业制度文化是通过企业规章制度表现出来的文化形象。企业中有着复杂的人际关系，且有大量的生产要素集合，因此需要建立相应的规章和准则，并要求成员共同遵守，以此来协调行动，保障组织目标的实现。企业制度文化建设内容主要有企业法规、企业组织构架、管理制度、岗位标准和职责等。

4. 企业精神文化建设　企业精神文化是企业文化的核心，是企业核心竞争力的重要组成部分，相对于制度文化和行为文化，是企业文化中更深层次的内容。企业精神文化建设内容主要包括企业哲学、核心价值观、企业精神、企业伦理和企业愿景等。对于医药企业来说，由于其产品的特殊性，与人的生命健康紧密联系，这就决定了医药企业在打造企业精神文化时必须注重社会责任、以人为本、品质承诺等方面内容。

（二）医药企业文化建设的主要过程

医药企业文化建设是一个长期连续、动态调整的渐进过程。随着企业的发展，企业文化也需要不断完善提升，其过程主要包含以下四个阶段。

1. 调研与评估当前企业文化　企业文化建设首先要对现有文化进行全面评估，找出企业历史文化积淀的部分加以优化传承，更要认清阻碍企业发展变革的文化因素，为企业文化健康持续发展提供有力保障。

企业文化调研与评估的主要内容有：企业所处行业特征及发展趋势、企业成长历史与文化基因、成长历史上的典型事件与代表人物、企业战略发展规划、企业文化理念建设现状、企业家及领导团队精神特质、员工价值观与行为取向、企业氛围与员工满意度、客户满意度以及社会公众认知状况。

2. 确定企业文化核心内容　即确定企业精神文化建设中企业核心价值观，为医药企业文化建设确定基本架构和建设方向。在调研和评估现有企业文化的基础上，将企业价值观、企业精神、经营理念以及行为准则等用确切的语言文字表述出来，形成明确的文化理念体系。

3. 制定文化宣传行动方案　医药企业文化理念体系的导入与渗透是一个漫长的过程，为了能在较短时间内得到员工的理解与认同，需要设计一系列有效的行动方案，从制度层加以引导，物质层予以支持，全面贯彻、落实、强化文化理念体系，使之成为员工可理解、愿执行的行为规范，逐渐形成思维方式和行为习惯。

4. 做好企业文化日常维护　企业文化的建立是医药企业的一项重要而长期的战略任务。通过以上步骤建立起来的新的企业文化，需要以制度形式进行日常的维护，坚持不懈地抓出成效；工作计划要严格落实，主要责任领导要及时监督检查，对所开展活动进行及时评估和指导；同时，根据企业内外部环境的变化，及时进行必要的调整，做到不断创新，与时俱进。

（三）医药企业文化建设的影响因素

1. 企业的物质基础条件　物质基础是员工赖以生存和发展的环境和条件，企业文化建设需以物质文化为基础，领导者所追求的企业文化应当与物质条件相匹配，一味追求文化而忽视物质基础，则会直接影响员工的工作效率和情绪，甚至引起员工对企业的不满，导致人才的流失。

2. 领导者个人素质　企业领导者是文化的缔造者、倡导者和管理者，企业文化的建设离不开领导者的个人思考和总结。领导者的政治思想素养、文化知识水平、领导能力素质和道德品质都会影响企业的成败和文化建设的水平。

3. 企业的传统文化　文化具有传承性，企业文化也不例外，其既受社会文化的影响和制约，也受到自身文化发展历史的影响。例如我国传统文化非常重视精神格局的塑造以及人文情怀，受此影响医药企业在打造企业文化时几乎都秉承人性关爱和可持续发展的文化理念。

即学即练 1–2

企业文化的核心内容是什么？

答案解析　A. 企业精神　　　B. 企业形象　　　C. 企业价值观　　　D. 企业伦理道德规范

三、医药企业伦理与社会责任

（一）企业伦理

1. 产生背景　20世纪60~70年代，在经济发达的美国和欧洲等国家出现了一系列的经济丑闻事件，如高官收受贿赂、价格垄断、欺诈交易和环境污染等。由此，管理者和学者们开始就企业伦理与社会责任问题展开研究讨论。

2. 企业伦理的作用　随着社会经济的发展和市场竞争的日趋激烈，为了追求更高利润一些企业做出了损害消费者利益和危害社会的事情。企业伦理要求企业管理者在生产经营和管理的方方面面都要考虑社会公认的伦理观，更好地处理企业与员工、股东、顾客、政府、社会和竞争者之间的利益关系，建立并维护和谐的市场秩序。企业伦理的主要作用包括以下三个方面。

（1）弥补制度缺陷　企业用于规范成员行为的制度有许多，包括员工守则、技术操作规范、销售行为规范等等，再多再好的规章制度也不能做到覆盖方方面面。企业伦理是关于善恶的规范，作用于人的更深层次的心理，它告诉人们哪些行为活动是正确的、善意的、应该的，哪些活动是有危害的、不应该的，以一种无形的力量约束企业成员的行为。

（2）协调利益关系　企业伦理要求人们在考虑自身利益的同时，也要兼顾他人的利益。因此，企业伦理可以指导企业如何正确处理企业和成员及相关利益群体之间的关系，构建企业和谐的人际关系。

（3）激发员工动力　企业伦理要求处理好企业与员工之间的关系，关注员工的工作环境、个人发展以及员工生活，为员工创造更好的发展平台施展个人才能，以此来激发员工的积极性、主动性和创造性。

（二）企业社会责任

1. 企业社会责任的内涵　企业社会责任是一个企业对社会应当承担的责任，指企业在创造利润、对股东和员工承担法律责任的同时，也要对社会环境、生产安全、社会道德、可持续发展等方面承担责任。企业的社会责任大体包括以下三个方面。

（1）经济责任　获取利润是企业的生存之本，企业作为经济组织要满足社会对企业产品和服务的要求，即需要对其产品和服务承担最终责任，由此来看，经济发展或获取利润也是一种责任。判断一个企业社会责任大小、对社会贡献程度，首先看其利润多少，利润越多，说明其对社会资源的利用率越高，对股东、员工的回报越丰厚，承担了越来越多的社会责任。

（2）法律责任　现代市场经济是法制经济，要求企业必须在法制化的社会和市场制度框架中依法经营、诚信经营。企业的法律责任是政府干涉市场的产物，尽管部分社会责任在一定范围内与企业追求经济利益相矛盾。

（3）慈善责任　企业的慈善责任对企业来说是属于自愿的、非法律强求的责任，社会大众对企业也没有这方面的普遍要求。企业的慈善责任包括积极参与环境保护、社区服务、知识传播、困难资助等。企业效益与社会发展是一体的，国家的支持与社会的认可会为企业的发展提供更广阔的空间。

2. 企业承担社会责任的意义

（1）企业主动承担社会责任有助于建立良好社会形象。承担社会责任的企业能够提供优质的产品和服务，从而赢得顾客的满意，善待和服务社会，从事公益活动的同时也提高了企业在社会中的影响力与声望，树立良好的企业形象。

（2）企业积极承担社会责任有助于从根源上预防和化解危机。例如，企业加强员工的工资福利保障，改善员工工作环境，可以预防、化解人力资源危机；提高产品安全标准，可以预防存储、运输等方面的产品安全危机；提高生产排污标准，加大科技投入，可以预防和减少环境污染危机、能源危机。

（3）企业积极承担这会责任有助于促进企业的可持续发展。作为社会的重要成员，企业在可持续发展建设中也责无旁贷。在承担社会责任的过程中，企业积极构建与员工、消费者、政府、企业自身生产经营活动的和谐关系，这一切都为企业的可持续发展提创造了良好条件。

任务四　医药行业概述

PPT

一、医药行业及其特点

（一）医药行业

医药行业是我国国民经济的重要组成部分，是与医药相关的生产、经营和服务行业的总和，主要包括13个子行业：化学原料药及制剂、中药材、中药饮片、中成药、抗生素、生物制品、生化药品、放射性药品、医疗器械、卫生材料、制药机械、药用包装材料及医药商业。医药行业被誉为"永不衰落的朝阳产业"，世界上公认的最具发展前景的国际化高技术产业之一，也是全球贸易增长最快的行业之一。大力发展医药行业是保障人民身体健康、提高生活质量的必要条件，同时也对一个国家的救灾防疫、军事战备以及经济发展和社会进步起到巨大作用。

（二）医药行业特点

医药行业与高新技术产业发展联系紧密，因此，从一定程度上可以说医药行业是一个永远成长、不停发展的行业。相较于一般其他行业，医药行业有着如下特点。

1. 需求弹性小　医药产品不同于其他商品，具有很强的专用性，同类药品在使用时也无法完全替代，因此药品对于患者来说是刚性需求，通常药品价格的上涨对其市场需求量变动影响较小，尤其在公费医疗和保险日益普及的今天，药品价格即使虚高数倍，患者也不会拒绝消费。

2. 受宏观经济影响较小　医药行业发展速度通常高于其他行业，即便在国家经济不景气时，医药企业的市场表现通常也会优于其他行业企业。

3. 消费信息不对称　受医药产品专业性影响，虽然患者是购买主体，但在医药产品的购买和使用过程中，需要相对多的专业知识，因此产品选择权通常掌握在医务人员手中或受到广告宣传和他人影响。

4. 进入壁垒高　一方面，医药产品的生产、销售、存储、进口等各环节都受到政府相关法律法规政策的严格管控，未取得相关资质的企业很难进入该行业；另一方面，医药行业具有高风险、高投入、高技术和高附加值的技术资本密集型特征，使得新企业的进入难度增大。

5. 行业集中度高　医药行业是集中度最高的行业之一，该行业被以组织医药研究和开发为基础的少数制药巨头所垄断，因此其在市场竞争和获取垄断利润中具有相当优势。相较于欧美医药企业，我国制药企业长期以来以仿制药为主，自主研发能力不足，但随着近几年医药行业国际化进程加快，我国医药企业转型发展，加大创新力度，发展势头迅猛，根据美国《制药经理人》杂志 2020 年 6 月公布的全球制药企业 TOP50 榜单，我国云南白药、中国生物制药、恒瑞医药、上海医药进入全球前 50 名。

即学即练 1–3

以下哪一项不属于医药行业的特点（　　）

A. 消费信息不对称
B. 进入壁垒相对较低
C. 行业集中度高
D. 需求受价格影响相对较小

答案解析

二、我国医药行业的发展趋势

（一）人口老龄化将带动医药市场进一步扩大

目前我国人口已进入老年型，预计到 2040 年，65 岁及以上老年人口将占总人口比例超过 20%，同时，老年人口高龄化趋势日益明显，80 岁及以上的高龄老人正以每年 5% 对速度增长，到 2040 年预计将超过 7400 万。作为医疗服务高消费人群，老年人疾病治疗、护理和用药等各方面需求的增加都将为我国医药企业带来更大的市场前景。

（二）医药企业集中度将持续提升

与美国等发达国家相比，我国医药企业数量众多，但普遍规模较小，市场集中度低，缺乏自身特色品牌和产品。为此，政府出台系列政策促进企业集中度提升，未来随着产业资本进入医药创新领域和国家政策引导，人才、资本等资源都将明显向大型企业聚集，市场占有率将进一步提升。

（三）医药生产企业成本压力增加

随着环保要求愈加严格，政府监管力度不断加强，低附加值、高污染的发展模式正逐步被淘汰；另外受能源及原料涨价的影响，尤其自新冠肺炎疫情暴发以来，部分下游化学制剂涨价，为应对外界环境的变化，医药生产企业势必增加相应的资本投入。

（四）大型连锁药店发展迅速

连锁药店将独立的、分散的药店联合起来，进行覆盖面更广，更加规模化、规范化地经营，是我国医药经营企业的重要组成部分。自 2013 年起，我国连锁药店数量呈逐年增长趋势，截至 2019 年，全国连锁药店数量达到 26.75 万家，同比增长 4.88%，连锁化率增长至 55.8%。受老龄化加速、二胎政策全面开放、居民消费水平逐步提升等因素影响，大型连锁药店扩张的步伐仍在继续，与此同时，连锁巨头们也在探索新的经营模式，如设立 DTP 专业药房、现代社区药店、慢病管理药房、智慧药房、健康馆和名医馆等，为消费者提供全方位个性化的医疗保健服务。

（五）医药电子商务市场快速增长

近几年来，医药电子商务继续快速发展，而 2020 年新冠肺炎疫情的暴发更是扩大了人们对互联网医疗的需求，随着我国医药企业现代化发展进程加快以及国家对医药电子商务的重视与推广，电子商务将继续为我国医药企业增加自身价值和创造新的商机。

三、医药体制改革

（一）医药体制改革简介

2009 年，我国颁发了《中共中央国务院关于深化医药卫生体制改革的意见》，标志着我国新一轮医改正式拉开帷幕，我国迈入医改新纪元。本轮医改明确提出，"基本医疗保障制度全面覆盖城乡居民，基本药物制度初步建立，城乡基层医疗卫生服务体系进一步健全，基本公共卫生服务得到普及，公立医院改革试点取得突破，明显提高基本医疗卫生服务可及性，有效减轻居民就医费用负担，切实缓解'看病难、看病贵'问题"的明确目标。

如今，据改革提出已过去十余年，文件中提出的"到 2020 年覆盖城乡居民的基本医疗卫生制度基本建立"的目标已经实现，各地持续推进医药卫生体制改革，加快推进健康中国建设，"十三五"建设圆满收官。2020 年，"十四五"规划中提出要"全面推进健康中国建设""把保障人民健康放在优先发展的战略位置"，未来改革目标从"疾病治疗"向"健康管理"转变，为我国医药体制改革提出了新的要求和方向。

（二）医药体制改革主要措施

1. 两票制　"两票制"结算是指药品从生产企业到流通企业开一次发票，流通企业到医疗机构开一次发票，以减少药品流通环节，使得中间加价透明化，进一步降低药品需高价格，减轻群众用药负担。两票制的实施进一步规范了药品流通秩序，同时有利于加强对药品的监管，依法打击非法挂靠、商业贿赂、偷逃税款等违法行为，是深化药品领域改革的重要措施。

2. 药品零加成　建国初期，由于政府提供医院的资金不足，为了补偿医院收入，1954 年我国出台了"药品加成政策"，国家允许医疗机构在零售药品时，在批发价格基础上进行加成，形成药品的零售价格。而多年来，这一政策的发展却逐渐偏离原定目标，诱导了医生给患者多开药、开贵药的不良现象，一定程度上加剧了药品滥用和医疗费用不合理增长。2018 年，国家相关卫生部门宣布全面取消公立医院药品加成，降低医药费用，解决"看病贵"的问题。

3. 带量采购　带量采购是医药行业内对国家组织药品集中采购的简称，"带量"即在招标时国家就承诺该药品的全国采购量，借此吸引企业以更低的价格提供优质药品。中标企业无须市场准入，无须进行医院公关，无须维护医生客情，可直接进入医院销售。带量采购为国家节省了巨大的医保费用，节省的资金可用于对罕见病、生物药、肿瘤药的支持，进一步降低了患者的经济负担。截至 2019 年 12 月底，首批带量采购入选的 25 个品种，平均中标价降幅达 52%，极大地惠及百姓。

📱 **知识链接** --

党的二十大报告关于健康中国建设论述

人民健康是民族昌盛和国家强盛的重要标志。把保障人民健康放在优先发展的战略位置，完善人民健康促进政策。优化人口发展战略，建立生育支持政策体系，降低生育、养育、教育成本。实施积极应对人口老龄化国家战略，发展养老事业和养老产业，优化孤寡老人服务，推动实现全体老年人享有基本养老服务。深化医药卫生体制改革，促进医保、医疗、医药协同发展和治理。促进优质医疗资源扩容和区域均衡布局，坚持预防为主，加强重大慢性病健康管理，提高基层防病治病和健康管理能力。深化以公益性为导向的公立医院改革，规范民营医院发展。发展壮大医疗卫生队伍，把工作重点放在农村和社区。重视心理健康和精神卫生。促进中医药传承创新发展。创新医防协同、医防融合机制，健全公共卫生体系，提高重大疫情早发现能力，加强重大疫情防控救治体系和应急能力建设，有效遏制重大传染性疾病传播。深入开展健康中国行动和爱国卫生运动，倡导文明健康生活方式。

目标检测

答案解析

一、单项选择题

1. 以下哪种类型的医药企业具有数量多、分布广的特点（　　）

　　A. 医药生产企业　　　　　B. 药品批发企业　　　　C. 药品零售企业　　　D. 医药研发企业

2. 管理的核心是（　　）

　　A. 计划　　　　　　　　　B. 组织　　　　　　　　C. 协调　　　　　　　D. 控制

3. 以下哪一项是马斯洛的代表观点（　　）

　　A. 为了实现目标，应当进行明确的劳动分工　　　　B. 人的需求可以分为五个层次

　　C. 工作方式受人性影响　　　　　　　　　　　　　D. 为提高工作效率，应当实行标准化的操作

4. 以下哪一项是行为科学理论的代表学派（　　）

　　A. 组织管理理论　　　　　B. 双因素理论　　　　　C. 系统管理理论　　　D. 权变理论

5. 以下不属于企业伦理的作用的是（　　）

　　A. 弥补制度的缺陷　　　　B. 协调利益关系　　　　C. 激发员工动力　　　D. 强制规范行为

二、多项选择题

1. 企业具有怎样的特征（　　）

　　A. 组织性　　　　　　　　B. 经济性　　　　　　　C. 营利性　　　　　　D. 社会性

2. 管理职能包括（　　）

　　A. 计划　　　　　　　　　B. 组织　　　　　　　　C. 领导　　　　　　　D. 控制

3. 科学管理理论的代表人物有（　　）

　　A. 泰勒　　　　　　　　　B. 法约尔　　　　　　　C. 韦伯　　　　　　　D. 梅约

4. 企业文化的特征有（　　）

　　A. 人本性　　　　　　　　B. 可塑性　　　　　　　C. 独特性　　　　　　D. 稳定性

5. 医药企业承担社会责任的方式有（　　）

　　A. 维护社会环境　　　　　　　　　　　　　　　　B. 保障员工生产安全

　　C. 将道德标准融入绩效评价　　　　　　　　　　　D. 坚持可持续发展

三、简答题

1. 管理具有怎样的特征？
2. 请简述企业文化的作用。
3. 请简述我国医药行业的发展趋势。

书网融合……

知识回顾　　习题

管理理论之父法约尔对组织管理进行系统研究，指出组织管理活动包括计划、组织、指挥、协调和控制五大职能，更加清晰地描述了管理活动过程。随着社会环境变化，企业外部环境变化迅速，市场竞争加剧，管理学家们对管理职能做了进一步调整，目前最常见的管理职能分是计划、组织、领导和控制管理职能。本章节便是带领大家来了解四大管理职能分别是什么？他们之间的区别和关联。

学习目标

1. **掌握**　计划、组织、领导、控制的概念及内涵。
2. **熟悉**　计划的类型；计划制定的方法；组织结构的基本模式；领导理论；控制类型。
3. **了解**　计划编制过程；组织设计的任务和基本原则；领导者与领导方式；控制的过程。

任务一　计　划

PPT

一、计划概述

（一）计划的定义

在管理学中，计划具有两重定义。从名词角度，计划是指用文字和指标等形式所表述的，组织以及组织内不同部门和不同成员，在未来一定时期内，关于行动方向、内容和方式安排的管理文件。从动词角度，计划是指为了实现决策所确定的目标，预先进行的行动安排。从管理职能的角度，我们采取后者定义，即计划是设定目标，确定实现这些目标的战略，并且制定方案以整合和协调各种活动。计划包括两方面：一是做什么，即设定目标；二是怎么做，即制定方案。

二、计划的类型

（一）长期计划与短期计划

按照时间的长短，可以将计划分为长期计划、中期计划和短期计划。

长期计划通常指5年以上的计划，描述组织在较长时期内的发展方向和方针，规划组织的发展蓝图；短期计划通常指 1 年以内的计划，具体规定了组织的各个部门在未来较短的时期内，应该从事何种活动，从事该种活动应达到何种要求，因而为各组织成员的行动提供了依据。中期计划介于长期计划和短期计划之间，通常指 1 年以上 5 年以内的计划。相较于长期计划注重组织的宏观发展，短期计划注重组织的目标完成情况与工作效率，中期计划即兼顾短期计划的效率，也注重长期计划的发展，相对较为灵活。

（二）战略性计划与战术性计划

按照综合性程度，可以将计划分为战略性计划与战术性计划。

战略性计划是指用于整体组织的，为组织设立总体目标和寻求组织在环境中的地位的计划。战略性计划具有长期性和整体性的特点，长期性是指战略性计划涉及的时间较长，整体性是指战略性计划是基于组织整体而制定的。

战术性计划是指在规定的总体目标下，如何实现目标的细节的计划，是组织的各个具体部门或职能在未来短期时间内的行动方案。

战略性计划是战术性计划的依据，战术性计划是在战略性计划的指导下制定的，是战略性计划的实施和落实。

（三）具体性计划与指导性计划

根据计划内容的明确性标准，可以将计划分为具体性计划与指导性计划。

具体性计划是定义清晰的、规定明确的计划，具有清晰的目标，而指导性计划只规定一般的方针和原则，指出重点但不把行动者限定在具体的目标或特定的行动方案上，给予了行动者较大的自由处置权。例如，某企业管理者打算使企业某产品的销售额在 1 年内增长 15%，并制定明确的程序、预算方案和日程进度表等，这便是具体性计划，而如果该管理者只规定企业某产品的销售额在 1 年内增长 10% ~ 20%，这便是指导性计划。

具体性计划更清晰明了，具有更强的可操作性，更易于计划的执行、考核和控制。指导性计划是确定一般指导原则的弹性方案，相较于具体性计划具有更强的内在灵活性。两者各有优点，在使用时应当根据现实实际情况，在具体性计划的清晰性和指导性计划的灵活性之间做出权衡。

（四）程序性计划与非程序性计划

根据组织活动的分类，可以将计划分为程序性计划与非程序性计划。

赫伯特·西蒙将组织活动分为两类：例行活动和非例行活动。例行活动是指一些重复出现的工作，比如订货、材料的出入库等。例行活动有一定的规律，组织可以建立一定的决策程序，通过既定的程序来解决，这便是程序性计划。非例行活动是指不重复出现的工作，如新产品研发、薪酬制度变革等，解决这类问题没有一成不变的方法和程序，解决这类问题的计划便是非程序性计划。在组织里，常规性作业程序一般采取程序性计划，非常规性作业程序采取非程序性计划。

即学即练 2-1

某企业按照惯例，制定下一个月的采购计划，这属于（　　）

答案解析

A. 具体性计划　　B. 指导性计划　　C. 程序性计划　　D. 非程序性计划

三、计划编制过程

计划的编制需遵循一定的逻辑，大致可以分为：确定目标、认清现状、制定计划和制定预算，如图 2-1 所示。

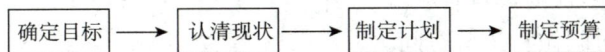

确定目标 ⟶ 认清现状 ⟶ 制定计划 ⟶ 制定预算

图 2-1　计划编制过程

（一）确定目标

计划的首要任务是明确目标。目标犹如灯塔，能够帮助航海人明确方向和距离。明确目标能够帮助组织管理者和各部门成员指明方向，描述组织未来的状况以及要达到的标准。

制定有效目标，一般遵循 SMART 原则：

（1）S（specific）　明确性。

（2）M（measurable）　衡量性。

（3）A（attainable）　可实现性。

（4）R（relevant）　相关性。

（5）T（time-bound）　时限性。

（二）认清现状

计划是连接组织与目标的路径，明确目标之后，组织需要认清现状。认清现状主要包括两个方面。一是认清企业的现有资源，包括组织的资金、人才储备、设施设备等，找到与目标之间的差距，有助于选择合适的路径到达目标；二是对组织外部环境、竞争对手进行分析，找到外部环境给组织带来的机会和威胁，在计划中利用机会规避威胁，制定出适合组织发展的计划。

除此之外，企业还需要研究过去的发展，从中发现规律，获取经验和启示，以此更好地制定未来的计划。常见的方法有两种：一是对过去的个案进行定性分析，找出成功和失败的关键因素；二是对过去的类似数据进行定量分析，找出影响结果的重要因素。

通过对企业现状的了解和对过去的研究，可以预测并有效地确定计划的重要前提条件。未来具有不确定性，环境变化十分复杂，企业需要找出哪些对计划来说具有关键性或重要意义的假设条件，以此更有效地制定计划。常见的方法为德菲尔法。

（三）制定计划

首先拟定和选择可行性行动计划。主要包括三方面内容：拟定可行性行动计划、评估计划和选定计划。

拟定可行性行动计划阶段的主要任务是拟定尽可能多的计划。该阶段需要发动群众的力量，常用的方法是头脑风暴法，充分利用组织内外的专家，通过他们献计献策，产生尽可能多的行动计划，以方便后续选择出更有效的计划。

评估计划需要考虑以下几点：①要从总体的效益观点来衡量计划；②每个计划有哪些制约因素和隐患；③不仅要考虑计划能够带来的利益，也需要考虑计划带来的损失，尤其是潜在的损失；④按照一定的标准选择一个或多个计划。

完成拟定可行性行动计划和评估计划后，对于拟定的计划进行选定，制定主要计划。拟定计划要清楚地确定和描述 5W1H 的内容。

（1）What——做什么？目标与内容。

（2）Why——为什么做？原因与目标。

（3）Who——谁去做？具体的执行者。

（4）When——在什么时间做？执行时间。

（5）Where——在什么地方做？执行地点。

（6）How——怎么做？执行手段与安排。

在制定主要计划的基础上，还需要制定派生计划来支持主要计划。比如公司提出"明年的销售额要增长 10%"，这属于主要计划，与此同时伴随着的生产计划、促销计划等便属于派生计划，为了完成主要计划而产生的其他计划。

（四）制定预算

确定计划后，需要将计划转变成预算。预算关注投入产出，一方面能够使组织的计划指标体系更加明确，另一方面也有助于组织对计划的执行过程进行控制。制定预算让计划具有较硬的约束，让计划在可比性、可控性和奖惩等方面更加容易。

知识链接

计划包含的要素

制订一项计划必须包含四个要素。

（1）清晰的目标。

（2）明确的方法与步骤。

（3）必要的资源。

（4）可能的问题与成功关键。

举例：你是总经理助理，明天早上 9 点总经理将在广州参加一项重要会议，务必准时到达，这是目标；安排总经理搭今晚末班飞机走，这是方法；请王师傅送总经理到机场，广东分公司王经理到广州机场迎接，这是资源；如果路上塞车赶不上飞机或停飞等，这是计划中可能出现的问题；成功的关键则是事先订位、询问天气、预留路上耽搁时间。

四、计划制定的方法

（一）目标管理法

目标管理（MBO）是美国管理学家彼得·德鲁克于 1954 年出版的《管理的实践》一书中首次提出。目标管理是指由下级与上司共同决定具体的绩效目标，并且定期检查完成目标进展情况的一种管理方式。目标管理以实际产出为基础，重点考评员工的工作成效和劳动结果，结合目标完成情况，对于员工的工作进行奖励或惩罚，再设立新目标，开启新循环。目标管理的过程图 2-2 所示。

制定目标 → 明确组织的作用 → 执行目标 → 成果评价 → 实现奖惩 → 指定新目标，开始新的循环

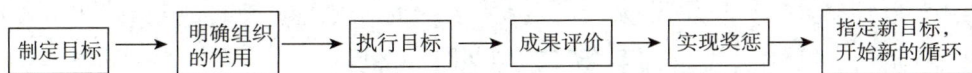

图 2-2 目标管理过程

（二）滚动计划法

滚动计划法是一种定期修订未来计划的方法。这种方法根据计划的执行情况和外部环境变化定期修订未来的计划，并逐年向前推进，有效地将长期计划和短期计划结合起来。

滚动计划法是保证计划在执行过程中能够根据情况变化适时修正和调整的一种现代计划方法。滚动计划的基本做法是：制订好组织在一个时期的行动计划后，在执行过程中根据组织内外条件的变化定期加以修改，使计划期不断延伸，滚动向前。

滚动计划法主要应用于长期计划的制订和调整。长期计划面对的环境较为复杂，有许多因素组织本身难以控制，采用滚动式计划，便可以适时地根据环境的变化和组织活动的实际进展情况进行调整，使组织始终有一个长期计划。当然，这种计划方式也可以应用于短期计划工作，比如年度或季度计划的编制和修订。采用滚动式计划编制年度计划时，可将计划期向前推进一个季度，到第一季度末，根据第一季度计划执行结果和客观情况的变化，对原来的年度计划做相应的调整，使计划期向前推一个季度。滚动式计划的程序如图 2-3 所示。

滚动计划法有以下主要特点：①计划分为若干个执行期，其中近期行动计划编制得详细具体，而远期计划则相对粗略；②计划执行一定时期后，根据执行情况和环境变化对以后各期计划内容进行修改调整；③上述两个特点决定了组织的计划工作始终是一个动态过程，因此滚动计划法避免了计划的固化，提高了计划的适应性，从而对实际工作更具指导性。

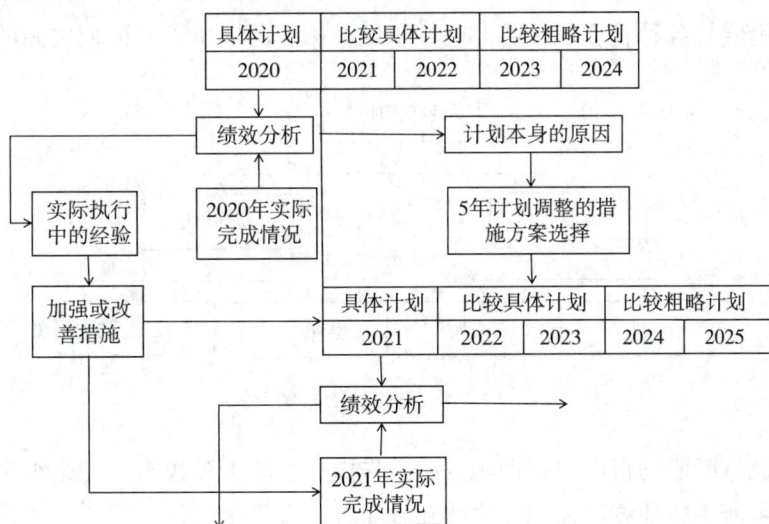

具体计划	比较具体计划		比较粗略计划	
2020	2021	2022	2023	2024

图 2-3 滚动式计划的程序

任务二 组　织

一、组织概述

计划需要执行才能够落地，而计划的落地需要依靠成员的协作完成。劳动分工极大地提高了人们的生产效率，于此同时出现的是人类对协作需求的进一步增加。组织通过安排和设计员工的工作以实现组织目标。哈罗德·孔茨（Harld Koontz）说过："为了使人们能为实现目标而有效地工作，就必须设计和维持一种职务结构，这就是组织管理职能的目的"。

（一）组织的含义

组织是两个以上的人在一起为实现某个共同目标而协同行动的集合体。构成组织需要满足以下三个条件：①组织是由两个或两个以上的人共同构成；②组织中的全体成员必须有共同一致的目标；③组织有明确的结构，如部门、岗位、职责，使员工能够分工协作。

二、组织设计

组织设计是执行组织管理职能的基础工作。

（一）组织设计的任务

组织设计主要有两个任务：提供组织结构系统图和编制职务说明书。

组织结构系统如图2-4所示，由方框和箭头组成。方框表示各种管理职务或相应的部门，箭线表示权力的指向，通过箭线将各种管理职务或部门在组织结构中的地位以及他们之间的相互关系。

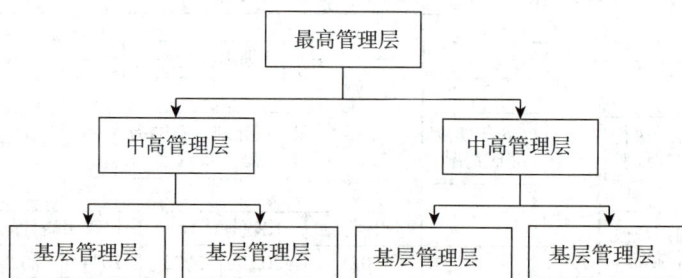

图 2-4　组织结构系统

职务说明书要求能够简明的指出各管理职务的工作内容、职责和权力、在组织中与其他部门和职务的关系，指出该职务者所需要拥有的知识、技能和素质等。

（二）组织设计的基本原则

组织设计需遵循统一指挥、有效管理幅度与有效管理层次相结合、权责对等、集权分权结合以及因事设职因人设职相结合五大原则。

1. 统一指挥原则　统一指挥是法约尔提出的14条管理原则之一，主张一个人应该只向一位管理者汇报。如果不执行统一指挥，员工接收多个领导者的指令，容易出现指令矛盾而带来无法有效执行等问题。比如，在是否投资A公司问题上，财务部经理认为投入回报比较高，值得投资，而法务部经理经过评估认为风险较高，不值得投资，两个截然不同的方向，导致下属无法开展工作。员工只能接受一个管理者的指挥，能够有效避免此类问题发生。

2. 有效管理幅度与有效管理层次原则　管理幅度是指有限的（上级）直接领导的下属数量。领导者受时间和精力的限制，能够有效率且有成效管理的员工数量是有限的，超过一定数量，则无法做到有效的领导。决定有效管理幅度的条件有：处理问题的复杂程度；工作量的大小；领导者及下属的素质水平；标准化水平和授权程度。

管理层次是组织的最高主管到作业人员之间所设置的管理职位层级数。当组织规模小时，管理者可以直接对每一位作业人员进行有效管理，而当组织规模扩大，人员数量超出管理者的有效管理幅度，此时需要委托他人来分担自己的一部分管理工作，由此形成管理层次。随着组织规模进一步扩大，受托人委托其他人来分担自己的管理工作，从而形成层次性管理结构。管理层次与组织规模成正比，与管理幅度成反比。

管理层次多，管理幅度较小，形成锥型组织结构。较小的管理幅度可以使管理者更好地了解和指导下属；但较多的管理层次不利于管理者对下属作业人员的了解，且信息沟通由于经过了多个层次，信息的强度和质量依次递减，最终传达到作业人员的信息出现衰减或失真现象，不利于组织沟通。

管理幅度大，管理层次较少，形成扁平化组织结构。由于层次少，信息传递速度快且准确，更有利于组织内部沟通，提高企业效率；但同时过宽的管理幅度，也导致管理者难以有效地了解、指导和监督下属。

金字塔组织结构与扁平化组织结构各有优劣，企业需要管理幅度与管理层次相结合，使其更适合企业发展。

3. 权责对等原则　权责对等指的是组织员工的权力和责任要对等，有多大权力就要承担多大的责任。在企业中，如果权力大过责任，则容易出现因承担责任不大而权力滥用，从而影响企业系统运行；而如果责任大于权力，员工没有适当的调动人、财、物的力量，难以保证任务完成，而又承担相应的压力，容易导致士气低沉。因此，在企业中，应当做到权力和责任对等，给予员工相当的权力确保任务完成，也给予相应的责任保证员工认真对待工作。

4. 集权与分权相结合原则　集权是指决策权集中在组织较高管理层次，分权是指决策权分散在组织较低管理层次。权力集中在较高层次，有助于企业快速做出决策，提高工作效率，但决策权集中高层，只有一个视角，可能会降低决策质量，影响员工的工作热情。权力分散在较低层次，有助于发挥员工主观能动性和创新精神，提高员工的工作积极性，但每个人视角不一致，需要花大量时间协调员工之间的工作，降低了企业的工作效率。一般而言，企业规模较小时，集权有助于提高企业效率，而当企业规模较大时，管理层次较多，需要通过分权发挥员工的主观能动性，更利于企业的发展。

5. 因事设职与因人设职相结合　因事设职指的是企业根据组织分工定岗定编，因人设职是指根据员工的特性设立相应的职位。在组织设计中，应当首先考虑组织需求，设立职位，根据职位需求找到合适的员工，确保组织"事事有人做"而非"人人有事做"；但与此同时，企业也需要考虑因人设职，在外部环境发生变化时，有些有特殊能力的员工，可以在因事设职的框架下，为其设立新职位，提高企业的创新能力，抓住市场机会。

三、组织结构的基本模式

组织结构的基本模式随着生产、技术和经济的发展不断演变，从简单的直线制、职能制，发展到直线职能制、事业部制、矩阵制。合理的组织结构需要满足以下特点：①从纵向看，应当形成统一的、自上而下的、领导自如的指挥系统；②从横向看，应当形成各部门、各环节密切配合的协作系统。

（一）直线型组织结构

直线型组织结构是最古老的组织结构形式，是指企业由最高管理管理者至最低执行者之间的行政指挥系统架构类似于一条直线，一个下级只对一个上级负责，一个下级也只由一个上级进行管理的组织与管理结构，如图 2-5 所示。典型特点是组织的一切管理工作均由管理者直接管理，不设立专门的职能机构。

直线型组织结构具有权责明确、统一指挥、决策迅速、反应灵敏、管理机构简单的优点，同时也存在缺乏专业分工、权力过于集中、组织发展受管理者个人能力的限制。直线型组织结构适用于规模较小的组织。

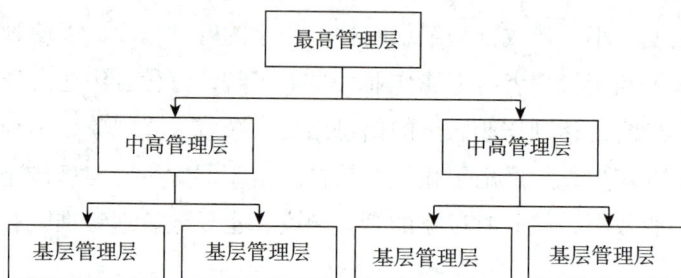

图 2-5 直线型组织结构

（二）职能型组织结构

职能型组织结构是按职能来组织部门分工，即从企业高层到基层，均把承担相同职能的管理业务及其人员组合在一起，设置相应的管理部门和管理职务，如图 2-6 所示。

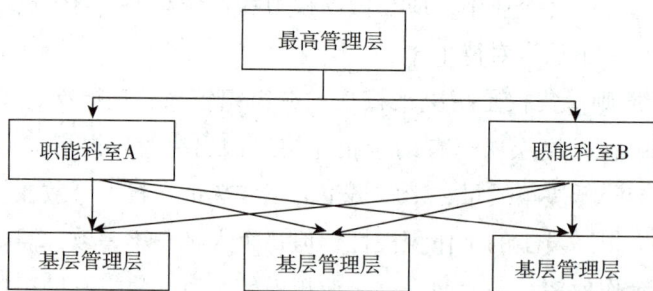

图 2-6 职能型组织结构

职能型组织结构将管理工作按职能分工，适应了现代管理工作分工较细的特点，便于组织内部的信息沟通顺畅；提高了管理的专业化程度，减轻了各级领导人的工作负担；但同时职能型组织结构具有妨碍组织统一指挥、弹性较差和工作人员缺席易导致工作无法进行等缺点。

（三）直线职能型组织结构

直线职能型组织结构是在直线型组织结构与职能型组织结构的基础上发展而来，是以直线型组织结构为基础，在此基础上设立相应的职能部门，分别从事专业管理，如图 2-7 所示。

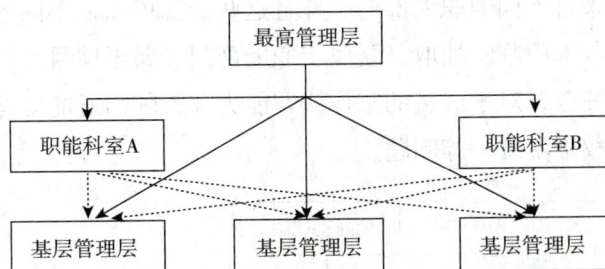

图 2-7　直线职能型组织结构

　　直线职能型组织结构综合了直线型组织结构与职能型组织结构两者的优点，统一指挥，同时又能发挥专业管理的作用，有助于提高管理工作效率；但同时也存在多头领导问题，基层管理者既受上层管理者的管理，也受到职能部门管理者的影响和监督，当直接管理者与职能部门管理者产生目标冲突时，则容易产生矛盾。

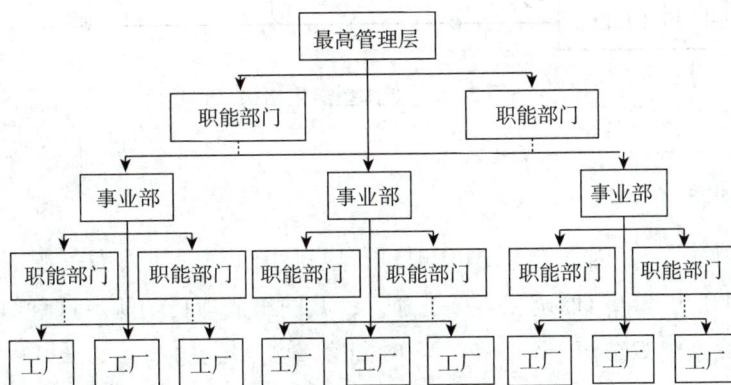

图 2-8　事业部型组织结构

（四）事业部型组织结构

　　事业部型组织结构是按产品或地区设立事业部，每个事业部都有自己完整的职能机构，如图 2-8 所示，具有集中决策、分散经营的特点，集团高层只掌握重大问题决策权，将日常生产经营活动分权给下属事业部。

　　事业部型组织结构有利于发挥各事业部生产经营的主动性和积极性，更灵活地组织生产经营活动；有利于各事业部间进行比较和竞争，刺激事业部的发展；有利于培养管理人员的专业能力和领导能力。但同时职能机构重复设置，造成组织结构臃肿和企业资源浪费；事业部独立核算，容易使各事业部产生本位主义，为了短期利益而忽视了企业的整体利益和长远发展；职权下放，削减了最高管理层的控制能力，不利于全局协调。事业部型组织结构适用于规模庞大、产品种类繁多、技术复杂的企业。

（五）矩阵型组织结构

　　矩阵型组织结构将职能部门和项目小组结合起来构成一个矩阵，员工既在原有职能部门保持组织与业务的联系，又参与到项目小组中，如图 2-9 所示。矩阵型组织结构一般是为了完成某个项目而设立，项目小组成员来自各个职能部门，一旦项目结束，便回到原有职能部门。

　　矩阵型组织结构具有较大的弹性和适应性，根据组织需要将合适的、具有专业知识和技能的人员集合起来，能够极大提高工作效率；小组成员来自不同的职能部门，有助于促进各职能部门之间的沟通交流和协作；项目小组的资源来自不同的职能部门，并且这些资源可以在不同的项目中共享。但同时矩阵型组织结构也面临着员工从各部门临时抽取，既属于职能部门又属于项目小组；面临着职能经理和项目经理的双重领导，承担双重任务，对于成员的工作协调能力和人际沟通能力有更高的要求；成员之间可能也存在任务分配不明确、权责不统一等问题。

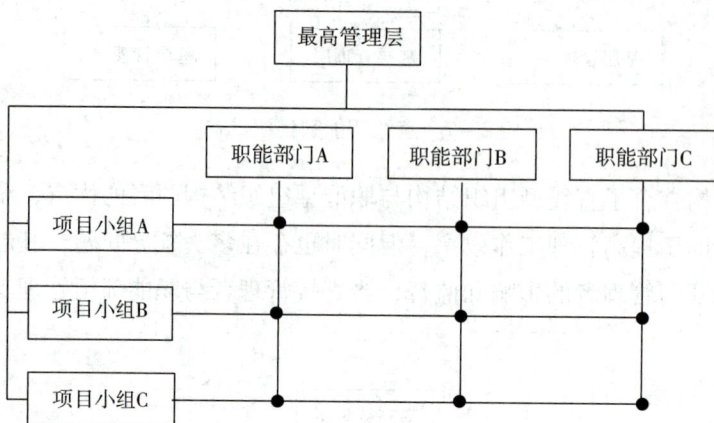

图2-9 矩阵型组织结构

即学即练2-2

答案解析

某互联网公司，因开发某 APP 项目，项目小组分别从人力资源部门、行政部门、财务部门和法务部门抽调一名员工加入，共同组成项目团队。这种组织结构属于（　　）

A. 直线型组织结构
B. 职能型组织结构
C. 直线职能型组织结构
D. 事业部型组织结构
E. 矩阵型组织结构

实例分析2-1

案例 九州通医疗器械集团有限公司成立于2012年10月。目前在全国设有31家全资医疗器械公司、74家合资医疗器械公司，下属的45家分公司设立有医疗器械部，超过480个配送点，30余家物流配送中心，拥有OTC终端和医院终端两大专业的业务运营团队2800余人。

总部拥有法务管理本部、人力资源管理本部、运营管理本部、财务管理本部等多个部门，其下属子公司同样拥有人力资源、法务、运营等多个职能部门。

活动要求：

(1) 分析九州通医疗器械集团有限公司属于什么组织结构。

(2) 利用网络搜索九州通医疗器械集团有限公司的组织结构图，分析该企业的组织结构有哪些优势和劣势。

答案解析

PPT

任务三 领　导

一、领导的定义

什么是领导？领导是一种影响力，是对人们施加影响的艺术或过程，从而使人们情愿的热心地为实现组织目标而努力。简单来说，领导是指挥、带领、引导和鼓励部下为实现目标而努力的过程。这个定义包括三方面要素。

1. 领导者必须有部下或追随者。没有部下的领导者谈不上领导。

2. 领导者拥有影响追随者的能力或力量。这些能力或力量包括由组织赋予领导者的职位和权力，也包括领导者个人所具有的影响力。

3. 领导的目的是通过影响部下来实现组织的目标。

二、领导者

谁是领导者，领导者是指能够影响他人或拥有管理职权的人。很多人会将领导者和管理者两者混为一谈，认为两者是一致的。领导者和管理者之间到底是什么关系呢？因为领导是管理的职能之一，理所当然，所有的管理者都应该是领导者，但事实上很多管理者只会通过岗位赋予的权力去对员工进行管理，只对业绩负责，而并没有起到领导者指挥协调和激励的作用，所以，管理者不一定是领导者。

那么所有的领导者都是管理者吗？一个人可以是领导者但并不是管理者。比如非正式组织中有些人因为人格魅力、专业技能等成为最有影响力的人，虽然组织并没有赋予他们职位和权力，他们也没有义务去负责企业的计划和组织工作，但是他们却能引导、激励甚至命令自己的成员，这类人群虽然不是管理者，但他们同样是领导者。所以，领导者也不一定是管理者。

领导权力是指领导者在遵循相关法律的基础上，运用多种手段和方法，在实现特定目标的过程中，对被领导者做出一定行为与实施一定影响的能力。领导者的权力主要有五个来源，分别是法定性权力、奖赏性权力、强制性权力、专家性权力和参照性权力。

法定性权力是指组织内各领导所固有的、合法的、法定的权力，取决于个人在组织中的职位。奖赏性权力是指领导者提供奖金、提薪、晋级、表扬、理想的工作安排和其他任何会令人愉悦的东西的权力。强制性权力与奖赏性权力相反，是指通过负面处罚或剥夺积极事项来影响他人的权力。专家性权力是指领导者由个人的特殊技能或某些专业知识而形成的权力。参照性权力是指个人拥有让人羡慕的资源或人格特点而形成的权力。

即学即练 2-3

答案解析

王工在某企业车间基层岗位工作了 10 年，工作经验十分丰富，其他的员工都十分信服他，有啥技术问题都会优先请教他。请问王工属于领导者吗？他的权力来源是（　　）

A. 法定性权力　B. 奖赏性权力　C. 强制性权力　D. 专家性权力　E. 参照性权力

三、领导方式

（一）专权型领导

专权型领导是指领导者个人决定一切，布置下属执行，即靠权力和命令让人服从的一种管理类型。专权型领导者不考虑他人意见，所有的决策都由领导者决定，员工只需要按照领导者事先安排的程序和方法执行。专权型领导具有决策制定与执行的速度快的优点，但同时会出现领导的负担较重，下属的依赖性增大，容易抑制下属的创造性。这种类型的领导方式适用于任务简单且经常重复或者时间紧急的情况。

（二）民主型领导

民主型领导强调领导者发动下属讨论、共同商量、集思广益、最后决策的领导方式。与专权型领导不同，民主型领导主要依靠领导者的个人权力和威信，而不是靠职位权力和命令使人服从，所有的政策都是在领导者的鼓励和协作下由群体讨论而决定，给予了下属充分的工作自由，提高员工对工作的认可程度和积极性；但同时这种领导风格容易出现无休止的开会现象，领导和员工花了大量的时间在开会达成共识上，严重影响了工作效率。

（三）放任型领导

放任型领导是领导者放手不管，给下属极大的行动自由的领导方式。这种领导方式的效果根据下属的工作能力与工作动力有所差异，如果员工本身工作能力强，工作动力充足，放任型领导将权力完全给予个人，员工的自由度大；但如果员工的工作能力不强或者工作动力也不够，那面临这种没有整体计划的领导方式，容易找不到方向，长此以往，可能出现员工的个人能力无法得到发展，群体的协作也很难实现，严重影响企业发展。

不同的领导方式各具优、缺点，领导者要根据所处的管理层次、所担负的工作性质以及下属的特定，在不同时空处理不同问题时，针对不同下属选择合适的领导方式。

四、领导理论

（一）连续统一体理论

1958 年美国学者坦南鲍姆（R. Tannenbaum）和施米特（W. H. Schmidt）提出"领导方式的连续统一体理论"。他们认为，领导方式在专权型和放任型中间还存在多种过渡形式，具体图 2 – 10 所示。

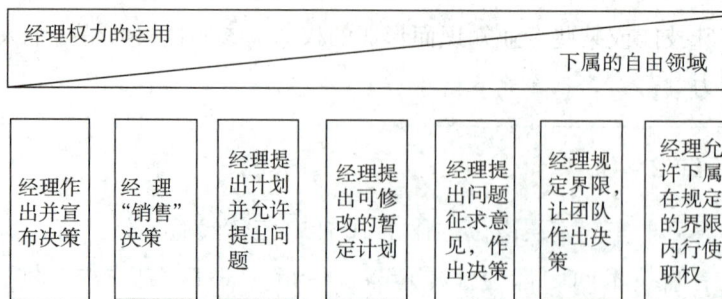

经理权力的运用

下属的自由领域

| 经理作出并宣布决策 | 经理"销售"决策 | 经理提出计划并允许提出问题 | 经理提出可修改的暂定计划 | 经理提出问题征求意见，作出决策 | 经理规定界限，让团队作出决策 | 经理允许下属在规定的界限内行使职权 |

图 2 – 10 连续统一体理论

1. 经理做出并宣布决策　决策权掌握在经理手上，他们确认问题，做出决策，然后向下属宣布，不解释，直接让下属执行。这类经理不给下属参与决策的机会，下属只能服从他的决定。

2. 经理"销售"决策　决策权依然掌握在经理手上，他们确认问题，做出决策，但他不是简单地宣布这个决策，而是说服下属接受他的决策。这类经理不给下属参与决策的机会，但会阐明这种决策给下属带来利益以争取他们的支持。

3. 经理提出计划并允许提出问题　经理首先做出决策，并对他的想法和意图向下属做出详细说明，允许下属提出问题，并做出解释，使下属能更好地了解他的意图和计划。这类经理允许下属就决策提出问题，使经理和他的下属能深入探讨这个决策的意义和影响。

4. 经理提出可以修改的暂定计划　经理不做出决策，只对问题进行考虑，提出一个暂定的计划，然后将这个计划交给有关人员征求意见。这类经理主要确认问题和决策的主动权仍操纵在自己手中，允许下属提出建议，并做出调整。

5. 经理提出问题，征求建议，做出决策　经理提出问题，然后下属可以在经理提出问题后，提出各种解决问题的方案，经理从他自己和下属提出的方案中选择出较为满意的，共同做出决策。这类经理虽然确认问题和决策由他执行，但是下属拥有建议权，可以充分利用下属的知识和经验。

6. 经理规定界限，让团体做出决策　经理在团体做出决策前，解释需要解决的问题，并给要做的决策规定界限，团体在规定的界限内，进行商议并做出决策。这类经理不拥有决策权，把决策权交给团体。

7. 经理允许下属在规定的界限内行使职权　经理只给出界限，团体极度自由，只需要遵守上级规定的界限即可。如果上级参加了决策过程，也往往以普通成员的身份出现，并执行团体所做的任何决定。

（二）管理方格理论

管理方格理论是由美国行为科学家罗伯特·布莱克（Robert R. Blake）和简·莫顿（Jane S. Mouton）提出，主要是用来研究企业的领导方式及其有效性的理论。

管理方格图是九宫方格图，横轴和纵轴分别表示企业领导者对生产和人的关心程度。第一格表示关心程度最小，第九格表示关心程度最大，共计 81 个小方格，如图 2–11 所示。在此图中，一共有五种典型的领导方式。

1. 1.1 型　1.1 型为贫乏型管理。领导者对于生产和员工都漠不关心，只以极少的努力来完成必需的工作。

2. 1.9 型　1.9 型为俱乐部型管理，领导者对于生产漠不关心，而对于员工十分关心。这种管理方式能够给员工营造一个轻松、快乐的工作环境，但没有人关心去协同努力以实现组织目标。

3. 5.5 型　5.5 型为中间型管理，领导者对于员工和生产的关心度都不高，但比较均衡。一方面比较注意管理者在计划、指挥和控制上的职责，另一方面也比较重视对职工的引导和鼓励，保持员工士气在满意水平，但这种方式缺乏创新精神，只追求政策的效率和满意的士气。

4. 9.1 型　9.1 型为任务第一型管理，领导者对于员工漠不关心，但是对于生产十分关心。这类领导者领导作风十分专制，将注意力集中于生产任务，以完成组织任务为目标，很少考虑人的因素，也不注意职工的发展和士气。

5. 9.9 型　9.9 型为团队式管理，领导者对于员工和生产都十分关心，努力使员工个人的需求和组织的目标达到有效的结合，但这种方式对于领导者的要求较高，在员工和组织任务两方面都需要发挥十足的精力投入进来。

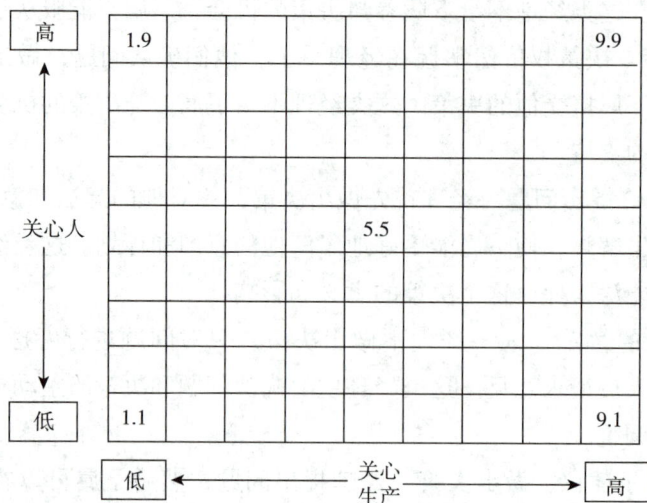

图 2-11　管理方格理论

（三）权变理论

权变理论认为不存在一种"普适"的领导方式，领导工作强烈地受到领导者所处的客观环境的影响。领导方式是由领导者特征、追随者特征和环境三个方面共同组成、产生影响的。领导者的特征主要指的是领导者的个人品质、价值观和工作精力；追随者的特征主要指追随者的个人品质、工作能力、价值观等；环境主要指工作特性、组织特征、社会状况、文化影响、心理因素等。

弗雷德·菲德勒（Fred E. Fiedler），美国著名心理学家和管理专家，他的领导权变理论是比较具有代表性的一种权变理论。该理论认为各种领导方式都可能在一定的环境内有效，这种环境是多种外部因素和内部因素的综合作用体。

菲德勒将领导环境具体化为职位权力、任务结构和上下级关系三个方面。职位权力是领导者所处的职位具有的权威和权力的大小。权力越大，群体成员遵从指导的程度越高，领导环境也越好；反之，则越差。任务结构是任务的明确程度和下属对待任务的负责程度。任务越明确且下属越负责，则领导环境越好；反之，则越差。上下级关系是群众和下属乐于跟随的程度。下级对上级越尊重，群众和下属越来越追随，则领导环境越好；反之，则越差。

菲德勒为了测定领导者的领导方式，设计了一种问卷，主要内容是询问领导者对最不合作的同事（least-preferredcowoeker，LPC）的评价。如果领导者对于这类同事的评价大多采用敌意的词语，则该领导趋向于工作任务型的领导方式（低 LPC 型）；如果领导者采取的大多是善意的词语，则该领导趋向于人际关系型的领导方式（高 LPC 型）。

菲德勒认为环境的好坏会对领导的目标产生重大影响。对低 LPC 型领导来说，他更重视工作任务的完成。当环境较差时，他会优先保证任务完成；当环境较好时，确保任务能够完成的情况下，他的目标才是搞好人际关系。对于高 LPC 型领导来说，他更重视人际关系。当环境较差时，他优先搞好人际关系；当环境较好时，人际关系比较融洽的情况下，他的目标才是追求完成工作任务。具体情况如图 2-12 所示。

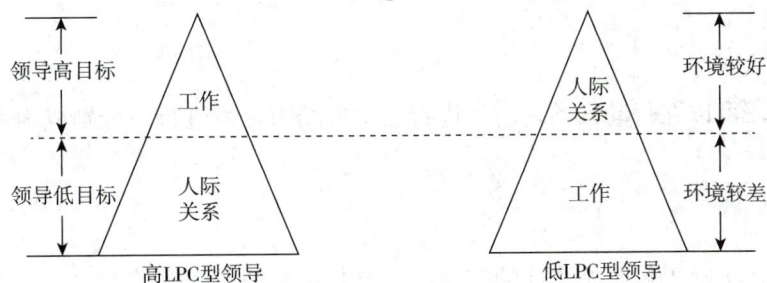

图 2 - 12 领导目标与环境关系

任务四 控 制

PPT

斯蒂芬·P·罗宾斯（Stephen P. Robbins）曾说过："有效的管理者应该始终督促他人，以保证应该采取的行动事实上已经在进行，保证他人应该达到的目标事实上已经达到。"控制是为了保证企业计划与实际作业动态适应的管理职能。

一、控制概述

（一）控制的定义

控制是监视各项活动以保证它们按计划进行并纠正各种重要偏差的过程。计划是提前制定的，但现实不可能与计划的前提条件保持一致，所以为了保证能实现最终的目标，需要在计划执行过程中不停地将实际结果与计划标准进行对比，及时纠偏。控制是管理过程中不可分割的一部分，是企业各级管理者的一项重要工作内容。

（二）控制的必要性

亨利·西斯克（H. L. Sick）指出："如果计划从来不需要修改，而且是在一个全能的领导人的指导下，由一个完全均衡的组织完美无缺地来执行的，那就没有控制的必要了。"而这种理想状态在现实情况下是不存在的，无论计划多周密，思考了多少因素，人们在执行计划过程中，因为各种各样的原因，多少会出现与计划不一致的现象。

1. 外部环境的影响 企业处在一个动态的市场环境中，大到宏观的政策、经济、社会文化和科技，小到与企业有联系的供应商、中间商、竞争对手等，都会对企业的发展产生影响，而这些是无法预知和控制的。因此，外部环境的不断变化，要求企业通过控制将现实执行向计划靠拢，以实现最终目标。

2. 工作能力的差异 即使企业制定了全面完善的计划，外部市场环境在短时间内相对稳定，但由于组织中不同成员的认识能力和工作能力差异，也会造成实际执行情况与计划有偏差，仍然需要进行控制。首先，不是每个员工都能准确理解计划的要求；其次，每个员工的工作能力都存在差异，所以最终会导致不同员工的实际工作结果可能在质和量上与计划要求不符合。因此，加强对成员的工作控制十分必要。

二、控制的类型

管理中的控制手段可以在行动开始之前、进行之中或结束之后进行，分别成为前馈控制、同期控制和后馈控制。

（一）前馈控制

前馈控制是发生在实际工作开始之前的控制，主要是用来防止问题的发生，而不是当问题出现时再去补救。这种控制是管理者最渴望采取的控制类型，但由于难以提前预知，所以常常很难办到。

（二）同期控制

同期控制是在活动进行之中进行控制，管理者可以在发生重大损失之前及时纠正问题。当管理者直接视察下属的行动时，管理者可以同时监督雇员的实际工作，并在发生问题时马上进行纠正。虽然在实际行动与管理者做出反应之间会有一段延迟时间，但这种延迟是非常短的。技术设备可以设计成具有同期控制的功能，如许多计算机系统在程序中就设置了当出现错误时操作人员应采取的行动。当你输入一个错误的命令时，程序的同期控制会拒绝你的要求，有时甚至会告诉你为什么错了。

（三）反馈控制

反馈控制是发生在行动之后的控制，主要是损失已经造成，与亡羊补牢比较类似，但同时也是许多情况下管理者唯一可用的控制手段。与前馈控制和同期控制相比，反馈控制为管理者提供了关于计划的实际效果的真实信息。如果反馈显示标准与现实之间只有很小的偏差，说明计划的目标达到了；如果偏差很大，管理者就应该利用这一信息使新计划制订得更有效。同时，反馈控制可以增强员工的积极性。

即学即练 2 – 4

答案解析

为了保证活动顺利进行，某企业考虑到多种情况，制定了多份备用计划，这属于（ ）

A. 前馈控制　　B. 同期控制　　C. 反馈控制

三、控制的过程

控制过程是一个测量实际绩效、比较实际绩效和标准以及采取管理行动来纠正偏差和调整不合理标准的过程，具体过程如图 2 – 13 所示。

首先根据组织目标确定绩效标准，这个是控制过程之前存在的。

控制过程的第一步是测量实际绩效，常见的测量方法包括个人观察、统计报告、口头汇报和书面报告四种。

第二步是将实际测量的绩效与绩效标准进行比较，判断出两者之间的偏差。虽然所有的行动中都会出现一定程度的偏差，但是确定一个可接受的偏差范围至关重要。在两者进行比较之后，管理者需要思考以下一系列问题：①实际绩效是否达到标准？是则什么都不用做，不是则进入下一个问题；②偏差可以接受吗？是则什么都不用做，不是则进入下一个问题；③标准可以接受吗？其实很多时候实际绩效和标准产生偏差，不一定是实际绩效出现问题，也可能标准本身存在问题，因为标准是提前制定，如果企业外部环境发生突变或者标准制定时存在信息偏差等，都会导致标准与实际情况脱节，所以需要首先考虑标准是否存在问题。如果标准能够接受，那么就说明实际绩效出现问题，需要找到产生偏差的原因；如果标准不能接受，则说明问题出在标准上，企业需要重新制定标准，然后再循环上面一系列步骤。

控制的第三步是采取管理行动来纠正偏差和调整不合理标准。

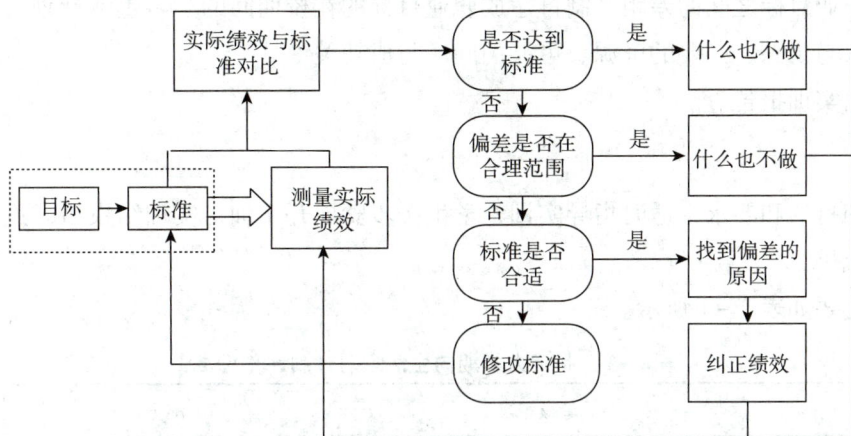

图 2 - 13　控制的过程

实践实训

实训一　滚动计划法制订大学期间生活学习计划

【实训目的】

通过实训，使学生熟悉滚动计划法编制的过程，掌握怎样确定有效的目标，同时也引导学生重视未来职业规划，并明确在大学期间的努力方向。

【实训要求】

1. 以个人为单位。
2. 要求掌握计划职能的相关知识。
3. 熟悉滚动计划法编制过程，掌握 SMART 原则等相关知识，并能够熟练运用。

【实训内容】

1. 实训背景　社会发展迅速，医药行业企业的格局也在不断演化，人才竞争愈发激烈。作为未来人才储备的大学生，应当提早对未来职业有一个清晰规划，在大学期间提前做好准备。请同学根据自身情况，确定未来职业目标，对自身资源、知识和能力等进行分析，确定在大学期间的学习计划。

2. 实训步骤

第一步：确定目标

（1）搜集医药行业企业以及相关岗位信息，了解未来可能的职业方向以及相关的岗位需求、岗位职责等。

（2）对自身的优势和劣势，充分了解自身。

（3）结合岗位信息和自身信息，结合 SMART 原则，确定未来职业目标。

第二步：认清现状

对自身进行梳理，了解目前自己的知识、能力和资源水平，了解和职业目标之间存在的差距。

第三步：利用滚动计划法制订学习计划

根据自身与职业目标之间的差距，制订达成职业目标的在校期间的学习生活计划，要求要有清晰的目标、明确的方法与步骤、必要的资源、可能的问题与成功关键。

第四步：写出实训报告。

【实训评价】

教师明确实训目的和要求，适时指导实训，学生按步骤展开实训；实训结束后，进行实训交流，师生共同评价工作成果。

评价的标准主要如表 2 - 1 所示。

表 2 - 1　制定大学期向生活学习计制评价标准

考核项目	考核标准	配分	得分
确定目标	背景资料收集齐全	20 分	
	自身情况进行分析	10 分	
	运用 SMART 原则确定有效目标	20 分	
认清现状	对自身目前的资源、知识和能力进行分析	10 分	
制定计划	利用滚动计划法制订有效计划	30 分	
实训报告	表达较有调理，认真、具体	10 分	
合计		100 分	

目标检测

答案解析

一、单项选择题

1. 最早提出管理职能的是（　　）

　　A. 熊彼特　　　　　　　B. 梅奥　　　　　　　C. 泰勒　　　　　　　D. 法约尔

2. 描述组织在较长时期内的发展方向和方针，规划组织的发展蓝图，通常是 5 年以上的计划指的是（　　）

　　A. 长期计划　　　　　　B. 短期计划　　　　　C. 战略性计划　　　　D. 战术性计划

3. 按产品或地区设立事业部，每个事业部都有自己完整的职能机构，这属于下列哪种组织结构模式（　　）

　　A. 直线型组织结构　　　　　　　　　　　B. 职能型组织结构

　　C. 事业部型组织结构　　　　　　　　　　D. 矩阵型组织结构

4. 矩阵型组织结构将职能部门和项目小组结合起来，员工既在原有职能部门保持组织与业务的联系，

又参与到项目小组中，这属于下列哪种组织结构模式（　　）

    A. 直线型组织结构　　　　　　　　　　B. 职能型组织结构

    C. 事业部型组织结构　　　　　　　　　D. 矩阵型组织结构

5. 在连续统一体理论中，下属拥有自由权利最大的是（　　）

    A. 经理提出可以修改的暂定计划

    B. 经理允许下属在规定的界限内行使职权

    C. 经理规定界限，让团体做出决策

    D. 经理提出问题，征求建议，做出决策

6. 在活动进行之中进行控制是（　　）

    A. 前馈控制　　　　　B. 同期控制　　　　　C. 中馈控制　　　　　D. 反馈控制

二、多项选择题

1. 管理四大职能主要包括（　　）

    A. 计划　　　　　　　B. 组织　　　　　　　C. 领导

    D. 目标　　　　　　　E. 控制

2. 制定有效目标需要遵循下列哪些原则（　　）

    A. 明确具体的　　　　　　　　　　　　B. 可衡量的

    C. 目标是可达到的　　　　　　　　　　D. 目标与岗位具有相关性

    E. 有时间限制的

3. 构成组织需要满足哪些条件（　　）

    A. 两个或两个以上的人共同构成　　　　B. 全体成员有共同一致的目标

    C. 有明确的结构　　　　　　　　　　　D. 有足够资金

    E. 有一定的工作经验

三、简答题

1. SMART 原则指的是什么？

2. 企业应当因事设职，还是因人设职？

3. 直线型组织结构与职能型组织结构各有什么优缺点？

4. 领导权力的主要来源有哪些？

四、案例分析

扁鹊的医术

    魏文王曾求教于名医扁鹊："你们家兄弟三人，都精于医术，谁是医术最好的呢？"扁鹊："大哥最好，二哥差些，我是三人中最差的一个。"魏王不解地说："请你介绍得详细些。"

    扁鹊解释说："大哥治病，是在病情发作之前，那时候患者自己还不觉得有病，但大哥就下药铲除了病根，使他的医术难以被人认可，所以没有名气，只是在我们家中被推崇备至。我的二哥治病，是在病初起之时，症状尚不十分明显，患者也没有觉得痛苦，二哥就能药到病除，使乡里人都认为二哥只是治小病很灵。我治病，都是在病情十分严重之时，患者痛苦万分，病人家属心急如焚。此时，他们看到我在经脉上穿刺，用针放血或在患处敷以毒药以毒攻毒，或动大手术直指病灶，使重病人病情得到缓解或很快治愈，所以我名闻天下。"魏王大悟。

1. 请说出扁鹊三兄弟分别对应控制职能的类型。
2. 请从控制职能的角度来分析为什么说扁鹊的医术最差。

书网融合……

知识回顾   习题

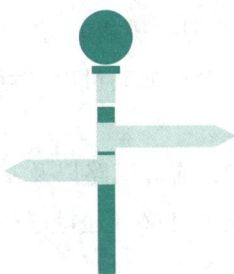

目前，我国医药企业数量多、规模小、研发能力薄弱，企业之间存在着激烈的低价竞争，此外这些医药企业也面临着强大的跨国医药企业的竞争压力，如何在激烈竞争的市场中求得长期生存和持续发展，是我国所有医药企业面临的首要问题。据调查，几乎所有的大型企业都积极推进企业的战略管理，经营成功的中小企业也大多结合自身特点实行了战略管理。可见，战略管理对企业的发展至关重要，是企业发展的指南针。

企业战略的制定和贯彻对企业管理来说至关重要。本单元主要介绍医药企业战略管理相关概念、医药企业管理战略分析的内容和方法以及医药企业战略类型的选择等。

学习目标

1. **掌握**　医药企业战略概念；SWOT 分析法；医药发展战略；医药企业竞争战略。
2. **熟悉**　医药企业战略特征与构成要素；PEST 分析法；波特五力模型理论；波士顿矩阵。
3. **了解**　战略管理的概念、过程；医药企业内部环境分析；医药企业稳定型战略和紧缩型战略。

任务一　医药企业战略管理概论

PPT

一、医药企业战略

战略的概念最早产生于军事领域，其含义是在敌对状态下指挥军队、克敌制胜的艺术和方法。进入 20 世纪 60 年代以后，企业管理领域正式提出"战略"一词，1965 年美国专家安索夫（H. I. Ansoff）发表了成名作《公司战略》，从此，制定和实施企业战略被视为企业成功与否的关键因素，并逐步普及开来。

（一）医药企业战略的含义

医药企业战略是医药企业为了应对未来环境的变化和激烈的竞争，对企业生产经营和持续发展中的重大问题进行的全局性、长远性、纲领性的谋划和决策。医药企业战略就是医药企业的谋划和决策，主旨是在变化的环境中确定医药企业的业务范围和竞争优势。

（二）医药企业战略的特点

根据医药企业战略的内涵，医药企业战略具有以下特征。

1. 全局性 医药企业战略是以医药企业的重大问题作为谋划和决策对象，这些重大问题会影响企业的方方面面，所以医药企业战略需要根据医药企业的总体发展而制定的，它所规定的是企业的整体行为，它所追求的是企业的整体效益，因而具有全局性。

2. 长远性 医药企业战略是对医药企业未来 3～5 年甚至更长远活动的规划，是要在未来一个较长时期内发挥作用，是用企业长期收益来衡量的，这就体现了企业战略的长远性。要实现企业的发展，必须制定长远规划，并分阶段实施。

3. 竞合性 竞合性分为竞争性和合作性。企业战略的竞争性是指医药企业如何和竞争对手相竞争的行动方略和规划，即针对企业面临的内外各方面的劣势、威胁和困难所制定的迎接挑战的行动方案。企业战略的合作性是指在竞争的基础上，在一定条件下实现与竞争对手的合作。企业战略可以是竞争性的，也可以是合作性的，或者二者兼而有之。通过竞争走向合作也是个重要趋势。

4. 纲领性 企业战略规定的是企业总体的战略目标、发展方向、经营重点、前进道路以及基本的行动方针、重大措施和基本步骤。这些原则性的规定都很粗略，战略目标、战略方针必须通过展开、分解和落实等过程，才能变为具体的行动计划。

5. 相对稳定性 企业的战略是对未来一段时间企业活动的规划，应保持相对稳定，企业战略一旦确定，就要坚持实施多年，只要企业战略实施的环境未发生重大变化，就不能朝令夕改。然而，由于企业所处环境是不断变化的，指导企业生产经营的战略也应该是动态的，因此，企业战略的稳定性是相对的、有弹性的。

6. 风险性 医药企业战略是对医药企业未来发展的规划，而环境又总是处于不确定的变化之中，因此，任何企业战略都有一定的风险。

实例分析 3-1

国药控股的战略定位

案例 国药控股股份有限公司成立于 2003 年 1 月，2009 年 9 月 23 日在中国香港上市。作为中国最大的药品及医疗保健产品分销商及领先的供应链服务商，公司拥有并经营中国最大的药品分销网络。2005 年以来，在中国医药商业年度销售、利税排名中连续四年位居榜首。

该公司的战略定位是巩固中国药品及医疗保健产品分销商与供应链服务提供商的领先地位，分销、零售、工业、化试多业态协同发展，不断拓展市场覆盖份额，承担发展中国药品及医疗保健行业的重任，打造国内覆盖网络最广、配送服务水平最高的大型医药流通航母。

问题 1. 国药控股这家企业战略是什么？
2. 国药控股的企业战略的特点有哪些？

答案解析

（三）医药企业战略的构成要素

1. 企业宗旨和目标 企业宗旨和目标是医药企业战略构成最基本要素。企业宗旨是关于企业存在目的或对社会发展的某一方面应做出贡献的陈述，主要阐述企业经营思想。企业目标是企业在实现其使命的过程中要达到的长期结果，表现为企业在产品、市场以及内部经营结构和生产效率等方面都应达到相应的水平。

2. 经营范围　经营范围又称经营领域，是指医药企业所生产的产品和竞争所处的市场，即产品定位和市场定位。具体包括企业所处行业、经营的产品或提供的服务和目标市场。

3. 竞争优势　竞争优势是指可以使医药企业在其所处的经营领域内强于竞争对手的地方，竞争优势可以来自产品市场定位，也可以来自企业对特殊资源的运用。

4. 资源配置　企业根据战略期所从事的经营领域以及确立竞争优势的要求，对其所掌握的各种资源在各战略经营单位之间进行分配，其目的是形成战略所需的经营结构或战略体系。

5. 协同作用　协同作用是指医药企业各经营领域之间联合作用而产生的整体效果大于各自单独进行时效果之和的效应，即整体大于部分之和的效应。

（四）医药企业的战略层次

一般来讲，在大中型医药企业中，企业战略可以划分为三个层次：企业总体战略、企业经营战略和企业职能战略。

1. 企业总体战略　企业总体战略是医药企业的整体战略总纲，是医药企业最高管理层指导和控制企业的一切行为的最高纲领。企业总体战略重点解决两个方面的问题：一是从全局出发，根据企业内外部环境，选择企业的经营范围和领域；二是在确定经营业务后，在各部门间进行资源分配，以实现企业的整体战略意图。企业总体战略是有关企业全局发展的、整体性的、长期的战略行为；企业总体战略的制定与推行，主要是企业的高层管理人员。

2. 企业经营战略　企业经营战略又称业务战略或竞争战略，是战略经营单位、事业部在医药企业总体战略的指导下的子战略，是指医药企业为了获得竞争优势、在市场上处于有利的竞争地位，所做出的长远性谋划和决策。它主要解决企业的某一项特定业务如何与竞争对手展开竞争的问题，是医药企业与其竞争对手争夺市场的基本工具。关于医药企业采取的基本竞争战略，最经典的莫过于迈克尔·波特提出的成本领先战略、差异化战略和集中化战略这三种竞争战略。

3. 企业职能战略　职能战略又称为职能部门战略或功能战略，它是指医药企业特定的职能部门对企业总体战略和经营战略进行落实的具体化战略。它所回答的是"我们应该怎么支撑总体战略和事业部战略"。职能战略通常包括市场策略、人事策略、财务策略、生产策略、研究与开发策略等策略，企业职能战略具有具体化和定量化的特点，便于实施和控制。

二、医药企业战略管理概述

（一）医药企业战略管理的概念

医药企业战略管理是一个动态的管理过程，它是对医药企业在一定时期的全局的、长远的发展方向、目标、任务和政策以及资源调配做出的决策和管理。医药企业战略管理的核心问题是使企业自身条件与环境相适应，求得企业的长期生存与发展。可以说战略管理是现代企业管理发展的高级阶段，是企业最重要的事情，关系企业前途命运，在企业管理中处于核心地位。

（二）医药企业战略管理的基本过程

一个规范、全面的医药企业战略管理过程包括三个环节：战略分析阶段、战略评价及选择阶段以及战略实施及控制阶段。

1. 战略分析阶段 战略分析是指对企业的战略环境进行分析和评价，并预测其发展趋势及其对企业可能带来的影响，最后制定医药企业的战略目标。企业战略分析包括企业内、外部环境分析两部分。外部环境是企业生存和发展的前提条件，内部环境则是企业生存和发展的基础。战略分析的任务是在外部环境研究和内部环境分析的基础上，明确企业将面临的机会和威胁、自身的优势和劣势，从而为科学地制定企业战略提供依据。

2. 战略评价及选择阶段 战略评价和选择即战略决策过程，在对环境分析的基础上制定多个可以实现战略目标的方案，依据一定标准对各方案进行评估和比较，最后选出最优或最满意方案的过程。通常有两个标准：一是选择的战略是否发挥企业的优势，克服劣势，是否利用机会，将威胁降到最低程度；二是选择的战略能否被企业利益相关者所接受。

3. 战略实施及控制阶段 战略方案确定后，要通过具体的行动将战略方案进行实施，以实现战略目标。在战略的实施过程中，为了实现预期战略目标，必须对战略实施过程进行控制。根据企业内外部环境的发展变化及时对所制定的战略进行调整、修正、补充和完善，以保证战略目标的实现。

任务二　医药企业战略分析

PPT

医药企业战略分析的主要内容是医药企业的战略环境，主要包括外部环境和内部环境，外部环境主要包括宏观环境、行业环境，反映了企业可利用的发展机会和存在的对企业的威胁，是企业生存和发展的前提，内部环境是企业自身具有的各类资源，是企业生存发展的基础。医药企业的战略环境可以分为三个层次，分别是宏观环境、行业环境、内部环境。

一、医药企业宏观环境分析

宏观环境分析是指要确认和评价各个宏观环境因素对企业战略管理的影响。宏观环境分析一般采用PEST分析法，PEST分析法主要是从政治 – 法律（political – legal）、经济（economic）、社会（social）和技术（technological）这四个方面分析宏观环境因素对企业战略的影响。

（一）政治 – 法律环境因素

企业的政治环境是指制约和影响企业的各种政治要素及其运行所形成的环境系统。政治环境包括国家的权力机构、政治制度、企业经营所涉及的政策等因素。这些因素都影响企业的战略制定及实施。企业的法律环境是指对企业经营活动具有现存或潜在影响的法律和法规等。法律环境包括国家制定的法律、法规和法令等，这些因素既对企业经营活动具有限制性规定，又为保护企业合法权益、消费者利益、促进公平竞争、维持良好的企业运营环境提供有利的保障。

（二）经济环境因素

经济环境因素主要是指构成企业生存和发展的社会经济状况及国家的经济政策。主要包括国家及地方的经济发展状况、通货膨胀、货币政策、收入水平、经济结构等因素，其变化及走势都将影响企业的发展。

知识链接

医药行业的经济环境要素

1. 产业政策 产业政策是指政府为实现一定的经济和社会目标而对产业的形成和发展进行干预的各种政策的总和。为了提高药品质量，加强疫苗管理，国家出台了包括《国务院关于深化医药卫生体制改革的意见》《"健康中国2030"规划纲要》等一系列产业政策，为医药产业的发展指明方向。

2. 通货膨胀 在经济学上，通货膨胀指整体物价水平持续性上升。一般性通货膨胀为货币贬值或购买力下降，而货币贬值为两经济体间之币值相对性降低。

3. 货币政策 货币政策也就是金融政策，是指中央银行为实现其特定的经济目标而采用的各种控制和调节货币供应量和信用量的方针、政策和措施的总称。货币政策的实质是国家对货币的供应根据不同时期的经济发展情况而采取"紧""松"或"适度"等不同的政策趋向。调节总需求的货币政策的四大工具为法定准备金率、公开市场业务、贴现政策和基准利率。

（三）社会 - 文化环境因素

社会 - 文化环境因素包括人们的价值观、思想、态度和社会行为等的综合体，主要包括人口状况、收入分配、社会风俗及习惯、人的价值观念、文化传统、宗教信仰、生活方式和消费心理等因素。他们都会影响人们的消费方式、消费偏好和消费习惯等，从而会影响购买决策与企业经营行为，进而改变企业的战略选择。

（四）技术环境因素

指与本企业有关的科学技术现有水平、发展趋势和发展速度以及国家科技体制、科技政策等。如科技研究的领域、科技成果的门类分布及先进程度、科技研究与开发的实力等等。技术的发展与变化对医药企业的经营活动有直接和重大的影响，医药企业应及时分析并对应做出战略调整，以获取竞争优势。

知识链接

2012 - 2022 期间我国经济和科技环境的变化

党的十八大以来，我国经济实力实现历史性跃升。国内生产总值从五十四万亿元增长到一百一十四万亿元，我国经济总量占世界经济的比重达百分之十八点五，提高七点二个百分点，稳居世界第二位；人均国内生产总值从三万九千八百元增加到八万一千元。谷物总产量稳居世界首位，十四亿多人的粮食安全、能源安全得到有效保障。城镇化率提高十一点六个百分点，达到百分之六十四点七。制造业规模、外汇储备稳居世界第一。建成世界最大的高速铁路网、高速公路网，机场港口、水利、能源、信息等基础设施建设取得重大成就。我们国家加快推进科技自立自强，全社会研发经费支出从一万亿元增加到二万八千亿元，居世界第二位，研发人员总量居世界首位。基础研究和原始创新不断加强，一些关键核心技术实现突破，战略性新兴产业发展壮大，载人航天、探月探火、深海深地探测、超级计算机、卫星导航、量子信息、核电技术、新能源技术、大飞机制造、生物医药等取得重大成果，进入创新型国家行列。

二、行业环境分析 - 波特的"五力"模型

美国著名战略管理学家迈克尔·波特（Michael E. Porter）认为：在一个产业中，存在着五种基本竞争力量：供应商的讨价还价能力、购买者的讨价还价能力、潜在进入者的威胁、替代品的威胁和行业

内现有竞争者（图3-1）。五种竞争力合力的相互作用影响着该行业的竞争程度和利润水平。

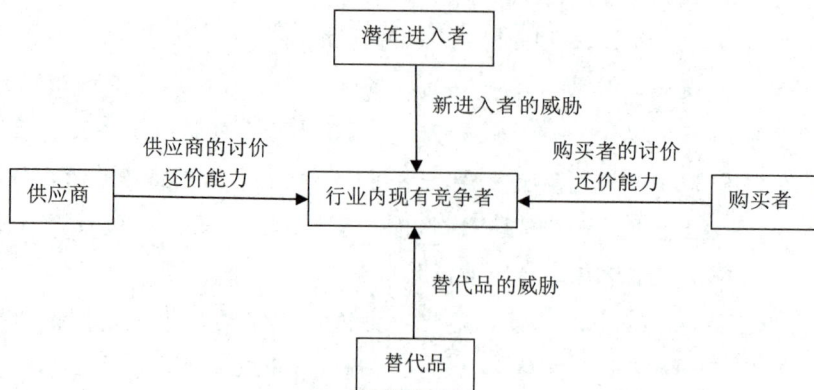

图 3-1 波特"五力"模型

（一）供应商的讨价还价能力

医药企业一般都拥有原材料或设备等的供应商，企业的供应商可以通过其在市场中的地位与企业进行讨价还价，可表现为提高所供应产品或服务的价格或降低所供应产品或服务的质量，从而使下游产业的利润降低。供应商讨价还价能力的大小取决于以下几个因素。

1. 供应商的集中度 供应商集中程度越高，就会出现由少数几家企业控制的局面，供应商就会在产品价格、质量和供应条件上对企业施加较大的压力。

2. 供应商产品的可替代程度 供应商产品的可替代程度越高，对企业越有利。即使供应商有较强的竞争优势，其竞争能力也会受到影响。

3. 供应商产品的标准化程度 供应商产品的标准化程度越高，企业就要面对付出较高的转换成本，此时，供应商讨价还价的能力就会增强，会对企业造成较大的压力。

4. 供应商产品对企业的重要性 供应商的产品对企业产品的质量、性能有重要的影响时，供应商将有较高的讨价还价的能力。

5. 供应商前向一体化的可能性 供应商若通过收购或兼并的方式获取对下游分销系统的控制，即实施前向一体化战略，则其讨价还价的能力将会增强。

（二）购买者的讨价还价能力

购买者通过在市场上重要的地位与企业进行讨价还价。购买者的讨价还价能力表现为要求产品的价格更低廉、质量更好或提供更为优质的售后服务等。购买者讨价还价能力的大小，取决于以下几个因素。

1. 购买者的集中度或购买量 当某产品的购买者集中度大或数量少，且每个购买者的购买量大，购买量占企业总销售量的比重较大时，购买者就具有较强的讨价还价能力。

2. 购买者所购买产品的标准化程度 购买者所购买的产品如果是标准的或差异性较小的，购买者的选择性就较大，从而使卖方处于劣势，购买者的讨价还价能力就越强。

3. 购买者掌握的信息 购买者拥有关于需求、市场价格以及生产者的制造成本等信息越详尽和全面，其讨价还价能力越强。

4. 购买者的转换成本 购买者的转换成本越低，则其讨价还价的能力越强；购买者的转换成本越高，则其讨价还价的能力越弱。

5. 购买者后向一体化的可能性　购买者通过收购或兼并若干供应商，拥有和控制其供应系统，则其讨价还价的能力就会增强。

即学即练 3-1

连锁药店作为药品的购买方，在购买药品过程中能提高自己的讨价还价能力的是（　　）

答案解析

A. 提高药品的购买量　　　　B. 对所购药品的不了解

C. 不断降低转换成本　　　　D. 采用后向一体化

（三）潜在进入者的威胁

当一个行业的平均利润率高于社会平均利润率，且该行业进入壁垒较低时，就会有新的投资者进入该行业。潜在进入者是一个产业的重要竞争力量，其进入威胁的强弱取决于进入壁垒和现有企业的反击力度。

1. 行业进入壁垒　行业进入壁垒主要包括规模经济、产品差异化、资金需求、转换成本、销售渠道、成本优势和政府政策七个方面。进入壁垒越高、潜在进入者的威胁就会越小。

2. 行业内企业的反击力度　行业内现有企业的反击力度越大，新进入者进入该行业的可能性越小，威胁就越小。

（四）替代品的威胁

替代品是指满足相同消费者同一需求的其他产品或服务，该产品或服务具有相同或类似功能，可与现有产品或服务相互替代。替代品的威胁程度主要取决于以下几个因素。

1. 替代品的价格　替代品生产企业若具有成本优势或采用低价策略，则在产品或服务的价格上具有优势，对于消费者来说性价比较高，此时，替代品的威胁较大。

2. 消费者的转换成本　若消费者选择替代品的转换成本较小，则消费者放弃原有产品而购买使用替代品的可能性较大，这样替代品构成的威胁就较大。

3. 顾客的转换欲望　若顾客对原有行业产品或服务购买欲望下降，则会对替代品的购买使用欲望增强，此时，替代品的威胁增强。

实例分析 3-2

案例　小柴胡颗粒作为一种中成药，具有很好的清热解毒的效果和作用，对上呼吸道感染以及全身发热的症状，都有很好治疗作用和效果；另外，小柴胡颗粒这一中成药还具有很大的优势，一般不会对患者产生什么不良反应，是一种不错的退热中药。

复方氨基比林注射液是一种西药制剂，在治疗高热不退，感冒咳嗽等方面有良好的治疗效果。但是，这一药物往往会对患者产生一定的不良反应，不可以长期服用，经常使用就会使人体的免疫系统能力下降。

问题　小柴胡颗粒和复方氨基比林两种药物是替代品吗？为什么？

答案解析

（五）行业内现有竞争者

行业内企业之间的竞争是企业获得竞争优势的必然存在。通常情况下，产业内企业竞争的激烈程度由一系列因素决定，如竞争者的数量、产业增长速度、产品差异化程度、固定成本或库存成本、消费者转换成本、生产能力以及退出障碍等。

1. 竞争者的数量　一个产业内企业数量越多，竞争越激烈。每个企业都想通过竞争改善其市场地位，众多企业行动的必然结果便是竞争程度的加剧。

2. 产业增长速度　产业增长缓慢时，企业为寻求发展，便会把力量放在争夺现有市场上，这样就会使现有企业竞争程度加剧；相反，产业快速增长时，产业内各企业可以与产业同步发展，企业还可以在发展的过程中充分利用自己的资金和资源，竞争程度有所下降。

3. 产品差异化程度　产品和服务差异化程度越小，企业之间的竞争就会停留在价格层面，此时，行业内企业之间的竞争越激烈；相反，当产品和服务差异化程度较大时，消费者会产生差异化偏好和选择，进而形成消费忠诚度，则企业之间的竞争较缓和。

4. 固定成本或库存成本　当固定成本或存货成本较高时，各个企业为了实现盈亏平衡或获得较高的利润，就会充分利用其生产能力抢占市场份额，当生产能力利用不足时，企业宁愿降低价格、扩大销售量也不愿闲置生产设备，因而企业间的竞争加剧。在库存成本高或产品不易保存的行业内，企业急于销售产品，也会使行业内竞争加剧。

5. 消费者转换成本　若消费者购买产品或服务的转换成本较低时，消费者就可能转买另一企业的产品或服务，则竞争比较剧烈；相反，若消费者购买产品或服务的转换成本较高时，消费者转换产品或服务的概率则降低。不同企业产品各具特色，而各自拥有不同的消费者人群，则竞争比较缓和。

6. 生产能力　若由于产业的技术特点和规模经济的要求，产业内不断增加新的生产能力，则必然会打破供求平衡，导致供过于求，产生过剩的产能，从而增加现有竞争者之间的抗衡，导致竞争加剧。

7. 退出障碍　退出障碍是指企业在退出某一行业时所遇到的困难。当企业退出障碍高时，行业中因为存在过剩的生产能力而导致竞争加剧。企业退出障碍主要体现在以下几个方面：固定资产的专业化程度高、清算价值低或转换成本高、退出的固定费用高、战略上的协同关系影响、情感上的因素、政府和社会的限制等。

三、医药企业内部环境分析

内部环境因素是指处于医药企业内部的、企业能够加以控制的因素。内部环境因素是医药企业经营的基础，是战略制定的出发点、依据和条件。医药企业内部环境分析主要包括医药企业资源分析、企业文化分析和企业核心能力分析。企业文化分析在已有详细介绍，本节就企业资源和企业核心能力进行分析。

（一）医药企业资源

医药企业资源是指企业经营过程中的各种投入，包括企业从事生产经营活动或提供服务所需的人力、资金、物料、信息、技术等。它是制约企业经营活动的客观因素，企业资源包括有形资源和无形资源。

1. 有形资源　有形资源是指可见的、可量化的资产，包括财务资源、实物资源、人力资源和组织资源。实物资源主要包括企业的厂房、设备、原材料、产成品等，财务资源主要包括企业现金类资产和应收账款；人力资源是企业所有的管理者和员工；组织资源主要包括组织的组织架构，各个职能部门以及采购、销售网络。通过评估确定有形资源的战略价值和竞争优势。

2. 无形资源　无形资源是指那些根植于企业历史的、长期以来积累下来的、不容易辨别和量化的资产。主要包括企业的商誉、商标、专利和专有技术、版权等。企业的无形资源由于具有竞争对手难以模仿、替代和购买等特点，在企业获取核心能力和竞争优势中将发挥越来越重要的作用。

（二）企业核心能力

企业核心能力是指企业根据自身独特的资源，培育创造不同于其他企业的关键的竞争能力与优势。企业核心能力是一个复杂多元的系统，主要包括研究与开发能力、创新能力、科研成果转化能力、组织协调能力和应变能力。

任务三　医药企业战略分析方法

PPT

一、SWOT 分析法

SWOT（strengths weaknesses opportunities threats matrix）分析法，是美国著名学者安德鲁斯教授于20世纪60年代在《企业战略概念》一书中提出的一种战略环境综合分析方法，为企业正确制定竞争战略提供了坚实的理论基础和分析框架。具体来说，SWOT 分析法是一种综合考虑企业内部条件和外部环境的各种因素进行系统评价，从而选择最佳经营战略的方法。其中的 S 是指企业的优势（strengths），W 是指企业的劣势（weakness），O 是指企业外部环境的机会（opportunities），T 是指企业外部环境的威胁（threats）。SWOT 分析的步骤如下。

（一）分析环境因素

运用各种调查研究方法，分析出企业所处的各种环境因素，即外部环境因素和内部能力因素。外部环境因素包括机会因素和威胁因素，它们是外部环境对企业的发展直接有影响的有利和不利因素，属于客观因素，内部环境因素包括优势因素和劣势因素，它们是企业在其发展中自身存在的积极和消极因素，属主观因素，在调查分析这些因素时，不仅要考虑到历史与现状，而且更要考虑未来发展问题。

1. 优势分析　优势是指企业所具有的、相对于竞争对手而言的优势资源或技术。企业的优势主要体现在技术、成本、竞争能力、规模经济、管理水平、员工素质、分销能力、品牌声誉、企业文化等方面的优势。

2. 劣势分析　劣势是指使企业在行业中处于劣势地位的条件和因素。企业的劣势主要体现在关键技术、人才引进、设备资源、组织管理能力等方面的劣势。

3. 机会分析　机会是指企业经营环境中出现的对企业的发展具有利好作用的形势。主要体现在市场增长速度快、新客户开发状况良好、产品线扩展满足消费者需求、并购联盟整合企业资源、有利的政府政策等方面。

4. 威胁分析　威胁是指企业经营环境中出现的对企业业务发展、盈利能力或市场地位不利的因素。主要体现在市场增长速度慢、强大的竞争者进入、优质产品的出现、消费者需求产生偏移、买方或供应商讨价还价能力提高、不利的政府政策等方面。

（二）构造 SWOT 矩阵

将调查得出的各种因素根据轻重缓急或影响程度等排序方式，构造 SWOT 矩阵。在此过程中，将那些对公司发展有直接的、重要的、大量的、迫切的、久远的影响因素优先排列出来，而将那些间接的、次要的、少许的、不急的、短暂的影响因素排列在后面。

（三）确定企业战略，制定行动计划

在完成环境因素分析和 SWOT 矩阵的构造后，便可以制定出相应的行动计划。制定计划的基本思路是：发挥优势因素，克服弱点因素，利用机会因素，化解威胁因素；考虑过去，立足当前，着眼未来，运用系统分析的综合分析方法，将排列与考虑的各种环境因素相互匹配起来加以组合，得出一系列公司未来发展的战略。可供医药企业选择的战略主要如下。

1. 增长型战略（SO） 即依靠内部优势去抓住外部机会的战略。例如一个资源雄厚的企业（具有内部优势）发现某一国际市场尚未饱和（存在外部机会），那么它就应该采取 SO 战略去开拓这一市场。

2. 扭转型战略（WO） 即利用外部机会来弥补企业内部劣势的战略。例如当市场上对于某项业务的需求快速增长的时候（外部机会），企业自身却缺乏这一方面的资源（内部劣势），企业就应该抓紧时机采取扭转型战略，购买相关设备、技术，雇用技术人员或者直接并购一个相关企业，以抓住这个机会。

3. 多元化战略（ST） 即利用企业的优势去避免或减轻外部威胁的打击。例如一个企业的销售渠道很多（内在优势），但是由于种种限制又不允许它经营其他产品（外在威胁），那么企业就应该采取多元化经营战略，在产品的多样化以及其他优势方面创造优势。

4. 防御型战略（WT） 即减少内部弱点同时避免外部威胁的战略。例如一个资金不充裕（内在劣势），而市场对其产品的认知度又不高（外在威胁）的企业就应该采取防御型战略，稳扎稳打地强化企业管理，提高产品质量，稳定供应渠道或者以联盟、合并的方式谋求长期的生存和发展。

二、波士顿矩阵分析法

波士顿矩阵（boston consulting group matrix，BCG matrix）是由美国波士顿咨询公司发明的一种被广泛运用的业务组合分析法。这种方法主要是通过为决策者提供产品组合是否合理的咨询，分析企业产品的销售前景并针对不同产品确定发展目标，进而帮助企业确定各项业务的经营发展方向，为每项业务制定相应的发展战略。

BCG 矩阵法是企业管理者用来分析企业战略经营单位（strategic business unit，简称 SBU）的，针对分析结果提出相应的投资决策，将企业的每一个经营单位标注在二维的矩阵图上（图 3-2），通过矩阵图来评价经营单位的潜在收益情况。

在图 3-2 中，矩阵的横轴表示企业在产业中所占的相对市场份额，是企业某项业务的市场份额与这个市场中最大的竞争对手的市场份额之比。它反映了该 SBU 在其业务市场中的竞争力。BCG 矩阵以 1.0 为分界点，1.0 以下表示该企业在该产品市场上的竞争力相对较弱，在市场上处于从属地位；1.0 以上表示该企业在该产品市场上的竞争力相对较强，在市场上处于领先地位，数值越大表示其竞争力越强。

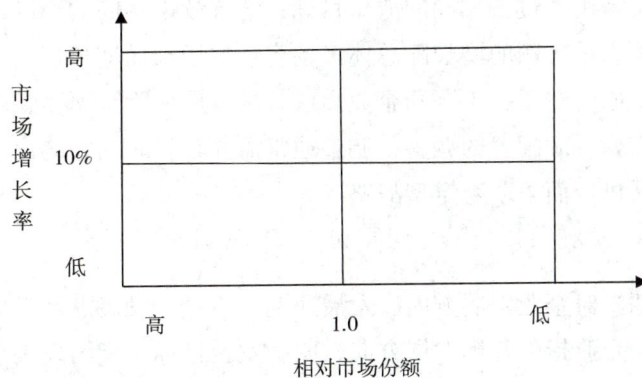

图 3 - 2　波士顿矩阵图

纵轴表示市场增长率，指该 SBU 的年度市场增长率，BCG 矩阵以 10% 为增长率高低的分界线，年增长率在 10% 以上的为高增长业务，表示该业务有一个较好的竞争环境和发展前景；相反，10% 以下的为低增长业务，说明该业务所处的市场竞争环境比较恶劣，发展前景较不好。

根据企业各个 SBU 的市场增长率和相对市场份额，BCG 矩阵将企业经营业务定位为以下四种类型：高增长高市场份额的明星业务；高增长低市场份额的问题业务；低增长高市场份额的金牛业务；低增长低市场份额的瘦狗业务。

1. 明星业务　明星业务市场增长快，并处于市场领先地位，一般是企业的名牌产品。对这类业务企业应增加投资，巩固市场占有率，争取赢得较多的收益。

2. 问题业务　问题业务市场增长速度快，企业需要投入大量资金支持其发展，但该业务市场份额较小，能够产出的资金较少。问题业务多数是新业务或投机性业务，具有一定的风险性。对能够成长为明星业务的问题业务采取增长型战略，相反则采取收缩型战略。

3. 金牛业务　金牛业务是市场处于饱和期（或成长期）的产品，它们在市场上占主导地位，给企业带来大量的现金流。对这些业务不再需要投入大量的资金，只需设法延长其盈利期，依靠足够的市场份额，为企业获取大量利润。

4. 瘦狗业务　瘦狗业务的市场份额不断下降，市场增长可能性极小。维持这类业务经营对企业来说不仅占用资金和资源，还会影响其他业务的发展，因此可以考虑撤退或淘汰。

任务四　医药企业战略的选择

医药企业的战略体系一般主要由企业总体战略、一般竞争战略和职能战略构成的，本节主要介绍医药企业总体战略和一般竞争战略的类型。

一、医药企业总体战略类型

（一）稳定型战略

稳定型战略是医药企业在战略计划期内使资源配置和经营状况基本保持在目前状态上的战略。稳定型战略不是不发展或不增长，而是稳步、缓慢地增长。一般情况下，提供单产品或服务的医药企业较多采用稳定型战略。

稳定型战略的特征：①采用和过去相同的战略目标；②继续以相同的产品或服务满足客户；③在市场占有率保持不变的情况下，销售额的增长随总体市场容量的增长而增长。

采用稳定型战略的主要原因在于：①医药企业高层管理者属风险厌恶型，不希望由现行战略的改变带来风险；②战略的改变需要资源配置的调整，调整通常需要较长时间；③由于外部环境的恶化，医药企业一时找不到合适的发展机会而采取稳定型战略。

（二）增长型战略

增长型战略是一定时期内对企业发展方向、发展速度与质量、发展点及发展能力的重大选择、规划及策略。企业战略可以帮助企业指引长远发展方向，明确发展目标，指明发展点，并确定企业需要的发展能力，战略的真正目的就是要解决企业的发展问题，实现企业快速、健康、持续发展。增长型战略包括一体化战略、多元化战略、密集型成长战略。

1. 一体化战略 一体化战略是指企业充分利用自己在产品、技术、市场上的优势，根据物资流动的方向，使企业不断向深度和广度发展的一种战略。基本形式包括纵向一体化和横向一体化。

（1）纵向一体化 纵向一体化是指医药企业向经营业务产业链的上下游发展，又可分为前向一体和后向一体化。

前向一体化战略是医药企业向产业链下游方向发展实施产销一体化的战略。企业根据市场的需要和生产技术条件，利用自身优势，把成品进行深加工的战略，目的是为获得原有成品深加工的高附加值，这通常是制造商的战略。如康美药业原来专注于中成药饮片的经营，后又沿产业链向下游扩展涉足了中成药制造领域甚至医院领域的经营。

后向一体化战略是医药企业向产业链上游方向发展实施供产一体化的战略。医药企业利用其在产品上的优势，把原来属于外购的原材料，改为自己生产的战略。在供货成本太高、供货方不可靠或不能保证供应，而企业本身有后向一体化能力时，常常采用这种战略。如天士力集团最早在中成药制造领域，后又沿产业链向上游扩展涉足了中药材种植和饮片加工等领域。

（2）横向一体化 横向一体化是通过联合或合并获得同行竞争企业的所有权或控制权，如某制药企业通过并购的方式控制其他药厂以扩大生产能力。横向一体化可以通过购买、合并、联合等途径实现。

医药企业一体化战略的好处：①后向一体化战略可以使医药企业对原材料具有更大的控制权，如果原材料行业利润较多，医药企业可以通过后向一体化将成本转化为利润；②前向一体化战略可使医药企业能够控制分销渠道，当医药企业的经销商具有很大利润时，医药企业可以通过前向一体化战略增加自己的利润；③医药企业可以通过纵向一体化或横向一体化实现垄断和规模效益，减少竞争对手。

即学即练 3-2

1. 2015 年 12 月，绿叶医疗集团收购澳大利亚最大的私立医院运营商之一 Healthe Care，成为迄今为止中国药企海外并购金额最大的一起收购（承担此次并购主体的是绿叶集团旗下的绿叶医疗集团，并非上市公司绿叶制药），该企业采用的发展战略是（　）

答案解析

A. 横向一体化　　B. 纵向一体化　　C. 前向一体化　　D. 后向一体化

2. 珠海丽珠、深圳海王、三九企业、深圳万基、深圳一致、上海复星……在人们眼中都是些制药巨头，但是它们现在几乎不约而同地在全国抢建连锁零售药店（　）

A. 横向一体化　　B. 纵向一体化　　C. 前向一体化　　D. 后向一体化

2. 多元化战略　多元化战略是指医药企业同时经营两种以上基本经济用途不同的产品或服务的一种发展战略。多元化战略又分为同心多元化战略和离心多元化战略。

（1）同心多元化战略　同心多元化也称为相关多元化，是以现有业务为基础进入相关产业的战略，一般企业新进入的产业与现有业务在技术、工艺、销售渠道、市场、管理技巧、产品等方面具有共同的或是相近的特点。当企业在产业内具有较强的竞争优势，而该产业的成长性或者吸引力逐渐下降时，比较适宜采取同心多元化战略。

同心多元化的优势在于：①将专有技能、关键技能由一种经营业务转移到另一经营业务中；②将不同经营业务的相关活动合并在一起，降低成本；③在新的经营业务中借用企业品牌的信誉；④以能够创造有价值的竞争能力的协作方式实施相关的价值链活动。

（2）离心多元化战略　离心多元化也称为不相关多元化，是医药企业增加与现有的产品或服务、技术或市场都没有直接或间接联系的大不相同的新产品或服务，企业可以通过收购、兼并其他行业的业务或者在其他行业投资，把业务领域拓展到其他行业中去，新产品、新业务与企业的现有业务、技术、市场毫无关系。

离心多元化的优势在于：①医药企业可向几个不同的市场提供产品或服务，以分散经营风险；②多个部门单位在一个医药企业内经营时，可以产生协同作用；③可对医药企业内的各个经营单位进行平衡；④医药企业向具有更优经济特征的行业转移，以改善医药企业的整体盈利能力。

3. 密集型成长战略　密集型成长战略也称为加强型成长战略，是指医药企业以快于过去的增长速度来增加现有产品或业务的销售额、利润额及市场占有率。包括市场渗透战略、市场开发战略和产品开发战略三种类型。

（1）市场渗透战略　市场渗透战略是医药企业在现有的市场上增加现有产品的市场占有率。主要有三个途径：一是尽力促使现有顾客增加购买；二是尽力争取竞争者的顾客；三是尽力争取新的顾客。

（2）市场开发战略　市场开发战略是医药企业尽力为现有的产品寻找新的市场，满足新市场对产品的需要。一是企业可以寻找新的细分市场，使现有产品进入新的细分市场，如一家以企事业单位为目标市场的电脑商，开始向家庭、个人销售电脑；二是企业可以考虑扩大其市场范围，建立新的销售渠道或采取新的营销组合，发展新的销售区域，如向其他地区或国外发展。

（3）产品开发战略　产品开发战略向现有市场提供新产品或改进的新产品，目的是满足现有市场的不同层次需求。

▶▶ 实例分析 3-3

百济神州新药获得美国上市批准

案例　2019 年 11 月，美国食品药品监督管理局（FDA）加速批准了百济神州研发的 BTK 抑制剂 Brukinsa（泽布替尼）上市，用于治疗既往接受过至少一项疗法治疗的成年套细胞淋巴瘤患者。该药是获得美国上市批准的中国本土原研抗癌药，也是首款获得 FDA "突破性疗法"身份认定、"优先审评"资格的中国本土原研新药，实现了中国抗癌新药"零的突破"。

问题　百济神州采用的发展战略是什么？

答案解析

（三）收缩型战略

收缩型战略也称为撤退型战略，是指企业因经营状况恶化而采取的缩小生产规模或取消某些业务的战略。当企业的部分产品或所有产品处于竞争劣势，甚至销售额下降、出现亏损等，一般采取的收缩或撤退战略，用以抵御外部环境压力，保存企业实力，等待有利时机。收缩型战略的目标侧重于改善企业的现金流量，一般都采用严格控制各项费用等方式渡过危机。收缩型战略分为三种类型：扭转战略、剥离战略、清算战略。

1. 扭转战略　扭转战略也称调整性收缩战略，是指企业采取缩小产销规模、削减成本费用、重组等方式来扭转销售和盈利下降趋势的战略。此种战略的好处：对企业进行"瘦身"，有利于企业整合资源，改进内部工作效率、加强独特竞争能力，是一种"以退为进"的战略。指当企业现有经营领域的市场吸引力微弱、失去发展活力而趋向衰退，企业市场占有率受到侵蚀、经营活动发生困难或发现了更好的发展领域和机会时，为了从原有领域脱身、转移阵地、另辟道路所实行的收缩。

2. 放弃战略　放弃战略也称适应性收缩战略，是指企业卖掉其下属的某个战略经营单位（如子公司或某一部门）或将企业的一个主要部门转让、出卖或停止经营。这是在企业采取选择性收缩战略和扭转战略均无效时而采取的收缩战略。放弃战略的目的是使企业摆脱那些缺乏竞争优势、失去吸引力、不盈利、占用过多资金或与企业其他活动不相适应的业务，以此来优化资源配置，是企业将精力集中于优势领域。某些情况下，企业也通过实施剥离战略，为战略性收购或投资筹集资金。

3. 清算战略　清算战略又称清理战略，通过将医药企业的资产转让、出卖或者停止全部经营业务结束医药企业的存在。清算战略往往是医药企业经营受到全面威胁、濒于破产时的选择，面对无法挽回的事业及早进行清算是明智的。

二、医药企业竞争战略

医药企业竞争战略作为指导和管理具体战略经营单位的计划和行动，要解决的核心问题是，如何通过确定顾客需求、竞争者产品及本企业产品这三者之间的关系，来奠定本企业产品在市场上的特定地位并维持这一地位。

（一）成本领先战略

成本领先战略也称为低成本战略，是指企业通过有效途径降低成本，使企业的全部成本低于竞争对手的成本，甚至是在同行业中最低的成本，从而获取竞争优势的一种战略。实施成本领先战略可以给企业带来以下好处。

1. 形成进入障碍　企业的生产经营成本低，为行业的潜在的进入者设置了进入障碍。企业实行成本领先战略，可以在本行业中筑起较高的进入壁垒，并使企业进入一种"成本－规模"的良性循环。

2. 增强讨价还价能力　企业成本低，可以应付投入费用的增长，提高自己与供应商和购买者的讨价还价能力。

3. 降低替代品的威胁　在与替代品竞争时，企业可以凭借其低成本的产品和服务吸引大量的顾客，降低或缓解替代品的威胁，使自己处于有利的竞争地位。

4. 保持领先的竞争地位　与行业内的竞争对手进行价格竞争时，由于企业的成本低，可以在其对手毫无利润的低价格的水平上保持盈利，从而扩大市场份额，保持绝对的竞争优势。

总之，企业采用成本领先战略可以使企业有效地面对行业中的五种竞争力量，以其低成本的优势，获得高于其行业平均水平的利润。

（二）差异化战略

所谓差异化战略，是指为使企业产品与竞争对手产品有明显的区别，形成与众不同的特点而采取的一种战略。这种战略的核心是取得某种对顾客有价值的独特性，企业要突出自己产品与竞争对手之间的差异性，主要有四种基本的途径：产品差异化战略、服务差异化战略、形象差异化战略、人事差异化战略。

采用差异化战略的企业可以通过采用独特技术，提供与众不同的产品或提供特色化、个性化的优质服务或采用与对手不同的营销手段，满足顾客特殊的需求，形成竞争优势的战略。企业取得差异化优势的关键在于，形成与竞争对手不同的差异，实现"人无我有，以特取胜"，为购买者提供独特的或超级价值。实施差异化战略，企业需要具有从总体上提高产品的质量、树立产品形象、保持先进技术和建立完善分销渠道的能力。为了使顾客了解本企业的"差异"或者在消费者心目中建立起"差异"的形象，企业还要在营销上组织耗资巨大的广告宣传和产品推销活动等。医药企业实施差异化战略，可以很好地防御行业中的五种竞争力量。具体来讲，主要表现在以下几方面。

1. 形成进入障碍　由于产品或服务具有特色，顾客对企业具有很高的忠诚度，从而使该产品和服务具有强有力的进入障碍。运用产品差异战略，企业可以在竞争中形成行业隔离地带，避免遭受到竞争的侵害。潜在的进入者要与企业竞争，则需要克服这种独特性。

2. 降低顾客价格敏感程度　产品和服务的差异化，可以使顾客对企业产生品牌忠诚，并降低对价格的敏感性，从而削弱顾客的讨价还价能力。

3. 增强讨价还价能力　产品差异化战略可以为企业产生较高的边际收益，降低企业的总成本，增强企业对供应商讨价还价的能力。产品或服务的差异化程度越大，顾客越愿意为这种差异化支付较高的费用，企业获得差异化的优势也就越大。

4. 防止替代品威胁　产品与服务特色可以让企业赢得顾客的信任，企业在与替代品的较量中，比同类企业处于更有利的地位。

即学即练 3-3

答案解析

某药品零售企业积极实施创新发展驱动战略，积极开展药店＋中医坐堂诊所、慢病管理中心、药妆专区等新型零售经营方式，为消费者提供一站式和个性化的健康服务，该企业采用的竞争战略是（　　）

A. 低成本战略　　B. 多元化战略　　C. 集中化战略　　D. 差异化战略

（三）集中化战略

集中化战略也称为聚焦战略，是指企业或事业部的经营活动集中于某一特定的购买者集团、产品线的某一部分或某一地域市场上的一种战略。这种战略的核心是瞄准某个特定的用户群体，某种细分的产品线或某个细分市场。集中化战略可以分为产品线集中化战略、顾客集中化战略、地区集中化战略、低占有率集中化战略。

与成本领先战略、差异化战略不同，集中化战略不是面向全行业，在整个行业的范围内进行活动。集中化战略是围绕特定的地区市场，或为特定的行业市场，或为特定的用户群，提供比竞争对手更为特殊的产品或更加有效的服务。

一般来讲，采用集中化战略的企业，基本上是特殊的差异化企业或特殊的成本领先企业，这类企业的规模较小，采用集中化战略时需要在产品获利能力和销售量之间进行权衡和取舍，在产品差异化与成本之间进行权衡，往往不能同时进行差异化和成本领先的方法。一旦选定了目标市场，企业便可以通过产品差异化或成本领先，形成集中化战略，使竞争对手很难在目标市场上与之抗衡。实施集中化战略的优势与前两个战略一样，集中化战略也可以防御行业中各种竞争力量，使企业获得超过行业平均水平的收益。主要表现在以下几点。

（1）集中使用整个企业的力量和资源，更好地服务于某一特定的目标。

（2）目标集中于特定的部分市场，企业可以更好地分析、研究与产品有关的技术、市场、顾客以及竞争对手等各方面的情况，做到"知彼"。

（3）战略目标集中明确，经济成本易于评价，战略管理过程也易于控制，从而带来管理上的简便。

📖 知识链接

我国医药生产企业的竞争状况

目前我国现有药品生产企业4800多家，其中75%为年销售额不足5000万元的小企业。企业数量多且多数为规模小的企业。我国医药企业的产品存在过度仿制、重复生产、同质化严重、大打价格战的竞争态势。呈现出创新水平不足、新药研发投入不足、承担风险能力弱等特点。随着新版GMP、仿制药一致性评价和招标采购制度等一系列政策的出台，医药生产企业面临的竞争愈加激烈。在这样的竞争态势下，医药企业必须通过转型升级、并购联盟、提高自主创新能力等战略才能取得竞争优势。

✍ 实践实训

实训二　针对学生的就业环境和职业方向进行 SWOT 分析

【实训目的】

1. 学会使用 SWOT 分析法分析和解决问题。
2. 能够通过 SWOT 分析法的分析结果选择正确的发展战略。
3. 通过就业环境和职业方向的分析，准确定位，确定正确科学的学习目标。

【实训要求】

1. 深入了解国家宏观医药环境和就业形势，分析本专业学生的就业机会和威胁。
2. 全面分析本人所具有的就业优势和就业劣势。
3. 根据以上分析结果，提出自己未来发展的战略，确定可行性的职业发展路径。

【实训内容】

1. 分组：将班级学生按照 5~6 人一组的方式分组。
2. 确定实训主题及内容：针对本专业的就业环境进行 SWOT 分析，包括就业机会、威胁、优势和劣势，并根据分析结果确定未来发展战略及学习目标。
3. 分组讨论：根据实训内容，进行分组讨论，完成实训报告。

4. 进行实训报告汇报：每小组选择 1 名同学作为发言代表进行实训报告汇报。

5. 实训评议：教师根据学生汇报情况，进行评分并点评。

【实训评价】

　　教师明确实训目的和要求，适时指导实训，学生分组组织，按步骤开展实训，形成调查报告；实训结束后，进行实训交流，师生共同评价工作成果。小组评分标准具体见表 3 - 1。

表 3 - 1　小组评分标准

备注	项目分值	小组得分
SWOT 分析四项内容分析完整、准确	40 分	
提出的未来发展战略和职业发展具有可行性	40 分	
实训汇报逻辑性强，条理清晰	20 分	
合计	100 分	

目标检测

答案解析

一、单项选择题

1. 企业经营环境中出现的对企业业务发展、盈利能力或市场地位不利的因素是 （　　）

　　A. 劣势　　　　　　　　B. 威胁　　　　　　　　C. 机会　　　　　　　　D. 竞争

2. 以下不属于经济环境范畴的是 （　　）

　　A. 收入水平　　　　　　B. 货币政策　　　　　　C. 消费支出分配　　　　D. 经济结构

3. 以下属于医药企业无形资源的是 （　　）

　　A. 财务资源　　　　　　B. 人力资源　　　　　　C. 品牌知名度　　　　　D. 设备资源

4. 在波士顿矩阵中，市场增长率较高，相对市场份额较小的业务是 （　　）

　　A. 明星业务　　　　　　B. 金牛业务　　　　　　C. 瘦狗业务　　　　　　D. 问题业务

5. 以下不属于影响替代品威胁大小的因素是 （　　）

　　A. 替代品的价格　　　　　　　　　　　　　B. 消费者的转换成本

　　C. 顾客的转换欲望　　　　　　　　　　　　D. 企业的反击力度

6. 下列不属于购买者讨价还价能力的大小影响因素的是 （　　）

　　A. 购买者的集中度　　　　　　　　　　　　B. 购买者的转换成本

　　C. 购买者前向一体化的可能性　　　　　　　D. 购买者后向一体化的可能性

7. SWOT 分析法中，利用外部机会来改进内部劣势的战略被称为 （　　）

　　A. SO 战略　　　　　　B. WO 战略　　　　　　C. ST 战略　　　　　　D. WT 战略

二、多项选择题

1. 企业战略的构成要素包括哪些 （　　）

　　A. 企业宗旨和目标　　　B. 经营范围　　　　　　C. 竞争优势

　　D. 资源配置　　　　　　E. 协同作用

2. 中大型医药企业的战略可以划分为哪几个层次 （　　）

    A. 企业总体战略　　　　B. 企业经营战略　　　　C. 企业竞争战略

    D. 企业职能战略　　　　E. 企业规划战略

3. 医药企业战略的特征包括哪些（　　）

    A. 全局性　　　　　　　B. 系统性　　　　　　　C. 长远性

    D. 永久稳定性　　　　　E. 竞合性

4. 以下属于医药企业宏观环境因素的是（　　）

    A. 政治法律环境　　　　B. 经济环境　　　　　　C. 社会文化环境

    D. 企业资源　　　　　　E. 技术环境

5. 下列属于密集成长战略类型的是（　　）

    A. 市场渗透战略　　　　B. 市场开发战略　　　　C. 一体化战略　　　　D. 产品开发战略

6. 以下属于影响供应商讨价还价能力大小的因素有（　　）

    A. 供应商的集中度　　　　　　　　　　　B. 供应商产品的可替代程度

    C. 供应商产品的标准化程度　　　　　　　D. 供应商产品对企业的重要性

    E. 供应商前向一体化的可能性

三、简答题

1. 简述 SWOT 分析法的分析步骤。

2. 简析供应商讨价还价能力的大小取决于哪些因素？

3. 简述波特五力模型主要有哪五力？

4. 简述医药企业竞争战略包括哪些？

四、案例分析题

云南白药集团的发展战略

    云南白药集团股份有限公司前身为成立于 1971 年 6 月的云南白药厂。1993 年 5 月 3 日经云南省经济体制改革委员会云体（1993）48 号文批准，云南白药厂进行现代企业制度改革，成立云南白药实业股份有限公司，在云南省工商行政管理局注册登记。

    经过 30 多年的发展，截至 2019 年，公司已从一个资产不足 300 万元的生产企业成长为一个总资产 500 亿多元，总销售收入 290 多亿元，经营涉及化学原料药、化学药制剂、中成药、中药材、生物制品、保健食品、化妆品及饮料的研制、生产及销售；医疗器械（二类、医用敷料类、一次性使用医疗卫生用品）、日化用品等领域的云南省实力最强、品牌最优的大型医药企业集团。

    2011 年，被确定为云南白药的战略转型元年，"新白药 大健康"成为新战略。2005 年的"稳中央突两翼"是以产品为基础的战略，而"新白药 大健康"则以产业为基础，希望在医疗卫生、营养保健、健身休闲、健康管理等多个大健康领域有所建树。这一年，集团内部资源整合阶段性完成，初步形成药品、健康、原生药材及商业物流四大业务主体格局。健康产品事业部成为完整的独立事业部，集研发、生产、销售于一体。在其 43.8 亿元的自制产品营收中，药品事业部（含透皮部）营业收入 31 亿元，净利润 7.3 亿元；健康事业部营收 12 亿元，净利润 2.2 亿元。其中 10 个品种销售过亿，牙膏年销售收入超过 10 亿。除了牙膏，集团此后还推出了千草堂系列、养元青洗发护发系列、采之汲面膜系列等大健康产品，健康事业部的营收增幅，也大幅超过药品等传统产品。

    云南白药牙膏是中国实力比较强悍的品牌，而它的品牌影响力也是得益于精准的品牌战略定位，云南白药牙膏主力消费人群定位在患有牙龈出血症状的高端收入人群。这个主力消费人群与白药牙膏的高端价格相匹配，成为与高端人群相对应的品牌，能有力狙击中低价格对手的跟随。问题：

1. 云南白药采用的发展战略主要有哪些?
2. 云南白药牙膏业务应该采取的竞争战略是什么？为什么？

书网融合……

知识回顾　　　　习题

项目四　医药企业人力资源管理

学习引导

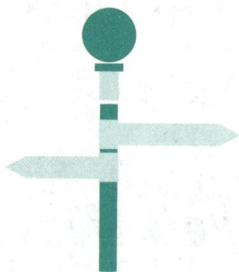

　　二十大报告指出，培养造就大批德才兼备的高素质人才，是国家和民族长远发展大计。对医药企业而言，企业的人才素质和人力资源管理水平很大程度上决定了企业的竞争力。良好的人力资源管理能使企业有效运用人员能力和技术专才、有助于激发员工的士气和潜能、有助于协助企业完成发展规划，最终使得企业获得较强的竞争优势。

　　本项目的主要内容有人力资源管理的相关概念、人力资源管理的主要业务等。

学习目标

　　1. **掌握**　人力资源开发的各种方式；人力资源规划的程序。

　　2. **熟悉**　人力资源管理的业务；人力资源培训的目的与意义；医药企业常见的人力资源培训方法；常见的绩效考评的方法；人力资源培训与开发的区别。

　　3. **了解**　人力资源管理的相关的概念；人力资源管理的历史沿革；绩效考评功能。

任务一　人力资源管理概述

PPT

一、人力资源管理的相关概念

（一）人力资源

　　管理学大师彼得·德鲁克（Peter Drucker）在 1954 年出版的《管理的实践》一书中，首次在管理学领域提出了"人力资源"这一概念。他指出："人力资源是所有可利用资源中最有生产力、最有用处、最为多产的资源。"与其他资源相比，人力资源拥有独特的"协调能力、融合能力、判断能力和想象能力"，管理者必须清楚，这一"特殊资产"只能为人力资源所有者自己所拥有和使用。德鲁克虽然提出了人力资源这一概念，并指出其重要性，但却没能对人力资源这一概念进行详细的界定。

　　对人力资源概念的界定，各国学者的界定内容不尽一致。我们认为，人力资源有宏观和微观之分，宏观的人力资源是指能够推动整个经济和社会发展、具有劳动能力的人口总和。具有劳动能力的人，不是泛指一切具有一定的脑力和体力的人，而是指能独立参加社会劳动、推动整个经济和社会发展的人。微观的人力资源则是指特定社会组织所拥有的能推动其持续发展、达成其组织目标成员的劳动能力总和。人力资源包括数量和质量两个方面。通常情况下，人力资源数量是指具有劳动能力的人口数量；人力资源质量是指劳动力人口具有的体质、智质、心理素质、品德、知识水平、能力素养和情商等。一定数量的人力资源是社会经济发展的先决条件，但经济发展更离不开劳动力人口整体素质的提高。人力资源在此仅局限于在微观的层面讨论。

为了更准确地把握人力资源的概念，有必要了解与其相关的几个概念，它们分别是人力资本、人口资源和人才资源。人力资本比较普遍的认识是指通过投资所形成的、给予在劳动者身上，并能为其使用者带来持久性收入来源的劳动能力。人口资源是某一国家或地区所拥有的人口总数，它是一个数量概念，是人力资源的基础；而人才资源则是指一个国家或地区具有较高科学知识、较强劳动技能，在价值创造过程中起到关键和重要作用的人，人才资源着重强调人力资源的质量。由上可见，以上三个概念与人力资源既有区别又有联系。

（二）医药企业人力资源管理

医药企业人力资源管理，是指医药企业的人力资源部门，根据企业的总体战略要求，结合企业与个人需要，对企业人力资源进行有计划的合理配置，通过对员工进行招聘、培训、使用、考核、激励、调整等一系列管理程序的有效运用，调动员工积极性，以满足企业当前及未来发展需要，保证企业目标实现与组织成员发展合理化。

学术界一般把人力资源管理分成七大模块，它们分别是人力资源规划、招聘与配置、培训、人力资源开发、绩效管理、薪酬福利管理、员工关系管理。

二、人力资源管理的历史沿革

人力资源管理是一门新兴的学科，问世于 20 世纪 70 年代末。人力资源管理的历史虽然不长，但其管理思想却源远流长。人力资源管理大致经历了以下几个阶段。

（一）劳动管理阶段

在传统管理阶段，工人被管理者当成只会干活的劳动力去使用，仅仅被当成是生产力要素的一个部分，此时对劳动力的管理就是劳动管理。"劳动力市场"这个字眼就是此时的真实写照。在这个阶段，劳动者的地位十分低下，管理者对劳动者的管理实质上只起到监督的作用。

（二）人事管理阶段

在科学管理阶段，随着管理者对工人工作能力和工作绩效不断深入研究，他们发现，单靠简单、粗暴的监督来管理工人是远远不够的，他们是有思想、有感情、有潜能的人，特别是通过梅奥的霍桑试验，管理学家们发现工人不仅仅是经济人，还是社会人，因此应在物质和精神两个层面上对员工加以引导和管理，这样他们才会努力工作，才能为企业创造利润。这个阶段就是人事管理阶段，此时，劳动者的地位有了很大程度的提高，在资本家的企业里出现了工会等一些劳动者团体，企业的员工可以通过工会和资本家进行谈判，劳动者的社会保障体系也逐步建立起来。

（三）人力资源管理阶段

到了人事管理的后期，管理者发现，劳动力和其他资源一样，也有走向枯竭的一天，一个劳动者能够给企业创造价值的时间就十几年或几十年，如何在这段时间内，充分调动其积极性、挖掘其工作潜能，使其最大限度地为企业创造财富，这样一来，管理学家就提出了人力资源这一概念，把劳动力当成一种资源来看待，由此人力资源管理也就随之产生了。在这个阶段管理者对劳动者十分重视，通过考核、激励等各种方式最大限度地调动劳动者的积极性，劳动者的地位得到很大程度的提高，同时企业也通过组织各种类型的培训来提高劳动者的工作技能，使其为企业创造更大的价值。

三、人力资源管理在我国的发展

新中国成立后，我国人力资源管理经历了从人事管理到战略管理的转变过程。人力资源的发展大致可分为三个阶段，即劳动人事管理阶段、人力资源管理阶段和人力资源战略管理阶段。

（一）劳动人事管理阶段

劳动人事管理，又称人事档案管理，是我国计划经济体制的产物。在这个阶段，人只被看作是劳动力，人员的流动受到政策的严格限制，采用单纯的"档案式"管理方法。此时的劳动人事部门是一个纯粹的事务性管理部门，主要负责员工人事档案管理，根据政策进行招工录用、职称评定、发放工资和制定劳动纪律等，此时技术含量低。企业用人采用年功制，职务晋升凭资历，工资分配平均制，这种管理方法不利于调动员工的工作积极性和主动性。

（二）人力资源管理阶段

人力资源管理阶段，是随着市场经济的发展而发展的。在这个阶段，人才择业开始双向选择，原有的限制被打破，人才流动速度加快，人才的重要性越来越为企业所重视。此时的人力资源管理是以"工作"为中心，比较注重工作结果，企业的员工被看成是一种资源，工作中心逐步地转移到员工的绩效管理上来，企业逐步完善了现代化的薪酬体制，通过岗位分析和人才盘点，更加合理配置企业人力资源，通过加大培训力度，提高员工的工作技能和知识素养，通过优化薪酬分配方案，调动员工积极性。

实例分析 4-1

××医药的人力资源管理

案例　党的十二大报告指出，必须坚持科技是第一生产力、人才是第一资源、创新是第一动力，深入实施科教兴国战略、人才强国战略、创新驱动发展战略，开辟发展新领域新赛道，不断塑造发展新动能新优势。

××医药作为一家从事创新和高品质药品研制及推广的国际化制药企业，聚焦抗肿瘤、手术用药、自身免疫疾病、代谢性疾病、心血管疾病等领域进行新药研发，2022年再次蝉联中国医药研发产品线最佳工业企业榜首。截至2022年底，公司累计申请发明专利2064项，PCT专利583项，拥有国内有效授权发明专利507项，欧美日等国外授权专利618项。公司强大的科技创新实力得益于其先进的人力资源管理体系，公司建立了多元化的职业发展通道，通过全面推进创新、国际化人才布局及人才发展策略，不断加强内部人才的培养和发展，为员工提供管理和技术等多元化的职业发展路径；此外，公司还建有专业化人才培养项目，持续完善人才梯队建设，通过训战结合的人才培养项目，赋能人才、提升组织活力，助力企业与员工持续发展。

答案解析

问题　××医药的人力资源管理更重视哪些方面？

（三）人力资源战略管理阶段

随着市场经济的发展，企业间竞争加剧，人才的争夺战也愈打愈烈，人才的竞争成为企业竞争的核心。此时人力资源部门的工作也成为企业整合战略管理的一个重要组成部分，人员的配备和企业的战略有机地结合起来，使得整个企业的战略管理能力得到提升。

任务二　医药企业人力资源管理的主要业务

PPT

一、医药企业人力资源规划

（一）人力资源规划的含义

人力资源规划（human resource planning，简称HRP）是医药企业人力资源管理的一项系统战略工程，它以企业发展战略为指导，结合企业内外部条件，持续和系统地分析企业在不断变化条件下对人力资源的需求，开发制定出与企业长期效益相适应的人事政策的过程。

从狭义角度分析，人力资源规划是指企业根据发展战略，使人力资源的供给和需求平衡的活动过程；从广义角度分析，人力资源规划是企业所有各类人力资源规划的总称，包括战略发展规划、组织人事规划、制度建设规划、员工开发规划等。本书主要研究狭义人力资源规划。

（二）人力资源规划的分类

1. 按时间跨度划分，可分为短期、中期和长期规划。

短期规划指一年及以内的规划；长期规划指五年以上的规划；中期规划指介于上述两者之间的规划。规划期的长度主要和企业面临的环境因素的不确定性程度有关。不确定因素多，则往往只能进行短期规划，如果环境稳定，则可进行较长期的规划。

2. 按规划性质划分，可分为战略规划、战术规划。

人力资源的战略计划主要是根据企业内部的经营方向和经营目标以及企业外部的社会和法律环境对人力资源的影响来制定出一套几年计划，一般为五年以上。战术计划则是根据企业未来面临的外部人力资源供给的预测以及企业的发展对人力资源的需求量的预测而制定的人力资源管理的具体方案，包括招聘、辞退、晋升、培训、工资福利政策和组织变革等。

（三）医药企业人力资源规划的目的

1. **规划人力发展**　人力发展包括人力预测、人力增补及人员培训，这三者紧密联系，不可分割。人力资源规划一方面对目前人力现状予以分析，以了解人事动态；另一方面，对未来人力需求做一些预测，以便对企业人力的增减进行通盘考虑，再据以制定人员增补和培训计划。所以，人力资源规划是人力发展的基础。

2. **促进人力资源合理运用**　只有少数企业其人力的配置完全符合理想的状况。在相当多的企业中，其中一些人的工作负荷过重，而另一些人则工作过于轻松；也许有一些人的能力有限，而另一些人则感到能力有余，未能充分利用。人力资源规划可改善人力分配的不平衡状况，进而谋求其分配合理化，以使人力资源更好地配合组织发展需要。

3. **配合组织发展的需要**　任何组织的特性，都是不断的追求生存和发展，而生存和发展的主要因素是人力资源的获得与运用，也就是如何适时、适量及适质的使组织获得所需的各类人力资源。由于现代科学技术日新月异，社会环境变化多端，如何针对这些多变的因素，配合组织发展目标，对人力资源恰当规划甚为重要。

4. 降低用人成本　影响企业结构用人数目的因素很多，如业务、技术革新、机器设备、组织工作制度、工作人员的能力等。人力资源规划可对现有的人力结构进行分析，并找出影响人力资源有效运用的瓶颈，使人力资源效能充分发挥，降低人力资源在成本中所占的比率。

（四）医药企业人力资源规划的主要内容

1. 人员规划　人员规划是对企业人员需求总量、人员结构及内外流动的整体规划，包括人力资源现状分析、企业定员、人员需求、人员供给状况及内部调配计划等几大方面。组织内的人员在未来职位的分配，是通过有计划的人员内部流动来实现的。这种内部的流动计划就是调配规划。

2. 晋升规划　晋升规划是企业留住人才的最佳表达方式。对企业来说，有计划地提升有能力的人员，以满足各岗位职责对从业者的要求，是企业人力资源管理的一个重要职能；从员工角度来看，有计划地提升，会满足员工不同层次的需求。一般情况下，晋升规划有一定的指标限制。

3. 补充规划　为了填补企业中、长期人力需求可能产生的职位空缺，人力资源部门需拟定合理的补充规划，使其与晋升规划密切相连。补充规划是人力资源规划政策的具体表现。

4. 培训开发规划　培训开发规划的目的是为企业培养和开发合格的、胜任工作岗位或准备晋升其他工作岗位的员工。这种规划必须与晋升规划、补充规划联系在一起，这样才能充分发挥其效能。

5. 费用规划　为了保证企业未来的人工成本和人力资源管理费用不超过合理的支付限度，人力资源管理部门必须制定合理的费用规划。未来的费用成本主要取决于企业内部员工的分布状况以及人力资源的管理水平。

6. 制度规划　制度规划包括人力资源管理制度体系建设程序、制度文化管理等内容，它是人力资源总规划目标得以实现的重要保证。

（五）医药企业人力资源规划应注意的问题

1. 充分考虑内部、外部环境的变化　人力资源规划只有充分地考虑了内、外环境的变化，才能适应需要，真正做到为企业发展目标服务。内部变化主要指销售的变化、开发的变化、企业发展战略的变化和公司员工的流动变化等；外部变化指社会消费市场的变化、政府有关人力资源政策的变化、人才市场的变化等。为了更好地适应这些变化，医药企业在人力资源规划中应该对可能出现的情况做出风险预测，最好能有面对风险的应对策略。

2. 有效保证人力资源供给　企业的人力资源保障问题是人力资源规划中应解决的核心问题。它包括人员的流入预测、流出预测、人员的内部流动预测、社会人力资源供给状况分析、人员流动的损益分析等。只有有效地保证了对企业的人力资源供给，才有可能进行更深层次的人力资源管理与开发。

人力资源规划不仅是面向企业的规划，也是面向员工的规划。企业的发展和员工的发展是互相依托、互相促进的关系。如果只考虑企业的发展需要，而忽视了员工的发展需求，则企业发展目标的达成就会受挫。良好的人力资源规划，一定能满足企业和员工长期利益需求，一定是企业和员工寻求共同发展的规划。

二、医药企业人力资源选聘

医药企业人力资源选聘指的是医药企业通过招聘、选拔、安置和提升来配备所需的管理者和人员。

（一）管理者选聘的途径

管理者选聘有两大途径。

1. 外部招聘　外部招聘是根据一定的标准和程序，从组织外部的众多候选人中选拔符合空缺岗位工作要求的管理人员。通常企业外部招聘可以通过外部人才招聘会、网络招聘、校园招聘、报纸招聘、电台招聘、猎聘等途径。外部招聘的优点是：①被聘人员具有外来优势，能够给组织带来新鲜空气；②有利于缓和内部竞争者之间的紧张关系；③能够给组织带来新的管理方法和经验。外部招聘的缺点是：①外聘者不熟悉组织内部情况，往往需要一段时间的适应才能有效开展工作；②外聘会挫伤内部成员的积极性；③可能产生聘用失误的问题。

2. 内部提升　内部提升是指根据工作需要，从组织内部成员中选拔优秀的人员担任更为重要的管理职务。内部提升的优点是：①有利于鼓舞内部成员的士气；②有利于吸引外部人才；③有利于保证内部工作的正确性，避免误选；④有利于被聘者迅速开展工作。内部提升的缺点是：①引起同事的不满；②可能造成"近亲繁殖"，不利于管理的创新。

即学即练 4 - 1

下列属于外部招聘特点的有（　　）

答案解析

A. 外聘人员能够组织带来新鲜空气　　B. 有利于缓和内部竞争者的紧张关系

C. 有利于迅速开展工作　　D. 需要一段时间才能有效开展工作

（二）员工招聘步骤

员工招聘的具体步骤如下。

1. 各部门因工作需要增加人员，应先填写《人员需求申请表》　《人员需求申请表》应明确招聘人数、人员要求、详细职位描述以及创造的价值（可量化）等内容，经总经理批准后，由行政人事部办理招聘事宜。

2. 本公司征招员工　采用公开招聘、内外部推荐等形式择优录用。

3. 行政人事部初步甄选　行政人事部门收到外部人员递交的简历后应先过滤一次，将不符合招聘要求的人员简历归档放入公司人才库中，将符合要求的人员进行区别后交予相关部门主管，由各部门主管再次过滤，决定是否笔试。

4. 笔试　根据初筛结果，对需进行笔试的应聘人员，按笔试约定流程由行政人事部通知应聘人员参加考试。

5. 面试　由用人部门主管主持，参与面试及考核应聘人员时原则上不低于两人，场地应安排在封闭会议室进行，并详细记录该人员的面试成绩是否符合公司要求等面试结果，交由行政人事部门留档备案，供日后查阅。行政人事部门需要对所有参与过面试的人员资料进行归档整理；并在面试结束5个工作日内对参与了应聘面试人员进行电话回复。

6. 行政人事部通知应聘合格者报到试用

三、医药企业人力资源培训

当今是全球经济一体化的时代，是高新技术不断更新换代的时代，是竞争日益激烈的时代。身处其中的企业要想跟上时代发展的步伐，要想在激烈的竞争中脱颖而出，就必须不断地更新管理理念，运用现代管理方法，更加注重人力资源的作用，不断开发人力资源的潜力，充分发挥人力资源的优势。因此，很多企业逐渐重视并努力开展员工的培训工作。

（一）医药企业人力资源培训的含义

医药企业人力资源培训是指医药企业为开展业务及培育人才的需要，采取各种方式对员工进行有目的、有计划的培养和训练的管理活动，其目标是使员工不断地更新知识，开拓技能，改进员工的动机、态度和行为，使员工更好地胜任现职工作或担负更高级别的职务，从而促进企业效率的提高和企业目标的实现。

（二）医药企业人力资源培训的目的与意义

1. 增强医药企业员工的竞争能力　高素质的员工队伍是医药企业最重要的竞争要素，现代医药企业竞争的决定因素是核心竞争力，而核心竞争力的形成源于学习力的提高，而员工培训是创造人力资本的主要途径。因此，这就要求企业建立一种新的适合未来发展与竞争的培训机制，以提高医药企业员工的整体素质。

2. 提高医药企业员工的职业能力　医药企业员工培训的直接目的就是发展员工的职业能力，使其更好地胜任现有的日常工作以及未来的工作任务。只有加强员工培训、增加员工广博的知识、学会知识共享、创造性地运用知识来调整医药产品的能力，才能让员工把现代科学技术转化到工作的实践中去，通过业务素质的提高来满足群众日益增长的医药服务需要。同时，培训使员工的工作能力提高，为其取得好的工作绩效提供了可能，也为员工提供更多晋升和获得较高收入的机会。

3. 提高医药企业的工作质量　工作质量包括医药产品质量和医药服务质量等。毫无疑问，培训员工实质上就是让员工掌握先进的生产技术、销售技术和服务方法，并把这些技术和方法很好地应用于实际工作中区。培训能改进员工的工作表现，降低成本，使其素质提高、职业能力增强，将直接提高和改善医药企业的工作质量。因此，只有通过不断的培训，才能保证医药企业员工队伍拥有适应医药企业发展的基本素质，从而保证医药企业工作质量的提高。

4. 满足医药企业员工实现自我价值的需要　在现代医药企业中，员工的工作目的更重要的是为了满足马斯洛提出的多层次需要，尤其是实现自我价值的最高欲望。从员工来看，培训可以使员工感觉到组织对自己的认同，从而增加员工安全感与归属感；同时，培训不断教给员工新的知识与技能，使其能适应或接受具有挑战性的工作与任务，实现自我成长和自我价值。因此，合理培训员工，才能使其与组织工作、团队和环境完全匹配，保证其知识、技能、观念的先进性和超前性，以实现企业超强的竞争力、使员工取得良好的工作绩效和职业能力，同时满足其实现自我价值的需要。

（三）人力资源培训的分类

1. 按培训内容划分

（1）知识培训　知识培训也是认知能力的培训，要求员工学习各种与现有工作相关的知识并运用知识促进工作改善。主要内容有对员工工作行为与活动效率起基础作用的基础知识；与员工本职工作密切相关的理论、技术和实践的前沿性专业知识。依据培训对象的不同，知识内容还应结合岗位目标来进行。

（2）技能培训　技能培训是对员工使用工具（如科学仪器）、按要求做好现职工作、解决实际问题的技巧与能力的培训与开发，同时员工还要学习创新思维、分析问题与解决问题的方法、改进工作并发明新医药产品、新服务项目等；另一方面，技能培训还包括员工自我发展的技能，如获取信息的技能、灵活应变的技能、人际交往的技能等。

（3）态度和观念培训　企业对员工进行态度和观念的培训，会影响其对特定对象做出一定的行为选择。如要热情、周到地对待客户咨询与投诉，并在24小时内回复来电或来函，售后服务部门员工必须接受相关的业务培训。

2. 按培训形式划分

（1）职前培训　职前培训是指新聘员工熟悉和适应工作环境的过程。它的目的是使新聘人员进入工作岗位之前了解企业现状、熟悉企业文化、掌握必要的工作技能和业务知识。培训的途径有两条：一是专门教育，将本单位的基本情况、工作性质和要求及内部规章制度做系统的介绍，使新聘者对企业情况有全面了解；二是工作实践，通过示范教育和实习操作，让他们从事实际工作，直接接受有经验人员的指导，学会解决工作中的有关技术问题。

（2）继续教育　继续教育是指根据对职业技能和产业结构变化引起的就业趋势进行预测，有计划地制定培训项目，改进劳动者的知识、技能、文化观念和工作行为，使其适应社会发展需要。

（3）职业教育　职业教育应使劳动者了解本职工作的特点和意义，培养其职业自豪感和职业道德意识，强化其做好本职工作的思想。职业教育贯穿于职业培训、日常教育和继续教育的过程当中。

3. 按培训的目的划分

（1）应急性培训　应急性培训是组织急需什么知识、技能就培训什么内容。例如，企业计划新购进一台高精度的仪器，而目前又没有员工能够操作，此时就需要进行针对此仪器的应急性培训。

（2）发展性培训　发展性培训是从组织长远的发展需要出发而进行的培训。

▶▶ 实例分析 4 -2

宝洁公司的全方位和全过程的培训

案例　1. 入职培训　新员工加入公司后，会接受短期的入职培训。其目的是让新员工了解公司的宗旨、企业文化、政策及公司各部门的职能和运作方式。

2. 技能和商业知识培训　公司内部有许多关于管理技能和商业知识的培训课程，如提高管理水平和沟通技巧、领导技能的培训等，这些课程结合员工个人发展的需要，帮助员工成为合格的人才。公司独创了"宝洁学院"，通过公司高层经理讲授课程，确保公司在全球范围的管理人员参加学习，并了解他们所需要的管理策略和技术。

3. 语言培训　英语是保洁公司的工作语言。公司在员工的不同发展阶段，根据员工的实际情况及工作需要，聘请国际知名的英语培训机构设计并教授英语课程。新员工还会参加集中的短期英语岗前培训。

4. 专业技术在职培训　从新员工进入公司开始，公司便派一名经验丰富的经理悉心对其日常工作加以指导和培训。公司为每一位新员工制定个人培训和工作发展计划，由其上级经理定期与员工回顾，这一做法将在职培训与日常工作实践结合在一起，最终使新员工成为本部门和本领域的专家能手。

5. 海外培训及委任　公司根据工作需要，选派各部门工作表现优秀的年轻管理人员到美国、英国、日本、新加坡、菲律宾等地的宝洁分支机构进行培训和工作，使他们具有在不同国家和地区工作的经验，从而得到更全面的发展。

答案解析

问题　保洁公司的专业技术在职培训属于哪种培训？

（四）医药企业常见的培训方法

1. 讲座法　该方法指的是培训者用语言表达他想传授给受训者的内容，是一种单向的学习沟通。讲座是医药企业培训最常见的方法之一。讲座成本低，最节省时间，按一定组织形式进行，可以有效传递大量信息。除了作为能够传递大量信息的主要沟通外，讲座法还可以作为其他培训方法的辅助手段。但是讲座法缺少受训者的参与、反馈及与工作实际环境密切联系，讲座强调的是信息的聆听，很难迅速有效把握学习者的理解程度，为了克服这些问题，讲座法常常与其他培训方法有机地结合起来使用。

2. 视听培训法　视听培训是利用幻灯、电影、录像、录音、电脑等视听材料进行培训。这些视听材料可以调动人的视觉和听觉，促进学习效果。视听材料可以到市场上购买，也可以自己制作。由于视听培训调动了人的多重感观，易引起受训人的兴趣，印象深刻。视听材料最大的一个优点，是可以跳过某个片段或是重复某个片段，培训者可以方便地根据培训需求进行选择。对于不重要的内容可以跳过，对于重要的内容不但可以重放，还可对某一细节暂停或放大等，以便于进一步详细了解。作为永久保存的资料，可以重复使用，大大简化了培训工作。

3. 在职培训法　在职培训法是指新员工或没有经验的员工通过观察并效仿同事及管理人员执行工作时的行为而进行的学习，与其他方法相比，它在材料、培训人员工资或指导方案上投入的时间与资金相对较少，但不足之处在于管理者与一般员工完成一项任务的过程并不一样，他们传授了技术，同时也有可能传授不良习惯。

4. 自学指导培训　自学指导培训是指由员工全权负责的自我学习过程，员工按预定的培训内容，不需任何指导，只需按自己的进度学习的一种培训方法。自学指导学习可以使员工较灵活地安排学习时间，不受培训时空的限制，但自学指导培训也存在着不足，即它要求员工有学习的动力和自觉性，培训开发成本较高。

5. 案例讨论培训　案例讨论培训是一种比较直观有效的培训，常见的形式有医药企业成功案例讨论和失败案例讨论培训。案例讨论法培训可以借助角色扮演法去进行。通过这种讨论，可以提高员工的单位时间内的工作业绩和工作效率，避免员工在相应的岗位上出现类似的错误。这是一种实践性很强的学习过程。

6. 网络培训　网络培训是指由网络传递，并由浏览器进行演示的培训方式。网络培训可以为虚拟现实、动感画面、人际互动、实时视听提供支持，它的优势在于培训不受时空的限制，节约成本，能提高培训管理的效率，能实现自我导向和自定进度的培训指导，能监控受训者的绩效，使培训易于控制。远程学习通常是采用特定的技术，利用网络与个人电脑进行教与学的双向沟通。不同地域的受训者之间、培训者与受训者之间可以利用个人电脑进行沟通。受训者只要拥有个人电脑、拥有上网条件，随时可以接受培训。

7. 团体建设法　团体建设法是指提高团队或群体绩效的培训方法，它是让员工共享各种观点和经历，建立团体统一性，了解人际关系的力量，注重于团体技能的提高以保证进行有效的团队合作。这种培训包括对团队功能的感受、知觉、信念的检验与讨论，并制定计划，以便将培训中所学内容应用于工作中的团队绩效上。团队建设法包括：①利用有组织的户外活动来开发团队协作和领导技能的探险性学习；②通过协调在一起工作的不同个人绩效，从而实现共同的组织目标的团队培训；③给团队一个实际工作中面临的问题，让他们合作解决并制定出一系列行动计划学习培训过程。

工匠精神的培养

国务院总理李克强2016年3月5日做政府工作报告时说，鼓励企业开展个性化定制、柔性化生产，培育精益求精的工匠精神，增品种、提品质、创品牌。"工匠精神"出现在政府工作报告中，让人耳目一新，有媒体将其列入"十大新词"予以解读。古语云："玉不琢，不成器"。工匠精神不仅体现了对产品精心打造、精工制作的理念和追求，更是要不断吸收最前沿的技术，创造出新成果。

工匠精神落在个人层面，就是一种认真精神、敬业精神。其核心是：不仅仅把工作当作赚钱养家糊口的工具，而是树立起对职业敬畏、对工作执着、对产品负责的态度，极度注重细节，不断追求完美和极致，给客户无可挑剔的体验。将一丝不苟、精益求精的工匠精神融入每一个环节，做出打动人心的一流产品。与工匠精神相对的，则是"差不多精神"——满足于90%，差不多就行了，而不追求100%。我国制造业存在大而不强、产品档次整体不高、自主创新能力较弱等现象，多少与工匠精神稀缺、"差不多精神"显现有关。

（五）人力资源培训效果评估

培训效果评估是指通过对培训过程的考核以及各种培训反应的收集，以此来衡量培训是否有效的过程。培训评估是培训管理流程中的一个重要的环节，是衡量企业培训效果的重要途径和手段。通过评估，管理者可以知道培训使学员的知识得到了怎样的更新，学员的工作表现产生了怎样的变化；同时，企业可以对本期培训的效果有一个反馈，以便更好地指导下期培训工作。

一般情况下，根据受训员工在培训过程中的表现以及对培训结果的考核，可以用反应评估、学习评估、行为评估、结果评估等方来对培训效果加以分析评估。

即学即练4-2

下列属于讲座培训特点的有（　）

A. 成本低、节省时间　　　　B. 是一种双向的学习沟通
C. 能迅速掌握受训者的学习进度　　D. 经常与其他培训方法联合使用

答案解析

四、医药企业人力资源开发

培训是着眼当前的工作需要，有组织地安排员工学习与本职工作相关的知识与能力，侧重于帮助员工提高当前工作绩效，而开发则是以未来为导向，侧重于帮助员工寻求个人发展路径。

（一）医药企业人力资源开发的概念

人力资源开发（human resource development）简称HRD，是20世纪70年代后广泛盛行于西方的流行用语和实践活动。医药企业人力资源开发是指企业以各种方式使全体员工具备完成现在或者将来工作所需要的知识、技能、智力、体力以及创造力，以积极的工作态度改善员工在现有或将来职位上工作业绩，以最终实现医药企业整体绩效提升的一种计划性、连续性的活动。

医药企业人力资源开发是以未来为导向，着重提高员工未来工作绩效或长期绩效。所以，人员开发的学习内容和活动方式多与培训不同，在开发过程中所学习的内容并不一定与员工当前的本职工作有近

期的某种关系。由于培训通常侧重于员工当前的工作绩效，因此要求员工参加培训常带有一定的强制性，而在人力资源开发阶段，员工的学习具有一定的自主性。

（二）医药企业人力资源开发的过程

人力资源开发过程是指医药企业从了解人力资源需求情况开始，选择合理的开发目标，明确员工和企业为达到目标而共同采取的行动。从企业的角度来看，企业为了长远目标，确定人力资源开发需求，在此基础上，帮助员工自我成长，引导员工制定个人开发规划；或根据需要，制定相关的人才引进策略，通过各种方式，吸引外来人才。从员工个人角度来看，员工为了确定自我开发需求，需了解自我目标和兴趣取向、自身能力及企业对自身期望目标；然后根据职业前途中个人的下一任工作要求，结合行业未来长期发展需要，通过各种方法不断对自己实施开发活动；与此同时，企业应及时向员工反馈各种信息，使其自我开发过程更有针对性和有效性。

（三）医药企业人力资源开发的渠道和方法

1. 在职开发法 主要采取工作轮换、指导实习、实践学习等方式对人力资源进行开发。工作轮换主要用于对管理人员的培训，让其在晋升前了解相关部门的运行情况；工作轮换有时也用于新员工的能力的开发，让其在轮换过程中找到适合自己能力和兴趣的岗位。指导实习则是老带新开发模式，通过在岗人员的现场指导，使晋升到此岗位员工尽快适应新的工作岗位要求。实践实习是让指被开发者用全部时间分析和解决企业内部甚至外部存在的某个具体实际问题。

2. 脱岗开发法 主要采取正规教育、研讨会、周期性休假、文件筐技术等方式对人力资源进行开发。正规教育包括专门为公司雇员设计的公司外教育计划和内教育计划，外教育计划主要是由大学开设的中、短期课程以及咨询公司开设的短期课程来完成；而企业内教育计划是让有发展前途的员工到自己建立的基地进行现场实习，将课堂教学、文件筐练习和角色扮演等方法结合起来进行的人员开发与实践操作结合起来。研讨会开发法通常与大学或咨询公司合办，员工间开展思想、政策和程序等方面的交流，对目前一些没有定论的问题或某些问题的未来发展趋势展开讨论，以借鉴一些最新的模式或研究结果，捕捉到相关敏感信息。而周期性休假则是指企业给员工提供一些带薪休假时间，增进员工对企业有归属感，这种人才开发方法在招募和留存人才方面具有一定作用。

五、医药企业人力资源的绩效管理与评估

（一）绩效的含义

绩效是相对于一个人的工作而言的，即按照其工作性质，员工完成工作的结果或履行职务的结果。换句话说，就是指组织成员对组织的贡献或对组织所具有的价值。

在企业中，员工的绩效具体表现为完成工作的数量、质量、成本费用以及为企业做出的其他贡献等，它具有多因性、多维性和动态性。

（1）多因性 多因性是指一个人的绩效的优劣取决于多个因素的影响，包括外部的环境、机遇，个人的智商、情商和它所拥有的技能和知识结构以及企业的激励因素。

（2）多维性 多维性就是说一个人绩效的优劣应从多个方面、多个角度去分析，才能取得比较合理的、客观的、易接受的结果。

（3）动态性 动态性即一个人的绩效是随着时间、职位情况的变化而变化的。

绩效是一个组织或个人在一定时期内的投入产出情况。投入指的是人力、物力、时间等物质资源，产出指的是工作任务在数量、质量及效率方面的完成情况，由此衍生出了绩效管理的概念。

（二）绩效管理

所谓绩效管理指的是管理者用来确保员工的工作活动和工作产出与组织的目标保持一致，通过不断改善其工作绩效，最终实现组织战略的手段及过程。绩效管理是一个完整的闭环系统，由绩效计划制定、绩效辅导、绩效考核、绩效反馈以及绩效结果应用等几个环节构成（图4－1）。

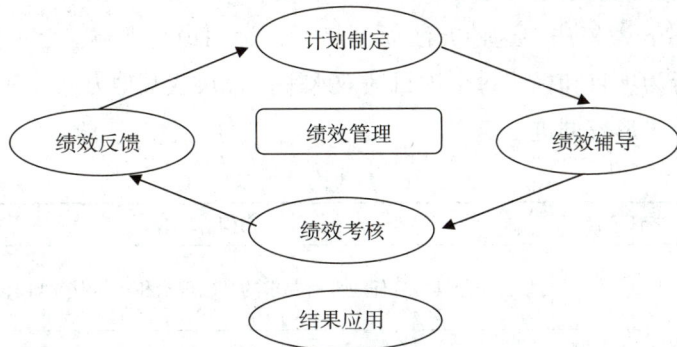

图4－1　完整绩效管理系统

绩效管理要取得成效，这几个环节的工作必须"环环相扣"，否则就不会达到提升绩效的效果。

（三）绩效考评

绩效考评是指用一套标准来进行对比以评估员工圆满完成工作任务的程度，然后再把该信息传递给那些员工的过程。绩效考评是手段而不是目的，从外延上它包含了以下三层含义。

（1）绩效考评是人力资源绩效管理系统的组成部分，它运用一套系统和一贯的制度性规范、程序和方法进行考评。

（2）绩效考评是对组织成员在日常工作中所显示出来的工作能力、态度和业绩，进行以事实为依据的评价。

（3）绩效考评是从组织经营目标出发对员工进行考评，并使考评结果与其他人力资源管理职能相结合，推动组织经营目标的实现。

1. 绩效考评的功能　考评的最终目的是改善员工的工作表现，以达成企业的经营目标，并提高员工的满意程度和未来的成就感。美国组织行为学家约翰·伊凡斯维其认为，绩效考评可以达到以下八个方面的目的。

（1）为员工的晋升、降职、调职和离职提供依据。

（2）组织对员工的绩效考评的反馈。

（3）对员工和团队对组织的贡献进行评估。

（4）为员工的薪酬决策提供依据。

（5）对招聘选择和工作分配的决策进行评估。

（6）了解员工和团队的培训和教育的需要。

（7）对培训和员工职业生涯规划效果的评估。

（8）对工作计划、预算评估和人力资源规划提供信息。

2. 绩效考评的基本原则　绩效考核应遵循一些基本原则，这些原则既是考核的重要理论依据，又是行之有效的人力资源管理考核体系应满足的基本条件。这些原则如下。

（1）内容规范化原则。

（2）客观公正原则。

（3）全方位考核原则。

（4）责权利相结合原则。

3. 绩效考评的基本方法　在确定考核对象、目标、标准后，就要选择相应的考核方法。下面我们介绍几种常用、实用的方法供大家学习参考。

（1）量表考核法　量表考核法，这种方法简便易行，运用最为普遍。它一般是由两部分组成：一组待考核特征、区域或行为项目和标明每个项目绩效水平的标尺或其他方式；一组是等级部分，经常用优秀、良好、合格、较差等形容词进行定义。

表 4-1　量表考核法示例

考评内容	考评项目	说明	评定
基本能力	知识	是否充分具备现任职务所要求的基础理论和实际业务知识	A B C D E 10 8 6 4 2
业务能力	理解力	是否能充分理解上级的指示，干脆利落地完成本职工作任务，不需上级反复指示	A B C D E 10 8 6 4 2
	判断力	是否能充分理解上级意图，正确把握现状，随机应变，恰当处理	A B C D E 10 8 6 4 2
	表达力	是否具备现任职务所要求的表达力（口头文字），能否进行一般联络、说明工作	A B C D E 10 8 6 4 2
	交涉力	在和企业内外人员交涉时，是否具备使双方诚服或达成协议的能力	A B C D E 10 8 6 4 2
工作态度	纪律性	是否严格遵守工作纪律和规章，是否严格遵守工作汇报制度，按时进行工作报告	A B C D E 10 8 6 4 2
	协作性	在工作中，是否充分考虑别人的处境，是否主动协助上级，同事做好工作	A B C D E 10 8 6 4 2
	积极性 责任感	对分配的任务是否不讲条件，主动积极，尽量多做工作，主动进行改进，向困难挑战	A B C D E 10 8 6 4 2
评定标准： A——非常优秀，理想状态 B——优秀，满足要求 C——基本满足要求 D——略有不足 E——不满足要求	分数换算： A——64 分以上 B——48~63 分 C——47 分以下	合计分 评语	考评人 签字

该方法优点是简单易行，可以在很短的时间内轻松地完成考核工作。它的缺点来源于优点，因为这种方法易于使用、简单且易标准化，很容易使考核人忘记考核的目的和意义，认为填完表后就万事大吉，而不去考虑保证绩效考核结果的真实有效。

（2）排队法　排队法是最为简单的绩效考核方法之一。此法要求评定者把被评定者根据一些特定的考核尺度（例如销售额、管理能力等）从高到低排列出来。排队法经常被用来评定总体绩效。这种方法的明显优点表现为其简单性以及它强求评定者区分不同水平的绩效，其缺点是会刺激员工为了更好的排名而干涉或破坏他人的工作。

（3）评语法　评语法是最常见的以一篇简短的书面鉴定来进行考评的方法。评语的内容包括被考评者的工作业绩、工作表现、优缺点和需努力的方向。考评的内容、格式、篇幅、重点等均不受拘束，完全由考评者自由掌握，不存在标准规范。

评语法的缺点：考评内容通常会涉及被考评者的优点与缺点、成绩与不足、潜在能力、改进的建议及培养方法等。所以，运用此法做出的评价语一方面缺少特定的维度（即使划分维度也很粗略），另一方面评价语很随意，缺乏明晰的定义和行为对照标准；加之几乎全部使用定性式描述，缺乏量化数据，因此难以相互比较和据此做出准确的人事决策。

（4）关键事件法　关键事件法要求保存最有利和最不利的工作行为的书面记录。当这样一种行为对部门的效益产生无论是积极的还是消极的重大影响时，管理者都应把它记录下来。在考评的后期，考评者运用这些记录和其他资料对员工业绩进行考评，其优点在于针对性强，结论不易受主观因素的影响，缺点在于工作量大；另外，要求管理者在记录中不能带有主观意愿，在实际操作中往往难以做到。

关键事件法一般有年度报告法和行为定位评价法 。

（5）强制分布法　是指将限定范围内的员工按照某一概率分布划分到有限数量的几种类型上的一种方法。这种方法的理论基础是：员工的绩效是呈正态分布的。这种方法的特点是两端人少，中间水平的人多。这种方法的优点主要表现在能有效地减少趋中或考核标准严格或宽松导致的误差。它的缺点在于当限定范围内的员工绩效水平不服从正态分布时，强行使用此法会把一些被考核者归入不适当的类中去，从而会挫伤一些员工的工作积极性。

（6）目标管理法　是时下比较流行的考评方法。之所以能得以推广一个重要的原因是这种方法符合人们的"一分耕耘，一分收获"的价值观，另外一个原因在于它能更好地把个人－组织目标有机结合起来，达到一致。

目标考评法的特点在于绩效评估人的作用从法官转换为顾问和促进者，员工的作用也从消极的旁观者转换为积极的参与者。使员工增强了满足感和工作的自觉性，能够以一种更积极、主动的态度投入工作，促进工作目标和绩效目标的实现。

（7）360度绩效考核法　360度绩效考核是绩效考核方法之一，又称为全方位考核法。该方法是指通过员工自己、上司、同事、下属以及顾客等不同主体来了解其工作绩效，通过评论知晓各方面的意见，清楚自己的长处和短处，来达到提高自己的目的。其特点是评价维度多元化（通常是4个或4个以上），适用于对中层以上的人员进行考核。

4. 绩效考评结果的实施与反馈　在人力资源管理中，薪酬、培训、职位调动、解雇等是其核心所在，所有的人力资源管理和开发都围绕这些工作开展。一个有效的绩效管理系统一定和这些内容有着紧密的联系，绩效考评就是其决策的重要信息源和依据。绩效考评结果合理的运用，对员工业绩和能力和提升起到较强激励作用。

表4-2　绩效考核结果应用的正确做法

序号	应用领域	具体做法
1	用于奖金分配和薪酬调整	员工每季的考评得分与季度奖挂钩，员工的年度考评得分与年终奖挂钩。对绩效考核优的员工，可提高其薪酬等级；对绩效考核差的员工，可根据具体情况，对其进行降薪处理
2	用于职位晋升和岗位调整	根据考评结果对确实不能胜任工作的员工，可依法定程序终止劳动关系。通过对员工在一定时期的连续绩效分析，选出绩效较好、较稳定的员工作为公司晋升培养对象
3	用于员工能力培训与开发	通过对员工绩效考评结果的分析，可发现员工的优劣势特征，并据此有针对性地对其能力素质进行开发和利用
4	用于激励员工的职业发展	通过有效的绩效管理，形成优胜劣汰的激励机制，不断激励员工提升自我的能力水平，从而提高企业员工的整体素质

六、医药企业人力资源的薪酬管理

薪酬是指员工因为被雇用而获得的各种形式的收入，包括基本工资、奖金、津贴、加班加点工资、各种福利项目、长期与短期激励等。员工薪酬管理是每个员工都关注的问题，也是提升员工满意度的关键因素之一。薪酬管理是指企业在经营战略和发展规划的指导下，综合考虑内外部各种因素的影响，确定自身的薪酬水平、薪酬结构和薪酬形式，并进行薪酬调整和薪酬控制的整个过程。同时，作为一个持续的组织过程，企业还要不断地制定薪酬计划、拟定薪酬预算、就薪酬管理问题与员工进行沟通，同时对薪酬系统本身的有效性做出评价后不断予以完善。薪酬管理，是薪酬制度的最后一块基石，没有有效的薪酬管理，世界上最完美的薪酬制度也会毫无用处。

薪酬管理对于任何一个组织来说，都是一个比较棘手的问题，这主要是因为企业的薪酬管理系统一般要同时达到公平性、有效性和合法性三大目标。企业在进行薪酬管理时，应遵循下列原则。

1. 公平性　组织员工对薪酬分配的公平感，也就是对薪酬发放是否公平的判断与认识，是设计薪酬制度和进行薪酬管理时考虑的首要因素。公平是薪酬管理的最基本要求，只有员工认为薪酬分配是公平的，才能产生认同感和满意感，才可能使薪酬发挥激励作用。

2. 竞争性　竞争性是指社会上和人才市场中，组织的薪酬水平要有吸引力，才能在人才竞争中胜出，招到和留住企业所需要的优秀人才。组织要视自身的财力、所需人才可获得性程度等具体条件，具体设定薪酬标准，但至少不应低于市场平均水准。

3. 激励性　公平原则和竞争原则最终都要落实到吸引人才、留住人才和调动人的积极性上。就是说，上述两个原则的实现过程是发挥激励功能作用的过程。只有坚持和发挥激励原则的作用，公平原则和竞争原则才有实际意义。

4. 经济性　经济性薪酬既可以被视为成本，也可以被当作资本。是成本，就要进行成本效益分析，是资本就要考虑其投资回报率。提高组织的薪酬水准，固然可提高其竞争性和激励性，但同时也要明白，企业支付给员工的报酬是企业生产的产品和服务的成本的重要组成部分，过高的劳动报酬必然会提高产出在市场上的价格，从而降低企业的产品在市场上的竞争力。所以薪酬管理必须考虑经济性问题，既要考虑组织的实际承受能力，也要考虑人力资源的投资是否能够得到回报。

5. 合法性　合法性是指组织的薪酬制度必须符合现行的国家政策与法律，不能有一些性别、民族、地区等方面的歧视性政策。随着我国劳动法律体系的逐步健全和完善，企业薪酬政策的制定越来越离不开法律依据。在法律规定的框架之内，企业可以自由决定，但一旦违反了法律，企业也必将受到法律惩罚。可见，市场经济条件下的薪酬管理，必须坚持合法原则。

七、医药企业员工关系管理

员工关系管理（employee relations management，ERM）从广义上讲，员工关系管理是在企业人力资源体系中，各级管理人员和人力资源职能管理人员通过拟订和实施各项人力资源政策和管理行为以及其他的管理沟通手段调节企业和员工、员工与员工之间的相互联系和影响，从而实现组织的目标并确保为员工、社会增值。从狭义上讲，员工关系管理就是企业和员工的沟通管理，这种沟通更多采用柔性的、激励性的、非强制的手段，从而提高员工满意度，支持组织其他管理目标的实现。其主要职责是：协调员工与管理者、员工与员工之间的关系，引导建立积极向上的工作环境。

现代的、积极的员工关系管理主要包含：劳动关系管理（指传统的签合同、解决劳动纠纷等内容）、法律问题及投诉、员工的活动和协调、心理咨询服务（现在企业中最时髦、最流行的一种福利，这项福利的产生来源于日益强烈的竞争压力）、员工的冲突管理、员工的内部沟通管理工作丰富化、晋升、员工的信息管理（对那些相对比较大，如几千人的公司非常重要）、员工的奖惩管理、员工的纪律管理、辞退、裁员及临时解聘、合并及收购（稍微消极一点的员工关系管理，是用来处理员工的）、工作扩大化、岗位轮换等。其中"劳动关系管理"就是指传统的签合同、解决劳动纠纷等内容；而"心理咨询服务"是现在企业中最时髦、最流行的一种福利，这项福利的产生来源于日益强烈的竞争压力；"员工的信息管理"对那些相对比较大，如几千人的公司非常重要；另外，"辞退、裁员及临时解聘、合并及收购"则是稍微消极一点的员工关系管理，是用来处理员工的。从影响员工关系管理的三个方面，我们不难得出员工关系管理的最终目的不仅仅是让员工满意，而应该是使每一位"权力人"满意的结论。"权力人"应该包括顾客、员工、出资人、社会与环境，甚至包括供应商和竞争对手在内。

✍ 实践实训

实训三 情景模拟：人员招聘

【实训目的】

通过模拟人员招聘的整个过程，发现别人的长处和自己的不足，为将来的应聘打好基础。

【实训要求】

1. 作为招聘方，首先要进行招聘前的准备工作，包括招聘广告的制作和发布、招聘会场的布置等等。

2. 从招聘小组选出 3 人担任招聘人员。

3. 作为应聘方，要从仪表、仪容、仪态等方面准备。

【实训内容】

1. 把本班人员分成两组，其中一组为招聘方，另一组为应聘方。

2. 在教师的指导下进行招聘全过程模拟。

3. 应聘方要求首先 1 分钟自我介绍，然后招聘方进行提问。

【实训评价】

1. 招聘一方的 3 名人员要对本组应聘人员的表现做出评价。

2. 应聘一方的成员要对招聘方的成员做出评价。

3. 评价等级分优、中、差三个等级，并指出优在哪些方面，差在哪些方面。

目标检测

答案解析

一、单项选择题

1. 通过投资所形成的、给予在劳动者身上，并能为其使用者带来持久性收入来源的劳动能力（ ）

A. 人力资源　　　　　B. 人力资本　　　　　C. 人口资源　　　　　D. 人才资源

2. 特定社会组织所拥有的能推动其持续发展、达成其组织目标成员的劳动能力总和（ ）

A. 人力资源　　　　　B. 人力资本　　　　　C. 人口资源　　　　　D. 人才资源

3. 工人被管理者当成只会干活的劳动力去使用，仅仅被当成是生产力要素的一个部分，此时对劳动力的管理就是（ ）

A. 劳动管理　　　　　B. 人事管理　　　　　C. 人力资源管理

4. 工人不仅仅是经济人，还是社会人，因此应在物质和精神两个层面上对员工加以引导和管理，这样他们才会努力工作，才能为企业创造利润。这个阶段就是（ ）阶段

A. 劳动管理　　　　　B. 人事管理　　　　　C. 人力资源管理

5. 人力资源规划短期规划的时间长度一般为（ ）

A. 5 年　　　　　B. 3 年　　　　　C. 1 年　　　　　D. 10 年

二、多项选择题

1. 人力资源培训按培训形式可分为（ ）

A. 职前培训　　　　　B. 继续教育　　　　　C. 职业教育　　　　　D. 应急性培训

2. 360 度绩效考核法可以通过（ ）知晓自己的长处和短处，来提高自己的目的。

A. 自己　　　　　B. 上级　　　　　C. 同级

D. 下级　　　　　E. 客户

3. 医药企业人力资源规划的主要内容有（ ）

A. 人员规划　　　　　B. 晋升规划　　　　　C. 培训开发规划

D. 费用规划　　　　　E. 制度规划

4. 绩效管理应该遵循哪些原则（ ）

A. 内容规范化　　　　　B. 全方位考核　　　　　C. 客观公正　　　　　D. 责权利相结合

5. 人力资源管理的主要业务有（ ）

A. 人力资源规划　　　　　B. 招聘与配置　　　　　C. 人力资源开发　　　　　D. 绩效管理

E. 薪酬福利管理　　　　　F. 员工关系管理　　　　　G. 培训

三、简答题

1. 医药企业常见的培训方法有哪些？

2. 什么是 360 度绩效考核法？

3. 薪酬管理应该遵循哪些原则？

书网融合……

知识回顾　　　习题

项目五　　医药企业财务管理

学习引导

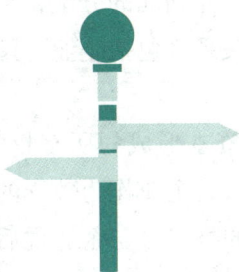

2019 年 5 月 17 日证监会通报了某药业财务报告造假及涉嫌虚假陈述等违法违规行为。该药业涉嫌通过仿造、变造增值税发票等方式虚增营业收入，通过伪造、变造大额定期存单等方式虚增货币资金，将不满足会计确认和计量条件的工程项目纳入报表，虚增固定资产等。同时，该药业涉嫌未在相关年度报告中披露控股股东及关联方非经营性占用资金情况。

财务是客观存在于企业经营过程中的资金运动，财务管理是对企业资金运动进行规划和控制的一项管理活动。随着企业生产经营规模不断扩大，经济关系日趋复杂化，竞争日趋激烈化，财务管理在企业管理中的作用越来越重要。同学们要带着这样的学习理念进入本项目的学习。

学习目标

1. **掌握**　医药企业财务管理的概念、基本内容；医药企业财务分析的含义。
2. **熟悉**　常见财务指标的计算分析方法。
3. **了解**　医药企业财务管理目标；财务管理的环节。

　　财务管理是医药企业管理的一个重要组成部分，是医药企业财务部门组织财务活动、处理财务关系的一项重要管理工作。财务分析是财务管理的重要工作内容之一，是对企业已经发生的财务活动过程及其结果进行分析和评价的方法，又是对企业未来的财务预测、决策和财务预算制定提供有用信息的一项工作。学习财务管理这一章节，首先要了解和掌握财务管理相关基础知识，在学习会计报表基本理论和基本方法的前提下，学会用几种简单常用的指标分析方法进行简单的财务分析，其中企业应收账款周转速度和存货周转速度分析是本章的难点，销售毛利率、销售净利率和成本费用率分析是本章的重点。通过本章学习，初步具备从事经济管理工作所必需的财务管理业务知识和工作能力。

任务一　医药企业财务管理总论

PPT

一、财务管理概述

　　财务管理是在一定的整体目标下，对于资产的购置（投资）、资本的融通（筹资）、经营中现金流量（营运资金）以及利润分配的管理。财务管理是企业管理的一个组成部分，它是根据财经法规制度，按照财务管理的原则，组织企业财务活动、处理财务关系的一项经济管理工作。简而言之，财务管理是组织企业财务活动，处理财务关系的一项经济管理工作。

企业财务是指企业的财务活动及其所引起的财务关系的总称。企业财务活动是指企业在社会再生产过程中的各项资金运动过程。企业资金的筹集、使用和分配环节构成了企业的财务活动过程，资金运动是企业财务活动的具体反映和体现。企业财务指企业在生产过程中的价值运动，它常常表现为企业资金的获得、使用、耗费、分配等一系列活动。

企业的财务活动是以企业为主体进行的，企业作为法人在组织财务活动过程中，必然与企业内外部有关各方发生广泛的经济利益关系，这就是企业的财务关系。企业的财务关系可以概括如下。

（1）企业与国家之间的财务关系　国家政府作为行政管理者，担负着维护社会正常的秩序，保卫国家安全、组织和管理社会活动等任务。为完成这一任务，政府必然无偿参与企业利润的分配，企业则必然按照国家税法规定缴纳各种税款。这种关系体现为一种强制和无偿的分配关系。包括企业与国家财政之间的缴款、拨款关系；企业与主管部门之间的资金调拨关系。

（2）企业与投资人之间的财务关系　主要是指企业的所有者向企业投入资本形成的所有权关系，企业的所有者主要有国家、个人和法人单位，具体表现为独资、控股和参股关系。企业作为独立的经营实体，独立经营，自负盈亏，实现所有者资本的保值与增值；所有者以出资人的身份参与企业税后利润的分配，体现为所有权性质的投资与受资的关系。

（3）企业与债权人之间的财务关系　这种财务关系主要是指债权人贷给企业资金，企业按借款合同的规定按时支付利息和归还本金所形成的经济关系。企业的债权人主要有金融机构、企业和个人。企业同债权人的财务关系在性质上属于债务与债权关系。

（4）企业与其他单位之间的财务关系　这种财务关系是指企业与企业，企业与其他非企业单位之间相互提供产品或劳务而发生的货币资金结算关系，其实质体现了单位之间的商品等价关系。

（5）企业内部各部门之间的财务关系　指企业内部各部门以及企业供、产、销各环节之间在资金占用、耗费上的核算关系，体现了企业各部门和各级单位之间在厂部领导下的分工与合作关系。

（6）企业与职工之间的财务关系　主要是指企业向职工支付劳动报酬过程中所形成的经济关系。职工是企业的劳动者，他们以自身提供的劳动作为参加企业分配的依据。企业根据劳动者的劳动情况，用其收入向职工支付工资、津贴和奖金，并按规定提取公积金等，体现着职工个人和集体在劳动成果上的分配关系。

二、财务管理的内容

财务管理是基于企业再生产过程中客观存在的财务活动和财务关系而产生的，是企业组织财务活动、处理与各方面财务关系的一项综合性经济管理工作。企业筹资、投资和利润分配构成了完整的企业财务活动，与此对应的企业筹资管理、投资管理和利润分配管理便成为企业财务管理的基本内容。

1. 筹资管理　筹资管理是企业财务管理的首要环节，是企业投资活动的基础。事实上，在企业发展过程中，筹资与筹资管理是贯穿始终的。筹资是指企业为了满足投资和用资的需要，筹集资金的过程。在筹资过程中，企业一方面要确定筹资的总规模，以保证投资所需要的资金；另一方面要选择筹集资金的方式，降低筹资的风险。

2. 投资管理　投资是指企业资金的运用，是为了获得收益或避免风险而进行的资金投放活动。投资是企业财务管理的重要环节，在投资过程中，企业必须考虑投资规模，同时，企业还必须通过投资方向和投资方式的选择，确定合理的投资结构，以提高投资效益、降低投资风险。

3. 利润（股利）分配管理　广义上分配是指对投资收入（如销售收入）和利润进行分割和分派的过程，狭义上分配指对利润的分配。利润（股利）分配管理就是要解决：在所得税缴纳后企业获得的税后利润中，有多少分配给投资者，有多少留在企业作为再投资之用。如果利润分配过多，会影响企业再投资能力，使未来收益减少，不利于企业长期发展；如果利润分配过少，可能引起投资者不满。

> **即学即练 5-1**
>
> 财务管理不包括哪项内容（　　）
>
> A. 筹资管理　　B. 利润（股利）分配管理　　C. 成本管理　　D. 投资管理
>
> 答案解析

三、财务管理的目标

医药企业财务管理目标又称医药企业理财目标，是企业财务管理活动所希望实现的最终结果，也是评价企业财务管理活动是否合理有效的重要标准。企业财务管理目标是企业组织财务活动、处理财务关系所要达到的根本目的，它决定着企业财务管理的基本方向，是企业财务管理工作的出发点。企业财务管理的目标取决于企业的总体目标。医药企业财务管理的目标一般分为短期目标和长期目标两种。

1. 短期目标——企业利润最大化　利润是衡量医药企业经济效益、经营成果的一个重要指标，经营获利是企业生存和发展的必要条件和基本追求。资金筹集、使用、成本控制的目的就是获取必要资金、提高资产使用效率、控制成本耗费以达到利润最大化。

利润最大化目标就是假定在投资有预期收益的前提下，财务管理的目标应是企业利润最大化，这是医药企业的短期目标。在这一目标驱动下，企业会尽可能的增加收入、减少投入、降低成本，某种程度上有可能导致企业片面追求短期利润最大化，进行掠夺性经营，同时这个目标也忽视了资金的时间价值和风险因素，可能抑制技术改造和新品研发，损害相关主体的利益，有可能使企业财务管理目标与企业整体发展战略目标相背离。

2. 长期目标——企业价值最大化　企业价值最大化是指医药企业通过财务上的合理规划与经营，采用最优财务政策，在充分考虑资金时间价值和风险与报酬关系的基础上，使企业总价值达到最大化。其基本前提是保证企业长期稳定发展，企业价值增长应满足相关各方利益需要。

企业价值最大化最主要的目标是把企业相关利益主体糅合成企业唯一的主体，使投资者的财富不断增值，同样也就增加了利益相关者之间的投资价值。企业价值最大化突出的特点是财务目标多元化，并在经营过程中，协调各利益相关者之间的财务关系。因此企业财务管理不应把目标限制在股东财富最大化上，而应长期关注企业价值最大化。

四、财务管理的环节

财务管理环节是指企业财务管理过程的工作步骤与一般工作程序。一般而言，企业财务管理包括以下几个环节。

1. 预测、计划与预算

（1）财务预测　是根据企业财务活动的历史资料，考虑现实的要求和条件，对企业未来的财务活动做出较为具体的预计和测算的过程。

其方法主要有定性预测和定量预测两类。定性预测法主要是利用直观材料，依靠个人的主观判断和综合分析能力，对事物未来的状况和趋势作出预测的一种方法。定量预测法主要根据变量之间存在的数量关系建立数学模型来进行预测的方法。

（2）财务计划　是根据企业整体战略目标和规划，结合财务预测结果，对财务活动进行规划，并以指标形式落实到每一计划期间的过程。

确定财务计划指标的方法一般有平衡法、因素法、比例法和定额法等。

（3）财务预算　是根据财务战略、财务计划和各种预测信息，确定预算期内各种预算指标的过程。它是财务战略的具体化，是财务计划的分解和落实。

其方法通常包括固定预算与弹性预算、增量预算与零基预算、定期预算和滚动预算等。

2. 决策与控制

（1）财务决策　是指按照财务战略目标的总体要求，利用专门的方法对各种备选方案进行比较和分析，从中选出最佳方案的过程。财务决策是财务管理的核心，决策的成功与否直接关系到企业的兴衰成败。

（2）财务控制　是指利用有关信息和特定手段，对企业的财务活动施加影响或调节，以便实现计划所规定的财务目标的过程。

财务控制的方法通常有前馈控制、过程控制、反馈控制等。

3. 分析与考核

（1）财务分析　是指根据企业财务报表等信息资料，采用专门方法，系统分析和评价企业财务状况、经营成果以及未来趋势的过程。

财务分析的方法通常有比较分析、比率分析、综合分析等。

（2）财务考核　是指将报告期实际完成数与规定的考核指标进行对比，确定有关责任单位和个人完成任务的过程。财务考核与奖惩紧密联系，是贯彻责任制原则的要求，也是构建激励与约束机制的关键环节。

财务考核的形式多种多样，可以用绝对指标、相对指标、完成百分比来考核，也可采用多种财务指标进行综合评价考核。

即学即练 5-2

以下哪些属于企业财务管理的环节（　　）

答案解析　A. 预测、计划与预算　　B. 决策　　C. 控制　　D. 分析与考核

任务二　医药企业筹资管理

PPT

一、医药企业筹资概述

医药企业筹资是指医药企业根据其生产经营、对外投资及调整资本结构的需要，通过筹资渠道和资本市场，并运用筹资方式，经济、有效地筹集企业所需资金的财务活动。

1. 医药企业筹资的分类 医药企业筹集的资金可按不同的标准进行分类。

（1）按照资金的来源渠道不同，可将企业筹资分为权益性筹资和负债性筹资。

权益性筹资又称自有资金筹资，是指企业通过发行股票、吸收直接投资、内部积累等方式筹集的资金。负债性筹资又称借入资金筹资，是指企业通过发行债券、向银行借款、融资租赁等方式筹集的资金。

（2）按照所筹资金使用期限的长短，可将企业筹资分为短期资金筹集与长期资金筹集。

短期资金是指使用期限在一年以内的资金。企业由于生产经营过程中资金周转的暂时短缺，往往需要一些短期资金。企业的短期资金一般是通过短期借款、商业信用、发行融资券等方式来融通。长期资金是指使用期限在一年以上的资金。企业的长期资金通常包括各种股权资本和长期借款、应付债券等债权资本。

2. 医药企业筹资的基本原则 医药企业筹集资金应遵循以下基本原则。

（1）规模适当原则 医药企业的筹资规模应与资金需求量相一致，既要避免因资金筹集不足，影响生产经营的正常进行，又要防止资金筹集过多，造成资金闲置。

（2）筹措及时原则 医药企业财务人员应全面掌握资金需求的具体情况并熟知资金时间价值的原理，合理安排资金的筹集时间，适时获取所需资金。

（3）来源合理原则 不同来源的资金，对医药企业的收益和成本有不同影响。因此，医药企业应认真研究资金来源渠道和资金市场，合理选择资金来源。

（4）经济原则 医药企业筹集资金必然要付出一定的代价并承担相应的风险，不同筹资方式条件下的资金成本和财务风险有高有低。因此，需要对各种筹资方式进行分析、对比，选择经济可行的筹资方式。

📱 知识链接

依据《企业会计准则》，企业的会计对象共划分为资产、负债、所有者权益、收入、费用和利润六大会计要素。其中资产、负债和所有者权益三项会计要素是资金运动的静态表现，反映企业的财务状况，是资产负债表的基本要素；收入、费用和利润三项会计要素是资金运动的动态表现，反映企业的经营成果，是利润表的基本要素。通过这六大会计要素，就可以从静态和动态两个方面来描述企业的经济活动。

二、医药企业权益筹资

医药企业的全部资产由两部分组成，即投资人提供的所有者权益和债权人提供的负债。所有者权益是医药企业资金的最主要来源，是医药企业筹集债务资金的前提与基础。所有者权益是指投资人对企业净资产的所有权，包括投资者投入企业的资本金及企业在经营过程中形成的积累，如盈余公积、资本公积和未分配利润等。医药企业可通过吸收直接投资、发行股票、内部积累等方式筹集的资金都称为权益资金，权益资金不用还本，因而也称为自有资金或主权资金。

（一）吸收直接投资

吸收直接投资是指非股份制企业按照"共同投资、共同经营、共享利润"的原则直接吸收国家、法人、个人、外商投入资金的一种筹资方式。吸收直接投资中的出资者都是企业的所有者，他们对企业拥有经营管理权，并按出资比例分享利润、承担损失。

1. 吸收直接投资的渠道　医药企业通过吸收直接投资的方式筹集资金有以下几种渠道。

（1）吸收国家投资　国家投资是指有权代表国家投资的政府部门或者机构以国有资产投入企业，由此形成国家资本金。

（2）吸收法人投资　法人投资是指其他企业、事业单位以其可支配的资产投入企业，由此形成法人资本金。

（3）吸收个人投资　个人投资是指城乡居民或本企业内部职工以其个人合法财产投入企业，形成个人资本金。

（4）吸收外商投资　外商投资是指外国投资者或我国港澳台地区投资者的资金投入企业，形成外商资本金。

2. 直接投资的出资方式　吸收直接投资中的投资者可采用现金、实物、无形资产等多种形式出资，主要出资方式有以下几种。

（1）现金投资　是吸收直接投资中最重要的出资形式。企业有了现金，就可获取所需物资，就可支付各种费用，具有最大的灵活性，因此，企业要争取投资者尽可能采用现金方式出资。

（2）实物投资　是指以房屋、建筑物、设备等固定资产和原材料、商品等流动资产形式进行的投资。实物投资应符合以下条件：适合企业生产经营、科研开发等需要；技术性能良好；作价公平合理；实物不能涉及抵押、担保、诉讼冻结。投资实物的作价，除由出资各方协商确定外，也可聘请各方都同意的专业资产评估机构评估确定。

（3）无形资产投资　是指以商标权、专利权、非专利技术、知识产权、土地使用权等形式进行的投资。企业在吸收无形资产投资时应持谨慎态度，避免吸收短期内会贬值的无形资产，避免吸收对本企业利益不大及不适宜的无形资产。

3. 吸收直接投资的优缺点

优点：筹资方式简便、筹资速度快；吸收直接投资有利于提高企业信誉；吸收直接投资有利于尽快形成生产能力；吸收直接投资有利于降低财务风险。

缺点：资金成本较高；企业控制权分散。

（二）发行股票

股票是股份公司为筹集主权资金而发行的有价证券，是持股人拥有公司股份的凭证，它表示持股人在股份公司中拥有的权利和应承担的义务。股票按股东权利和义务的不同，有普通股和优先股之分。

1. 普通股筹资　普通股是股份公司发行的具有管理权而股利不固定的股票，是股份制企业筹集权益资金的主要方式。普通股的特点：普通股股东对公司有经营管理权；普通股股东对公司有盈利分享权；普通股股东有优先认股权；普通股股东有剩余财产要求权；普通股股东有股票转让权。其优点：普通股筹资能增加股份公司的信誉；普通股筹资能减少股份公司的风险；普通股筹资能增强公司经营灵活性。其缺点：资金成本较高；新股东的增加，导致分散和削弱原股东对公司的控股权；新股东的增加，有可能降低原股东的收益水平。

普通股的发行价格可以按照不同情况采取两种办法：一是按票面金额等价发行；二是按高于票面金额的价格发行，即溢价发行。

公司始发股的发行价格与票面金额通常是一致的，增发新股的发行价格则需根据公司盈利能力和资产增值水平加以确定，主要有以下三种方式。

（1）以未来股利计算

$$每股价格 = \frac{每股股利}{利息率} = \frac{票面价值 \times 股利率}{利息率}$$

公式中的利息率最好使用金融市场平均利率，也可用投资者的期望报酬率。

（2）以市盈率计算

$$每股 = 每股税后利润 \times 合适的市盈率$$

（3）以资产净值计算

$$每股价格 = \frac{资产总额 - 负债总额}{普通股总股数} = \frac{所有者权益总额}{普通股总股数}$$

2. 优先股筹资　优先股是股份公司发行的具有一定优先权的股票，它既具有普通股的某些特征，又与债券有相似之处。从法律上讲，企业对优先股不承担还本义务，因此它是企业自有资金的一部分。其优点：没有固定的到期日，不用偿还本金；股利支付率虽然固定，但无约定性；优先股属于自有资金，能增强企业信誉及借款能力。其缺点：资金成本高；优先股较普通股限制条款多。

三、医药企业债务筹资

负债是指由于过去的交易或事项多引起的公司、企业的现有债务，这种债务需要企业在将来以转移资产或提供劳务加以清偿，从而引起未来经济利益的流出。企业通过银行借款、发行债券、融资租赁、商业信用等方式筹集的资金属于企业的负债，由于负债要归还本金和利息，因而称为企业的债务资金或借入资金。

（一）银行借款

银行借款是指企业根据借款合同向银行或非银行金融机构借入的需要还本付息的款项。

1. 银行借款的信用条件　银行借款往往附带一些信用条件，主要有以下几个方面。

（1）补偿性余额　是银行要求借款企业在银行中保留一定数额的存款余额，约为借款额的 10% ~ 20%，其目的是降低银行贷款风险，但对借款企业来说，加重了利息负担。实际利率的计算公式为：

$$实际利率 = \frac{名义借款金额 \times 名义利率}{名义借款金额 \times (1 - 补偿性余额比例)}$$

（2）信贷额度　借款企业与银行在协议中规定的借款最高限额。在信贷额度内，企业可以随时按需要支用借款。

（3）周转信贷协议　银行具有法律义务地承诺提供不超过某一最高限额的贷款协议。企业享用周转信贷协议，要对贷款限额中的未使用部分付给银行一笔承诺费。

2. 借款利息的支付方式　借款利息的支付方式主要有以下两种。

（1）贴现法　银行向企业发放贷款时，先从本金中扣除利息部分，而到期时借款企业则只偿还贷款全部本金的一种计息方式。采用这种方式，企业可利用的贷款额只有本金减去利息部分后的差额，因此贷款的实际利率高于名义利率。贴现贷款实际利率公式为：

$$贴现贷款实际利率 = \frac{利息}{贷款金额 - 利息} \times 100\%$$

（2）加息法　银行发放分期等额偿还贷款时采用的利息收取方法。在分期等额偿还贷款的情况下，银行要将根据名义利率计算的利息加到贷款本金上，计算出贷款的本息和企业在贷款期内分期偿还本息之和的金额。加息贷款实际利率公式为：

$$加息贷款实际利率 = \frac{贷款额 \times 利息率}{贷款额 \div 2} \times 100\%$$

（二）发行债券

债券是企业依照法定程序发行的、承诺按一定利率定期支付利息，并到期偿还本金的有价证券，是持券人拥有公司债权的凭证。

1. 债券的种类

（1）按发行主体不同，可分为政府债券、金融债券和企业债券。政府债券是由中央政府或地方政府发行的债券，政府债券风险小、流动性强；金融债券是银行或其他金融机构发行的债券，金融债券风险不大、流动性较强、利率较高，企业债券是由各类企业发行的债券，企业债券风险较大、流动性差别较大、利率较高。

（2）按有无抵押担保分，可分为信用债券、抵押债券和担保债券。信用债券又称无抵押担保债券，是以债券发行者自身信誉而发行的债券；抵押债券是指以一定抵押品作抵押而发行的债券；担保债券是指由一定保证人作担保而发行的债券。

（3）按偿还期限不同，可分为短期债券和长期债券。短期债券是指偿还期在一年以内的债券；长期债券是指偿还期在一年以上的债券。

（4）按是否记名，可分为记名债券和无记名债券。

（5）按计息标准不同，可分为固定利率债券和浮动利率债券。

（6）按是否标明利率可分为有息债券和贴现债券。

（7）按是否可转换成普通股可分为可转换债券和不可转换债券。

2. 债券发行方式 债券发行方式有委托发行和自行发行两种方式。委托发行是指债券发行企业委托银行或者其他金融机构承销全部债券，并按总面额的一定比例支付手续费；自行发行是指债券发行企业不经过金融机构直接把债券配售给投资单位或个人。

（三）融资租赁

租赁是承租人向出租人交付租金，出租人在契约或合同规定的期限内将资产的使用权让渡给承租人的一种经济行为。

租赁的种类很多，按照租赁的性质不同，可分为经营性租赁和融资性租赁。

经营性租赁又称服务性租赁，它是由承租人向出租人交付租金，由出租人向承租人提供资产使用及相关的服务，并在租赁期满时由承租人把资产归还给出租人的租赁。融资租赁，又称财务租赁、资本租赁，是承租人为融通资金而向出租人租用由出租人出资按承租人要求购买的租赁物的租赁，是以融物为形式，以融资为实质的经济行为，是出租人为承租人提供信贷的信用业务。

1. 融资租赁的形式

（1）直接租赁 是指承租人直接向出租人租人所需要的资产。直接租赁的出租人主要是厂商、租赁公司。直接租赁是融资租赁中最为普遍的一种，是融资租赁的典型形式。

（2）售后回租 是指承租人先把其拥有主权的资产出售给出租人，然后再将该项资产取回的租赁。这种租赁方式既使承租人通过出售资产获得一笔资金，以改善其财务状况，满足企业对资金的需要，又使承租人通过回租而保留了企业对该项资产的使用权。

（3）杠杆租赁 是由资金出借人为出租人提供部分购买资产的资金，再由出租人购入资产租给承租人的方式，因此，杠杆租赁涉及出租人、承租人和资金出借人三方。从承租人的角度来看，它与其他融资租赁形式并无多大的区别。从出租人的角度来看，它只支付购买资产的部分资金（20%～40%），其余部分资金（60%～80%）是向资金出借人借来的。在杠杆租赁方式下，出租人具有三重身份，及资产所有权人、出租人、债务人。出租人既向承租人收取租金，又向借款人偿还本息，其间的差额就是出租人的杠杆收益。

融资租赁租金是承租企业支付给租赁公司让渡租赁设备的使用权或价值的代价。租金的数额大小、支付方式对承租企业的财务状况有直接的影响，也是租赁决策的重要依据。融资租赁租金由租赁资产的价款、利息及租赁手续费组成。

2. 融资租赁租金计算方法 融资租赁租金计算方法较多，常用的有平均分摊法和等额年金法。

（1）平均分摊法 是指不考虑货币的时间价值因素，先以商定的利息率和手续费率计算出租赁期间的利息和手续费，然后连同设备价款一起按支付次数平均的计算方法，其公式为：

$$R = \frac{(C - S) + I + F}{N}$$

R——每期应付租金；C——租赁资产的购置成本；S——出租人回收的租赁资产的残值；

I——租赁期间的利息；F——租赁的手续费；N——租赁期间资金支付次数。

（2）等额年金法 指利用年金现值的计算原理计算每期应付租金的方法。在这种方法下，要将利息率和手续费率综合在一起确定一个租费率，作为贴现率，具体公式为：

$$后付等额租金\ R = \frac{C - S \times (P/F, i, n)}{(P/A, i, n)}$$

$$先付等额租金\ R = \frac{C - S \times (P/F, i, n)}{(P/A, i, n - 1) + 1}$$

R——每期应付租金；C——租赁资产的购置成本；S——出租人回收的租赁资产的残值；

i——租费率；n——租赁期间租金支付次数。

任务三 医药企业成本费用管理

PPT

一、成本费用的作用

1. 成本费用是反映和监督劳动耗费的工具 企业在生产经营过程中，经常要发生物化劳动和活劳动的消耗。从现阶段的实际情况来看，生产产品的劳动消耗还不能直接地、绝对地加以计算，而只能间接地、相对地反映出来，它虽然不表现劳动创造的全部价值，却相对地反映着劳动消耗的多少。这样，成本费用也就成为反映和监督劳动消耗的工具。

2. 成本费用是补偿生产耗费的尺度 从企业再生产来看，成本费用反映企业在生产经营过程中的资金耗费。这样，成本费用也就理所当然地成为补偿生产耗费的标准，或者说是衡量补偿份额大小的尺度。

从社会再生产来看，进行产品生产耗费生产资料和生活资料，对于这些物质资料必须从食物形式和价值形式两方面予以补偿。成本便是从价值方面补偿以耗费的物质资料的尺度，它反映着并且保证着社会总产品中有一部分划分出来，用于补偿已耗费的生产资料和生产者的生活资料。

3. 成本费用可以综合反映企业工作质量 成本费用是表明企业工作质量的一个重要的综合指标，

在很大程度上反映着企业各方面活动的成效；反过来，正确地确定和认真执行企业成本费用计划指标，对成本费用计划指标执行情况及时进行分析评价，在促进企业改进经营管理、降低劳动消耗、加强经济核算等方面都起着重要作用。

4. 成本费用是制订产品价格的一项重要依据 产品的价格是产品价值的货币表现，而成本费用是产品价值点重要组成部分，所以制订产品价格时，要以成本费用作为重要的经济依据。

二、成本费用管理的意义

成本费用管理又称成本管理，是对全额生产经营过程中各项费用的发生和产品成本的形成所进行的预测、计划、控制、核算和分析评价等管理工作，以节约费用，降低成本。

企业在努力提高收入的同时，降低成本同样有助于实现目标利润。成本管理的意义主要体现在以下几个方面。

1. 通过成本管理降低成本，为企业扩大再生产创造条件 降低成本一般通过两个阶段来实现。首先，在既定的经济规模、技术水平、质量标准等前提条件下，通过合理的组织管理提高生产效率、降低消耗；其次，当成本降低到这些条件许可的极限时，通过改变成本发生的基础条件，使影响成本的结构性因素得到改善，为成本的进一步降低提供新的空间，使原来难以降低的成本在新的基础上进一步降低。

2. 通过成本管理增加企业利润，提高企业经济效益 利润是收入与成本费用匹配的后果。当成本变动与其他因素的变动相关联时，如何在成本降低与生产经若需要之间做出权衡取舍，是企业成本管理者无法回避的困难抉择。单纯以成本的降低为标准容易形成误区，成本管理要利用成本、质量、价格、销售等因素之间的互相关系，满足企业为维系质量、调整价格、扩大市场份额等对成本的需要，从而帮助企业最大限度地提高经济效益。

3. 通过成本管理能帮助企业取得竞争优势，增强企业的竞争能力和抗压能力 在竞争激烈的市场环境中，企业为了取得竞争优势，抵抗内外部压力，往往会实施相应的发展战略，常见的有低成本故略和差异化战略。如果实施低成本战略，则通过成本管理降低单位产品成本，能明显且直接提高企业在市场上的主动性和话语权，提升企业的核心竞争力；如果实施差异化战略，则通过成本管理规范成本形成的过程，适时进行流程优化或流程再造，在资源既定的前提下，生产出满足客户需要的产品。这些战略措施通常需要成本管理予以配合，不同发展战略下的成本管理需求与企业目标具有高度的一致性。

三、成本管理的主要内容

一般来说，成本管理具体包括成本规划、成本核算、成本控制、成本分析和成本考核五项内容。

1. 成本规划 成本规划是进行成本管理的第一步，主要是指成本管理的战略制定。成本规划根据企业的竞争战略和所处的内外部环境制定，主要包括确定成本管理的重点、规划控制成本的故略途径、提出成本计算的精度和确定业绩评价的目的和标准。成本规划是企业发展的重要影响因素。

2. 成本核算 成本核算是成本管理的基础环节。是指对生产费用发生和产品成本形成所进行的会计核算，它是成本分析和成本控制的信息基础。成本核算分为财务成本的核算和管理成本的核算。财务成本核算采用历史成本计量，而管理成本核算则既可以用历史成本，又可以用现在成本和未来成本成本核算的关键是核算方法的选择。

3. 成本控制　成本控制是成本管理的核心，是指企业采取经济、技术、组织等手段降低成本和改善成本的一系列活动。成本控制的关键是选取适用于本企业的成本控制方法，它决定成本控制的效果。

成本控制的原则主要有以下三方面：一是全面控制原则，即成本控制要全部、全员、全程控制；二是经济效益原则。提高经济效益不单单是依靠降低成本的绝对数，更重要的是实现相对的节约，以减少的消耗取得更多的成果，取得最佳的经济效益；三是例外管理原则。成本控制要将注意力集中在不同寻常的情况上。

4. 成本分析　成本分析是成本管理的重要组成部分，是指利用成本核算，结合有关计划、预算和技术资料，运用一定的方法对影响成本升降的各种因素进行科学的分析和比较，了解成本变动情况，系统地研究成本变动的因素和原因。通过成本分析，可以深入了解成本变动的规律，寻求成本降低的途径，为有关人员进行成本规划和经营决策提供参考依据。

5. 成本考核　成本考核是定期对成本计划及有关指标实际完成情况进行总结和评价，对成本控制的效果进行评估。其目的在于改进原有的成本控制活动并激励约束员工和团体的成本行为，更好地履行经济责任，提高企业成本管理水平。成本考核的关键是评价指标体系的选择和评价结果与约束激励机制的衔接。

上述五项活动中，成本分析贯穿于成本管理的全过程，成本规划在战略上对成本核算、控制成本、成本分析和成本考核进行指导，成本规划的变动是企业外部经济环境和企业内部竞争战略变动的结果，而成本核算、成本控制、成本分析和成本考核则通过成本信息的流动互相联系。

任务四　医药企业财务分析

PPT

一、医药企业财务分析的内涵

财务分析在国外一般被称为"财务报表分析"，财务分析所依据的资料主要来源于财务报表。财务分析是一个认识过程，首先把财务报表及其相关资料的数据分割成不同部分和指标，从中找出相关指标之间的联系以达到认识企业偿债能力、盈利能力和抵抗风险能力的目的，进而在分析的基础上总体把握企业的财务状况和经营能力。

医药企业财务分析是以医药企业财务报告反映的财务指标为主要依据，采用一系列专门的分析技术和方法，对企业过去和现在的财务状况和经营成果等相关方面进行分析和评价，为企业相关决策者的决策提供财务信息的一项管理活动。医药企业财务分析的目的便于相关利益者了解过去、评价过去、预测未来。

二、医药企业财务分析的目的

医药企业财务分析是利用财务会计报告所提供的信息，运用一定的分析方法和技术，分析企业以往的经营业绩，衡量企业现在的财务状况，并预测企业未来的发展趋势，以便为有关决策者提供决策依据。财务分析应具有以下几项基本目的。

1. 分析医药企业财务状况　财务分析应根据财务报表等综合核算资料，对医药企业整体和各个方面的财务状况作综合和细致的分析，并对企业的财务状况作出评价。财务分析应全面了解医药企业资产的流动性状态是否良好，资本结构和负债比例是否恰当，现金流量状况是否正常等，最后来说明医药企业长短期的偿债能力是否充分，从而评价企业长短期的财务风险和经营风险，为医药企业投资人和经营管理当局等提供有用的决策信息。

2. 分析医药企业盈利能力 偿债能力和盈利能力是医药企业财务分析的两大基本指标。在医药企业偿债能力既定的情况下，医药企业应追求最大的盈利能力，这是医药企业的重要经营目标。一个医药企业是否长期具有良好和持续的盈利能力，是一个医药企业综合素质的基本表现。医药企业要生存和发展，就要求企业必须能获得较高的利润，这样才能在激烈的竞争中立足于不败之地。

3. 分析企业资产管理水平 企业资产作为企业生产经营活动的经济资源，其管理效率的高低直接影响到企业的盈利能力和偿债能力，也表明了企业综合经营管理水平的高低。财务分析应对企业资产的占有、配置、利用水平、周转状况和获利能力等，做全面和细致的分析，不能只看总体的管理水平，也要看部门和个别的管理水平的高低；不能只看绝对数，也要看相对数的收益能力；不能只看现在的盈利状况，也要看其对企业长远发展的促进作用。

4. 分析企业成本费用水平 从长远来看，企业的盈利能力和偿债能力与企业的成本费用管理水平密切相关。凡是经营良好的企业，一般都有较高的成本费用控制能力。财务分析应对企业一定能力的成本费用的耗用情况作全面的分析，不但从整个企业和全部产品的角度进行综合分析，还要对企业的具体职能部门和不同产品做深入的分析，对成本和费用耗用的组成结构进行细致的分析，才能真正说明成本费用增减变动的实际原因。

5. 分析企业未来发展能力 无论是企业的投资人、债权人或企业经营管理当局等，都十分关心企业的未来发展能力，因为这不但关系到企业的命运，也直接与他们的切身利益有关。只有通过全面和深入细致的财务分析，才能对企业未来的发展趋势做出正确的评价。在企业财务分析中，应根据企业偿债能力和盈利能力、资产管理质量和成本费用控制水平及企业其他相关的财务和经营方面的各项资料，对企业中长期的经营前景作合理的预测和正确的评价。

三、医药企业财务分析的方法

财务分析的方法与分析工具众多，具体应用应根据分析者的目的而定。最经常用到的还是围绕财务指标进行单指标、多指标综合分析，再加上借用一些参照值（如预算、目标等），运用一些分析方法（比率、趋势、结构、因素等）进行分析，然后通过直观、人性化的格式（报表、图文报告等）展现给用户。具体的方法如下。

（一）比较分析法

比较分析法，是通过对比两期或连续数期财务报告中的相同指标，确定其增减变动的方向、数额和幅度，来说明企业财务状况或经营成果变动趋势的一种方法。

比较分析法的具体运用主要有重要财务指标的比较、会计报表的比较和会计报表项目构成的比较三种方式。

1. 不同时期财务指标的比较

主要有以下两种方法。

（1）定基动态比率 定基动态比率是以某一时期的数额为固定的基期数额而计算出来的动态比率。

（2）环比动态比率 环比动态比率是以每一分析期的数据与上期数据相比较计算出来的动态比率。

2. 会计报表的比较　比较会计报表是将两年或连续几年的报表项目并排列示，以便直接观察每个项目的增减变动情况，了解会计报表各项的变动趋势。

3. 会计报表项目构成的比较　是以会计报表中的某个总体指标作为100%，再计算出各组成项目占该总体指标的百分比，从而比较各个项目百分比的增减变动，以此来判断有关财务活动的变化趋势。

（二）比率分析法

比率分析法是通过计算各种比率指标来确定财务活动变动程度的方法。比率指标的类型主要有构成比率、效率比率和相关比率三类。

1. 构成比率　构成比率又称结构比率，是某项财务指标的各组成部分数值占总体数值的百分比，反映部分与总体的关系。

2. 效率比率　效率比率，是某项财务活动中所费与所得的比率，反映投入与产出的关系。

3. 相关比率　相关比率，是以某个项目和与其有关但又不同的项目加以对比所得的比率，反映有关经济活动的相互关系。比如，将流动资产与流动负债进行对比，计算出流动比率，可以判断企业的短期偿债能力。

（三）因素分析法

因素分析法是依据分析指标与其影响因素的关系，从数量上确定各因素对分析指标影响方向和影响程度的一种方法。因素分析法具体有两种：连环替代法和差额分析法。

因素分析法既可以全面分析各因素对某一经济指标的影响，又可以单独分析某个因素对某一经济指标的影响，在财务分析中应用广泛，但采用因素分析法时，必须注意以下问题。

（1）因素分解的关联性　即构成经济指标的各因素确实是形成该项指标差异的内在原因，他们之间存在着客观的因果关系。

（2）因素替代的顺序性　替代因素时，必须按照各因素的依存关系，排列成一定顺序依次替代，不可随意颠倒，否则各个因素的影响值就会得出不同的计算结果。

（3）顺序替代的连环性　计算每个因素变动的影响数值时，都是在前一次计算的基础上进行的，并采用连环比较的方法确定因素变化影响结果。

（4）计算结果的假定性　由于因素分析法计算各个因素变动的影响值会因替代计算顺序的不同而有差别，因而，计算结果具有一定顺序上的假定性和近似性。

四、医药企业财务指标分析

财务指标分析是指企业总结和评价财务状况和经营成果等方面的相对指标。企业涉及的财务指标较多，这里主要对几个简单、重要的指标从医药企业偿债能力、营运能力、盈利能力和发展能力四个方面进行阐述和分析。

（一）医药企业偿债能力分析

医药企业偿债能力是指企业偿还各种到期债务的能力。偿债能力的大小，是衡量医药企业财务状况好坏的重要标志之一，是评估企业运转是否正常，能否吸引外来资金的重要方法。通过偿债能力分析，可以了解企业是否有足够的物资基础保证其有足够的现金流量来偿付各种到期债务。

1. 资产负债率分析　资产负债率又称债务比率，是企业全部负债总额与全部资产总额的比率。它表示企业资产总额中，债权人提供资金所占的比重以及企业资产对债权人权益的保障程度。其计算公式是：

$$资产负债率 = \frac{负债总额}{资产总额} \times 100\%$$

资产负债比率越低，意味着资产对负债的担保能力越强，债权人的风险越小；反之，债权人的风险越大。

资产负债率表明：①总资产有多少是通过负债所取得的；②企业债权人利益的保障程度；③企业举债能力大小。资产负债率越低，举债越容易。

医药企业负债经营，无论利润多少，债务利息是不变的。若利润增大，每1元利润所负担的利息就会减少，从而投资者收益就会提高，但并非这一比率越低越好，合理的资产负债率是企业良性发展的主要因素之一。在实际工作中，资产负债率的大小，还受其他诸多因素的影响，如行业特点、管理水平、企业盈利的稳定性、企业规模、宏观经济状况等。

2. 流动比率　是流动资产与流动负债的比率，表示企业每元流动负债有多少流动资产作为偿还的保证，反映了企业的流动资产偿还流动负债的能力。其计算公式是：

$$流动比率 = \frac{流动资产}{流动负债} \times 100\%$$

流动比率适合于同行业比较或企业不同历史时期的比较。流动比率越高，表明企业短期偿还债务的能力越强，债权人的安全程度也就越高。一般认为保持在200%的水平较好，此时表明企业既有较好的偿债能力又有合理的流动资产结构。从企业角度出发，如果流动比率过高，则说明企业财务管理没能充分发挥融资杠杆的效用，资产利用率低下，借款能力不强。

> **知识链接**
>
> 流动资产是指可在1年内或者超过1年的一个营业周期内变现或耗用的资产。主要包括现金、银行存款、短期投资、应收账款和预付账款等项目。
>
> 流动负债是指将在1年内或者超过1年的一个营业周期内偿还的债务。主要包括短期借款、应付票据、应付账款、应付工资、应交税费、应付股利、其他应付款、预提费用等。

3. 速动比率　又称"酸性测试比率"，是企业速动资产与流动负债的比率。其计算公式是：

$$速动比率 = \frac{速动资产}{流动负债} \times 100\%$$

其中速动资产是指流动资产中可以立即变现的那部分资产，如现金、有价证券等。其计算公式是：

$$速动资产 = 流动资产 - 存货 - 待摊费用$$

速动比率表明每1元流动负债有多少元速动资产做保障。速动比率是流动比率的一个补充，其高低直接反映了企业短期偿债能力的强弱。用于衡量企业在某一时点上运用随时可变现资产偿付到期债务的能力。

4. 现金流动负债比率　是企业一定时期的经营现金净流量与流动负债的比率。它可以从现金流量角度来反映企业当期偿付短期负债的能力。其计算公式是：

$$现金流动负债比率 = \frac{年经营现金净流量}{年末流动负债} \times 100\%$$

该比率是从现金流入和流出的动态角度对企业实际偿债能力进行考察。由于有利润的年份不一定有足够的现金来偿还债务，所以利用以收付实现制为基础的现金流动负债比率指标，能充分体现企业经营活动所产生的现金净流量可以在多大程度上保证当期流动负债的偿还，直观地反映了企业偿还流动负债的实际能力。

5. 产权比率　指负债总额与所有者权益总额的比率，是企业财务结构稳健与否的重要标志，也称资本负债率。其计算公式是：

$$产权比率 = \frac{负债总额}{所有者权益} \times 100\%$$

该比率反映了所有者权益对债权人权益的保障程度，即在企业清算时对债权人权益的保障程度。该指标越低，表明企业的长期偿债能力越强，债权人权益的保障程度越高，承担的风险越小，但企业不能充分地发挥负债的财务杠杆效应。所以，企业在评价产权比率适度与否时，应从提高获利能力与增强偿债能力两个方面综合进行，即在保障债务偿还安全的前提下，应尽可能降低产权比率。

（二）医药企业营运能力分析

企业营运能力主要是指企业资产营运的效率与效益，企业营运资产的效率主要是指资产的周转速度，企业营运资产的效益通常是指企业的产出和投入之间的比率。一般而言，资金周转速度越快，说明企业的资金管理水平越高，资金利用效率越高。周转速度通常用周转率（周转次数）和周转期（周转天数）表示。

1. 应收账款周转速度分析

（1）应收账款周转率分析　应收账款周转率也称应收账款周转次数，是指企业一定时期内营业收入同应收账款平均余额的比率。其计算公式是：

$$应收账款周转率 = \frac{营业收入}{应收账款平均余额}$$

$$应收账款平均余额 = \frac{期初应收账款 + 期末应收账款}{2}$$

它是反映医药企业应收账款周转速度的一个重要指标，是企业在一定时期内（通常是 1 年）应收账款回笼现金的平均次数。应收账款周转率指标是流动资产营运状况的一个重要方面。

一般情况下，应收账款周转率越高越好，周转率高，表明资金回笼速度快，平均收账期短，资产流动性强，短期偿债能力强，出现坏账损失的风险也随之降低；反之，则说明企业的营运资金过多地呆滞在应收账款上，影响企业正常生产经营所需资金周转和偿债能力。

（2）应收账款周转天数分析　应收账款周转天数又称平均应收账款回收期，它是反映应收账款变现速度的另一指标，是用天数来表示应收账款的周转速度，说明企业从获得应收账款权利到款项回收、变成现金所需要的时间。其计算公式是：

$$应收账款周转期 = \frac{计算期天数}{应收账款周转率} = \frac{计算期天数 \times 应收账款平均余额}{营业收入}$$

应收账款的周转次数越多，周转天数越少，说明企业应收账款的变现速度越快和收账效率越高，减少了发生坏账损失的风险。但如果公司应收账款周转天数太短，则表明公司付款条件过于苛刻，在现今的医药市场环境下，会影响大部分医药企业产品的销售量和销售额，甚至会影响到企业的盈利水平。应收账款是由赊销引起的，如果赊销比现金销售更有利，此时周转天数就不是越少越好。

2. 存货周转速度分析

（1）存货周转率分析　存货周转率是指企业一定时期的营业成本与存货平均资金占用额的比率，

用于衡量企业的销售能力和存货周转速度以及企业购、产、销的平衡关系，它反映企业存货在一定时期内使用和利用的程度，可以衡量企业的商品推销水平和销货能力，验证现行存货水平是否适当，它是反映企业营运能力的重要指标之一。其计算公式是：

$$存货周转率（次数）= \frac{营业成本}{平均存货成本}$$

其中，

$$平均存货成本 = \frac{存货年初余额 + 存货年末余额}{2}$$

存货周转率反映了企业销售效率和存货使用效率。正常情况下，存货周转率越高，说明企业销售能力越强，企业占用在存货上的营运资金就越少。

（2）存货周转天数分析　存货周转天数是衡量存货周转速度的另一指标，其计算公式是：

$$存货周转天数 = \frac{计算期天数}{存货周转率}$$

存货周转率越高，周转天数越少，变现速度就越快，资金占用水平就越低，此时，企业的短期偿债能力就会增强，但存货成本也不能过少，否则，会影响企业的正常经营。通过对存货周转速度分析，企业能找出存货中存在的问题，在合理的范畴内，尽可能地降低存货资金占用水平。

3. 总资产周转率　总资产周转率是企业一定时期内营业收入净额与平均资产总额的比率。它是可用来反映企业全部资产的利用效率。其计算公式是：

$$总资产周转率 = \frac{营业收入净额}{平均资产总额}$$

$$平均资产总额 = \frac{（期初资产总额 + 期末资产总额）}{2}$$

总资产周转率反映了企业全部资产的使用效率。该周转率高，说明企业的经营效率高，取得的收入多；该周转率低，说明全部资产的经营效率低，取得的收入少，最终会影响企业的盈利能力。企业应采取各项措施来提高企业的资产利用程度，如提高销售收入或处理多余的资产。

4. 流动资产周转率　流动资产周转率是指企业一定时期内营业收入净额与平均流动资产总额的比率，是反映企业流动资产周转速度的指标。其计算公式是：

$$流动资产周转率 = \frac{营业收入净额}{平均流动资产总额}$$

$$平均流动资产总额 = \frac{（期初流动资产 + 期末流动资产）}{2}$$

一般情况下，流动资产周转率越高，表明企业流动资产周转速度越快，利用越好。在较快的周转速度下，流动资产会相对节约，其意义相当于流动资产投入在扩大，在某种程度上也增强了企业的盈利能力；而周转速度慢，则需要补充流动资金参加周转，造成资金浪费。

（三）医药企业盈利能力分析

盈利能力是企业在一定时期内获取利润的能力。盈利能力分析是通过对利润表中有关项目对比关系以及利润表和资产负债表中有关项目之间的关联关系的分析，评价企业当时的经营效率和未来获利能力的发展趋势。保持最大的盈利能力是企业财务工作的目标，同时也是企业实现持续健康发展的根本保证。

企业盈利能力分析可从企业一般盈利能力分析和股份公司税后利润分析两个方面来研究，本书主要研究企业一般盈利能力。

1. 销售毛利率　销售毛利率是指企业销售毛利占销售净额的比率，其中毛利是销售净收入与销售成本的差额，销售净收入是销售收入扣减销售折扣和折让后的差额。对销售毛利进行分析时，分析者一般只考虑企业主营业务的销售毛利。其计算公式是：

$$销售毛利率 = \frac{销售净收入 - 销售成本}{销售净收入} \times 100\%$$

销售毛利率表示企业每一元销售收入扣除销售成本后，可用于支付各项期间费用和形成盈利的数额，它是企业计算销售利润率的基础。一般情况下，单位毛利率越高，说明用来抵补医药企业各项经营费用支出的能力就越强，盈利能力也会相应提高；反之，盈利能力就会降低。销售毛利率不仅可以预测医药企业的盈利能力，评价医药企业存货价值水平，同时有利于销售收入、销售成本水平的比较分析。

2. 销售净利率　销售净利率又称销售净利润率，是指销售净利润与销售收入的比率。其计算公式是：

$$销售净利率 = \frac{销售净利润}{销售收入} \times 100\%$$

销售净利率反映企业每 1 元销售收入所带来的净利润数额，用来衡量企业在一定时期内销售收入的获利水平。销售净利率越高，表明企业获利能力越强。企业要提高销售净利率，必须在增加销售收入的同时，相应获得更多的净利润。通过分析销售净利率的升降变动，可促使企业在扩大销售的同时，注意改进管理水平，提高盈利能力。

销售净利率的变动是由利润表中各个项目金额变动引起的，可以深入分析这种变动到底是由销售成本、销售费用、管理费用还是财务费用变化引起的，各项目在其中所起的作用如何。销售净利率与销售毛利率是息息相关的两个重要的企业盈利考核指标。

3. 成本费用净利率　是指企业一定时期内净利润与成本费用总额之间的比率。其计算公式是：

$$成本费用净利率 = \frac{净利润}{成本费用总额} \times 100\%$$

成本费用净利率表明企业每耗费一元成本费用所能创造的净利润，揭示了企业生产经营过程中所发生的耗费与获得的收益之间的关系。这一比率越高，说明企业为获取利益所付出的代价越小，企业的获利能力越强。这是一个能反映企业增收节支、增产节约效果好坏的重要指标。

4. 总资产报酬率　总资产报酬率是企业息税前利润与企业资产水平总额的比率。由于资产总额等于债权人权益和所有者权益的综合，所以该比例既可以衡量企业资产综合利用的效果，又可以反映企业利用债权人及所有者提供资本的盈利能力和增值能力。其计算公式是：

$$总资产报酬率 = \frac{息税前利润}{资产平均总额} = \frac{利润总额 + 利息费用}{(期初资产 + 期末资产) \div 2}$$

平均资产总额为期初资产总额与期末资产总额的平均数。总资产报酬率越高，表明企业资产利用的效率越高，整个企业盈利能力越强，经营管理水平越高。

5. 净资产收益率　净资产收益率又称净值报酬率或权益报酬率，它是指企业一定时期内的净利润与平均净资产的比率。它可以反映投资者投入企业的自有资本获取净收益的能力，即反映投资与报酬的关系，因而是评价企业资本经营效率的核心指标。其计算公式是：

$$净资产收益率 = \frac{净利润}{平均净资产} \times 100\%$$

净资产收益率是评价企业自有资本及其积累获取报酬水平的最具综合性与代表性的指标，反映企业资本营运的综合效益。该指标通用性强，适用范围广，不受行业局限。一般认为，企业净资产收益率越高，企业自有资本获取收益的能力越强，营运效益越好，对企业投资人、债权人的保障程度越高。

（四）医药企业发展能力分析

发展能力是企业在生存的基础上，扩大规模、壮大实力的潜在能力。反映企业发展能力状况的指标主要有以下五个。

1. 营业收入增长率　是企业本年营业收入增长额与上年营业收入总额的比率。它反映企业营业收入的增减变动情况，是评价企业成长状况和发展能力的重要指标。其计算公式是：

$$营业收入增长率 = \frac{本年营业收入增长额}{上年营业收入总额} \times 100\%$$

营业收入增长率是衡量企业经营状况和市场占有能力、预测企业经营业务拓展趋势的重要指标。不断增加的营业收入，是企业生存的基础和发展的条件。若该指标大于 0，表示企业本年的营业收入有所增长，指标值越高，表明增长速度越快，企业市场前景看好；若指标小于 0，则说明产品或服务不适销对路、质次价高，或是在售后服务等方面存在问题，市场份额萎缩。

2. 资本保值增值率　是企业扣除客观因素后的年末所有者权益总额与年初所有者权益总额的比率，反映企业当年资本在企业自身努力下的实际增减变动情况。其计算公式是：

$$资本保值增值率 = \frac{年末所有者权益总额}{年初所有者权益总额} \times 100\%$$

一般认为，资本保值增值率越高，表明企业的资本保全状况越好，所有者权益增长越快，债权人的债务越有保障。该指标通常应当大于 100%。

3. 资本积累率　是企业本年所有者权益增长额与年初所有者权益的比率。它反映企业当年资本的积累能力，是评价企业发展潜力的重要指标。其计算公式是：

$$资本积累率 = \frac{本年所有者权益增长额}{年初所有者权益} \times 100\%$$

资本积累率是企业当年所有者权益的增长率，反映了企业所有者权益在当年的变动水平，体现了企业资本的积累情况，是企业发展强盛与否的标志，也是企业能否扩大再生产的源泉，展示了企业的发展潜力。资本积累率还反映了投资者投入企业资本的保全性和增长性。该指标若大于 0，则指标值越高表明企业的资本积累越多，应付风险、持续发展能力越大；该指标若为负值，表明企业资本受到侵蚀，所有者权益受到损害，应予以充分重视。

4. 总资产增长率　是企业本年总资产增长额同年初资产总额的比率，它反映企业本期资产规模的增长情况。其计算公式是：

$$总资产增长率 = \frac{本年总资产增长额}{年初资产总额} \times 100\%$$

总资产增长率是从企业资产总量扩张方面衡量企业的发展能力，表明企业规模增长水平对企业发展后劲的影响。该指标越高，表明企业一定时期内资产经营规模扩张的速度越快，但在实际分析时，应注意考虑资产规模扩张的质、量的关系以及企业的后续发展能力，避免资产盲目扩张。

5. 营业利润增长率　是企业本年营业利润增长额与上年营业利润总额的比率，反映企业营业利润的增减变动情况。其计算公式是：

$$营业利润增长率 = \frac{本年营业利润增长额}{上年营业利润总额} \times 100$$

$$本年营业利润增长额 = 本年营业利润总额 - 上年营业利润总额$$

以上各财务分析指标都能从不同的侧面反映企业生产经营的相关状况，但在利用相关资料对企业财务状况进行分析时，应结合实际情况，综合相关指标内容进行具体综合的分析，这样才能从本质上说明问题。

▶▶ 实例分析 5–1

案例　某医药企业 2020 年末资产总额分别为 307 万元，负债总额为 134 万元，权益总额为 173 万元，营业利润为 50 万元，利息费用为 3 万元。

计算

（1）该医药企业 2020 年资产负债率、净资产负债率、所有者权益比率。

（2）根据财务指标计算分析该医药企业的财务状况。

答案解析

✍ 实践实训

实训四　通过财务指标计算分析医药企业财务状况

【实训目的】

1. 熟悉医药企业财务报表的内容。
2. 掌握医药企业财务指标的计算方法。

【实训要求】

1. 财务分析报告描述清晰，运用相关知识对医药企业财务报表进行准确分析。
2. 对医药企业的财务状况进行分析判断，针对各项财务指标，提出管理改进的建议，具有可行性。

【实训内容】

1. 情景设计　将学生分成若干实训组，建议 5~6 人一组，每小组选择一个医药企业作为调研分析对象进行实训。

2. 实训步骤

（1）将学生组成若干实训组，每 5~6 人一组，每组确定 1~2 名负责人。

（2）确定每个小组选择一个医药企业作为调研分析对象。

（3）每个小组利用课余时间上网下载目标医药企业的年度财务报告，并通过各种渠道收集该企业有关经营管理的各方面的数据资料。

（4）各组员认真阅读企业的年度财务报告，分析其中的资产负债表、损益表等财务报表，找出企业偿债能力、企业运营能力及企业营利能力等各方面财务指标，试对该医药企业的财务状况进行分析判断，并提出管理改进的建议。组长定期检查组员完成情况，发现问题及时汇报，同时做好记录。

（5）组长组织各组员对本次活动中自己的表现进行评价。小组讨论分析所定目标达成情况，总结经验教训，完成实训报告。

（6）各小组选出一位同学作为代表，向全班同学介绍本小组分析的医药企业的经营现状、财务分析思路及提出的建议。

（7）实训结束，教师归纳点评。

【实训评价】

教师明确实训目的和要求，适时指导实训，学生分组组织，按步骤开展实训，形成调查报告；实训结束后，进行实训交流，师生共同评价工作成果，小组评分标准具体见表 5 - 1。

表 5 - 1 小组评分标准

评分项目	项目分值	小组得分	备注
能够正确解读财务报表的相关资料	20 分		
能够正确计算相关财务指标	30 分		
能够对财务状况进行正确的分析判断	30 分		
实训态度良好，积极参与	10 分		
实训汇报逻辑性强，条理清晰	10 分		
合计	100 分		

目标检测

答案解析

一、单项选择题

1. 医药企业财务管理的内容不包括（　　）

　　A. 筹资管理　　　　　B. 负债管理　　　　　C. 投资管理　　　　　D. 利润分配管理

2. 医药企业缴纳所得税，分配股利的活动属于（　　）

　　A. 筹资活动　　　　　B. 资金留存活动　　　　C. 投资运营活动　　　D. 收益分配活动

3. 评价医药企业短期偿债能力强弱最苛刻的指标是（　　）

　　A. 速动比率　　　　　B. 现金比率　　　　　C. 已获利息倍数　　　D. 流动比率

4. 若流动比率大于 1，则下列结论成立的是（　　）

　　A. 资产负债率大于 1　　　　　　　　　　B. 流动资产多于流动负债

　　C. 营运资本大于 0　　　　　　　　　　　D. 速动比率大于 1

5. 最关心医药企业偿债能力的分析方应该是（　　）

　　A. 经营者　　　　　　B. 投资者　　　　　　C. 债权人　　　　　　D. 所有利息相关者

二、多项选择题

1. 反映企业经营盈利能力的指标是（　　）

　　A. 净资产收益率　　　　　　　　　　　　B. 总资产报酬率

　　C. 销售成本利润率　　　　　　　　　　　D. 销售收入利润率

2. 财务分析的基本内容有（　　）

A. 盈利能力分析　　　　B. 现金流量分析　　　　C. 营运能力分析　　　　D. 偿债能力分析

3. 影响流动资产周转次数的因素有（　　）

A. 存货周转率　　　　B. 成本收入率　　　　C. 销售净利率　　　　D. 流动比率

4. 以下属于医药企业财务管理目标的是（　　）

A. 企业利润最大化

B. 企业成本最小化

C. 社会贡献最大化

D. 企业价值最大化

5. 反映企业短期偿债能力的指标有（　　）

A. 速动比率　　　　B. 现金比率　　　　C. 产权比率　　　　D. 资产负债率

三、简答题

1. 什么是财务分析？包括哪些内容？

2. 医药企业偿债能力指标有哪些？

书网融合……

知识回顾　　　习题

党的二十大报告指出，坚持把发展经济的着力点放在实体经济上，推进新型工业化，加快建设制造强国、质量强国。质量优劣关系到国家的盛衰、企业的成败，质量问题不仅是一个技术问题，更是一个社会问题。高效的质量管理水平和优质的产品服务质量是企业不断追求的目标，也是企业降低成本、提高经济效益，有效改善经营管理状况、增强市场竞争能力的重要途径。

药品作为特殊商品，其质量好坏直接关系到百姓的健康状况和生命安全，医药企业更要摆正观念，从源头做起，从建立严格的质量监管体系做起，做好药品质量的每一环节，保证百姓用药安全。质量管理已经成为现代医药企业管理的一个重要组成部分，因此，本项目重点介绍了全面质量管理理论及我国药品质量管理体系。

学习目标

1. **掌握**　全面质量管理理论的概念、特点和工作程序。
2. **熟悉**　药品质量管理以及我国药品质量管理体系。
3. **了解**　质量和药品质量的定义、特征以及质量管理发展的历史。

任务一　质量与药品质量

PPT

一、质量的定义和特征

1. 质量定义　国际标准 ISO9000：2015《质量管理体系——基础和术语》（Quality management system—Fundamentals and Vocabulary）中将质量定义为"一组固有特性满足要求的程度"。其中，"固有特性"是指产品、过程的一部分，如药品的有效性、安全性，而非人为赋予的特性，如产品的价格。人为赋予的特性不是固有特性，不属于产品质量范畴。

按照国家标准的规定，质量是指"产品、过程或服务满足规定或潜在要求（或需要）的特征及特征的总和"。"质"即事物本体、本性，"量"即度、程度，这是广义的质量概念，即质量不单指产品质量，也包括过程质量和服务质量，其中，过程质量和服务质量可统称为工作质量，狭义的质量通常仅包括产品质量。

2. 质量特征　质量主要包括以下三个特征。

（1）动态性　质量不是固定不变的，随着科学技术的发展和顾客需求的不断改变，质量要求也应该适应上述变化，适时准确地识别顾客的质量要求，修订规范、改进流程和方法、研究开发新产品，以满足顾客的需求和期望。

（2）相对性　不同国家和地区的经济发展和技术发展水平不同，顾客的需求也由于政治法律、经济、自然、人口、文化等原因各有不同，相应的质量需要满足的规定和要求在不同地区也具有不同之处。质量的优劣是相对一定范围内的顾客而言，具有明显的相对性。企业应综合考虑不同市场的不同要求，提供适合当地市场顾客需要的产品或服务。

（3）可比性　产品的等级高低和产品的质量好坏是完全不同的两个概念，例如一台高级的医疗器械可能质量很差，而一台常规的医疗器械质量却很好，所以，在评价产品质量时，应该注意到将比较的对象限制在同一"等级"上。

> **即学即练 6 - 1**
> 答案解析
> 质量的定义的特征包括（　　）
> A. 动态性　　　　B. 相对性　　　　C. 可比性　　　　D. 固定性

二、药品质量

（一）药品质量的定义

药品是具有预防、治疗、诊断人的疾病，有目的地调节人的生理功能的特殊商品，既有一般商品的属性，也存在不同于其他商品的特殊属性，对全人类的健康发展和繁衍有着重大的意义。加强药品质量监管、确保药品质量安全、保证百姓用药安全有效，是全人类共同面对的问题。根据质量的概念，将药品质量定义为药品满足国家法定标准的要求和患者治疗需要的特征总和。

（二）药品的质量指标

1. 物理指标　药品物理指标主要包括药品活性成分、辅料的含量、制剂的重量、外观等指标。

2. 化学指标　药品化学指标主要包括药物活性成分化学、生物化学特性变化等指标。

3. 生物药剂学指标　药品生物药剂学指标主要包括药品的崩解、溶出、吸收、分布、代谢、排泄等指标。

4. 安全性指标　药品的安全性是指按照规定的适应证、用法和用量使用药品后，人体产生不良反应的程度。"是药三分毒"，其指标包括药品的"三致"作用、毒性作用、不良反应、药物相互作用以及配伍、使用禁忌等。在质量检测中，常以控制药物杂质、异物、毒性成分、异构体等来保证药品的安全性。药品安全性的大小是药品生产企业技术和管理水平的标志，是评价药品质量首先要考虑的特征。

5. 有效性指标　药品的有效性是指按照规定的适应证、用法和用量使用药品后，可以产生预期的预防、治疗、诊断人的疾病，有目的调节人的生理功能的疗效。有效性是衡量药品质量的关键特征，没有防治疾病的预期效果，则不能成为药品。国外常根据药品有效性程度把药品的有效性分为"完全缓解""部分缓解"和"稳定"三个等级，国内则常用"痊愈""显效""有效"等来区别药品有效性的不同等级。

6. 稳定性指标 药品的稳定性是指在规定的贮存条件和限定的使用期限内，药品保持其有效性和安全性的能力。基于药品不同的物理和化学性质，不同的生产工艺、包装、贮运条件等都会影响药品的有效性和安全性，药品上市前需要进行稳定性实验，确定药品的贮存条件和有效期，以保证临床使用中的药品可以在安全的前提下产生预期的疗效。

7. 均一性指标 药品的均一性是指药品的每一单位产品都符合有效性和安全性的要求，如每一片、每一粒、每一袋、每一瓶、每一支都具有相同的品质，有效成分均匀一致，保障安全的同时产生相同的疗效，尤其是对单位产品中有效成分含量较小的药品，若达不到均一性要求，则用药可能等同于未用药或用量过大导致中毒，甚至危及生命。

8. 经济性指标 药品的经济性是指药品效能和价格之间的最佳比例关系。药品是保障百姓生活质量和生命安全的必需品，如果药品效能高，价格也高，甚至价格高到患者不愿意或无法承受的程度，这种药品的高效能就失去了实际意义，无法达到预期的救治疾患的目的，药品质量也就无从谈起。

（三）药品质量标准

药品质量标准即药品标准，是国家为了保证药品质量，对药品的质量、规格和检验方法所做的技术规定，是药品生产、经营、使用、管理、监督及检验等部门共同遵循的法定依据。药品质量标准是判断药品是否合格的法定依据，是建立健全药品质量保证体系的基础，是药品质量控制中的关键。没有药品质量标准作为参考，就无法判断药品质量合格与否。药品质量标准具有以下特点。

1. 权威性 为了保证药品质量的有效、安全、稳定、均一等质量特征，世界各国都制定了权威性的药品质量标准。《中华人民共和国药品管理法》中明文规定"药品必须符合国家药品标准""中药饮片必须按照国家药品标准炮制，国家药品标准没有规定的，必须按照省、自治区、直辖市人民政府药品监督管理部门制定的炮制规范炮制。省、自治区、直辖市人民政府药品监督管理部门制定的炮制规范应当报国务院药品监督管理部门备案。"相关条文从法律意义上确定了药品质量标准的法律地位，明确了药品质量标准的权威性。

2. 强制性 《中华人民共和国标准化实施条例》第八条指出，药品标准为强制性标准；第二十三条要求"从事科研、生产、经营的单位和个人，必须严格执行强制性标准。不符合强制性标准的产品，禁止生产、销售和进口。"药品质量标准由国家法律授权的机构指定，并最终以法的形式颁布执行，属于强制性标准。除药品质量标准外，生产安全标准、药品卫生标准、环境保护标准与药品相关的标准等也属强制性标准范畴。

《中华人民共和国药品管理法》规定：国务院药品监督管理部门颁布的《中华人民共和国药典》和药品标准为国家药品标准，国务院药品监督管理部门组织药典委员会，负责国家药品标准的制定和修订。我国现行的药品质量标准主要包括《中华人民共和国药典》和国家药品监督管理局药品标准。此外，我国省级药品监督管理部门可以根据各地实际情况制定中药饮片炮制规范、地方性的中药材质量标准和医疗机构制剂规范，从而形成完备的药品质量标准管理体系。

知识链接

中华人民共和国药典

2020年7月2日，国家药品监督管理局、国家卫生健康委发布公告，正式颁布2020年版《中华人民共和国药典》，于2020年12月30日起正式实施，药典共收载品种5911种，其中，新增319种，修订3177种，不再收载10种，品种调整合并4种。作为我国保证药品质量的法典，本版药典在保持科学性、先进性、规范性和权威性的基础上，着力解决制约药品质量与安全的突出问题，着力提高药品标准质量控制水平，充分借鉴了国际先进技术和经验，客观反映了中国当前医药工业、临床用药及检验技术的水平，必将在提高药品质量过程中起到积极而重要的作用，并将进一步扩大和提升我国药典在国际上的积极影响。

任务二　质量管理与药品质量管理

PPT

一、质量管理

（一）质量管理的发展历史

质量管理这一概念早在 20 世纪初就提出来了，从质量管理的发展历史可以看出，大致经历了三个阶段，即质量检验阶段、统计质量控制阶段和全面质量管理阶段。

1. 质量检验阶段　这一阶段的主要特点是把质量检验从生产工序中分离出来，成立专门的质量检验机构，负责检验产品，以保证出厂产品的质量。但在这个阶段中，质量管理工作主要是对产品进行全数的事后检验，判断产品合格与否，剔除不合格产品，只是单纯地依靠检验进行事后把关，管理效能很低，这一阶段也被称为"防守型质量管理阶段"。

2. 统计质量管理阶段　质量检验管理阶段的不足引起了一些质量管理学家和数学家的关注，开始设法使用数理统计的原理来解决这些不足。第二次世界大战开始以后，美国先后公布一系列"美国战时质量管理标准"，要求生产军需品的各公司普遍实行统计质量管理。后来，这种保证产品质量的有效方法也在其他部门如民用工业、运输、保险等部门得到推行，使统计质量管理得到快速发展。统计质量管理实现了从被动的事后把关到生产过程的积极预防的转变，相对于检验把关的传统管理来说，它是概念的更新、检查职能的更新，是质量管理方法上的一次飞跃。

3. 全面质量管理阶段　20 世纪 50 年代后期，科学技术迅速发展，大型、精密复杂的产品出现，对产品质量控制提出了更高的要求。企业开始认识到，只在生产过程中进行质量控制的统计质量管理已经不能满足需要，出现了"系统"的概念，要求把质量问题作为一个有机整体看待。与此同时，行为科学理论出现，强调要依靠工人搞好质量管理，出现"质量管理小组活动"等群众性质量管理形式。1961年，美国通用电气公司工程师阿曼德·费根堡姆（Armand Vallin Feigenbaum）出版了《全面质量管理》一书，主张用全面质量管理代替统计质量管理。自此，开创了现代质量管理的新时代，在日本和其他各国企业质量管理实践中，众多学者总结研究，全面质量管理的理论得到了新的发展和完善。进入 21 世纪，全面质量管理的理论和实践得到了丰富和发展，从 TQC（total quality control）到 TQM（total quality management），全面质量管理成为集质量管理思想、管理理念、管理方法和管理手段于一体的综合体系，强调全过程、全企业、全员的质量管理。全面质量管理的概念更全面、更人性化、更适应时代发展的需要，极大促进了世界经济的发展，为社会进步和人们生活质量水平的提高做出了巨大贡献。

（二）质量管理的定义

国际标准 ISO9000：2015《质量管理体系——基础和术语》中将质量管理（quality managemant，QM）定义为"在质量方面指挥和控制组织的协调活动"。在我国，质量管理是对产品质量和影响产品质量的各项职能活动进行科学管理的总称。它是企业经营管理的重要组成部分，包括制定质量方针和质量目标，为实现质量目标进行质量策划，实施质量保证和质量控制，开展质量改进等活动。

1. 质量方针（quality policy） 质量方针是指由组织的最高管理者正式发布的该组织总的质量宗旨和方向。通常质量方针与组织的总方针一致并为制定质量目标提供框架。

2. 质量目标（quality objective） 质量目标是建立在质量方针基础上的，是对质量方针的展开，也是企业各职能和层次（如决策层、执行层、作业层等）所追求并努力实现的主要任务。质量目标必须包括满足产品要求所需的内容，这就要求企业提出的质量目标应涉及企业提供的产品及满足产品需求的具体追求和作为目的的事项，否则，质量目标就无法实现。

3. 质量策划（quality planning） 质量策划是质量管理的一部分，致力于制定质量目标并明确必要的运行过程和相关资源以实现质量目标。质量策划是组织建立质量方针后进行的一项质量管理活动，是设定质量目标的前提。只有经过质量策划，质量保证、质量控制和质量改进才可能有明确的对象、目标、切实可行的措施和方法。质量策划是质量管理活动的中间环节，是连接质量方针和具体的质量管理活动之间的桥梁和纽带。

4. 质量控制（quality control） 质量控制为达到满足顾客需要的质量水平，在质量形成的过程中对每一环节从专业技术和管理技术等方面采取的各种作业技术和活动。其中，专业技术包括统计过程控制（SPC）、质量功能展开（QFD）、顾客满意度测评模型等质量控制专业技术，管理技术包括戴明环、5W1H等有计划、有组织的质量控制方法与措施。质量控制的关键是使质量形成全过程和所有质量管理活动处于完全受控状态，其基础是过程控制，组织需要严格按照规定程序，对影响质量的人、机、料、法、环五大因素进行控制，并对质量活动的结果进行分阶段验证，以便及时发现问题、解决问题，防止不合格重复发生，尽可能地减少损失。

5. 质量保证（quality assurance） 质量保证是为使顾客和企业高层管理者等其他相关方确信组织的产品、服务和过程达到规定的质量要求，而在质量管理体系中实施并根据需要进行证实的一系列有计划、有系统的活动总称。质量保证的主要内容包括五个方面：①保证质量体系的正常运行；②保证产品质量控制的正常实施和有效性；③对质量保证体系和保证产品质量控制方案的实施过程及成果进行阶段性验证和评价，以保证有效性和效率；④展示产品在设计、生产等各阶段的主要质量控制活动和质量保证活动的有效性，使用户、第三方、企业高层管理者相信企业能持续提供满足质量要求的产品；⑤组织各类活动向用户、第三方及社会展示企业的实力，包括领导力、经营理念、资源能力、过程管理水平、信息管理水平和经营业绩等。

6. 质量改进（quality improvement） 质量改进是在组织内采取的提高活动效果与效率的措施，目的是向本组织及其顾客提供增值效益，致力于增强满足质量要求的能力。质量改进是将现有的质量水平在质量控制的基础上加以提高，使质量管理效果达到前所未有的水平的突破过程，它贯穿于质量管理的所有过程之中，是循环性的活动，可以更加合理、有效地利用资金和技术，改进产品性能，促进新产品开发，减少不合格品的出现，提高产品的市场竞争力，发挥各部门的质量职能，为产品质量提供强有力的保证。质量改进是质量控制的发展方向，质量控制是质量改进的前提，"控制"意味着维持其原有的质量水平，"改进"的效果则是实现突破或提高。

二、药品质量管理

药品是用于防治疾病、保护人们生命安全和身体健康的特殊商品，因其直接作用于人体，且大多数直接作用于本身存在生理或心理缺陷的个体，较一般商品而言，其表现出明显的生命关联性和质量严格性，使得药品的质量问题一直是各国政府和全世界人民关注的焦点。

（一）药品质量管理的定义

药品质量管理是指在国家现行的法律法规指导下，对药品研发、生产、经营及使用等过程的指挥和控制组织的协调活动。各药事主体为保证药品质量、满足患者防治疾病、维护健康的需要，制定药品质量方针和质量目标，在质量体系内通过质量策划，运用质量控制和质量保证等手段，开展质量改进，实施整体质量管理的一系列活动，都属于药品质量管理范畴。

（二）药品质量管理的特点

药品是特殊商品，为了最大程度上保证药品实现有效性、安全性、稳定性、均一性和经济性等质量特征，有必要对药品实行特殊的质量管理，其特点主要体现在以下三点。

1. 药品质量管理的全过程性　为了实施对药品质量的全面监控，保证百姓用药安全有效，国务院药品监督管理部门会同相关监督管理部门秉持全面质量管理的理念，根据国家医药行业现状，总结以往药品管理中的经验和不足，借鉴国际上先进的药品监管手段和方法，一切以质量为中心，在《中华人民共和国药品管理法》及《中华人民共和国药品管理法实施条例》的大框架下，建立了符合中国国情的从药品研发到药品生产、销售和使用全过程的法律法规体系，包含《药物非临床研究质量管理规范》（GLP）、《药物临床试验管理规范》（GCP）、《药品生产质量管理规范》（GMP）及《药品经营质量管理规范》（GSP）等在内的药品监管法规体系，对药品质量管理过程实施全过程的管理。在管理过程中，同时要求责任到每一个员工，实施全员参与的质量管理模式，充分体现全面质量管理理念和思想。

2. 宏观与微观管理的协调性　药品质量安全是国家政府和百姓十分关注的热点，因此我国实行双管齐下的宏观管理和微观管理相结合的管理体制。宏观管理是指从宏观角度出发，由国家和各级政府相关监管部门的管理，微观管理是从微观企业角度出发，由企业内部组织的质量管理活动。在宏观层面，由国务院药品监督管理部门主管全国范围内的药品监督管理工作。国务院有关部门在各自的职责范围内负责与药品相关的监督管理工作。省、自治区、直辖市人民政府药品监督管理部门负责本辖区内的药品监督管理工作。各级药品监督管理部门设置相应的药品检验机构，负责辖区内药品审批和药品质量监督检查所需的药品检查。在企业微观层面，各家企业按照国家法规要求设置质量管理机构，并配备具有相应资质的专业质量管理人员负责企业内的药品质量管理工作，企业负责人承担一定的管理职责。此外，还设置了群众性的药品质量监督员和检查员。

3. 药品质量管理手段的多样性　为了保证药品质量安全，保障百姓用药安全，在质量管理过程中，国家政府部门和各企业综合使用行政方法、法律方法、经济方法、技术方法等一系列行之有效的管理方法，不仅仅局限于事后的检验和实现的统计预防，实行全方位、全过程、全员参与、多手段的全面质量管理体系。

三、质量管理体系

（一）质量管理体系的概念和特点

1. 质量管理体系的概念　质量管理体系（quality management system，QMS）即质量体系，是组织为实现质量目标而在内部建立的必需的、系统的在质量方面指挥和控制组织的质量管理模式。它将组织资源与生产运行过程相结合，以过程管理方法进行的系统管理，根据组织特点将组织所拥有的各项资源搭配组合，涵盖了从调查确定顾客需求、设计研制、生产、检验到产品销售、售后服务全过程的策划、实施、监控、纠正与改进活动的要求，一般以文件化的形式，成为组织内部质量管理工作所要遵循的要求。实现组织质量管理的方针和目标，有效地开展各项质量管理活动，必须建立相应的质量管理体系。现代企业管理中普遍采用的是 ISO9000 族质量管理体系。

2. 质量管理体系的特点

（1）质量管理体系反映出组织在如何真正发挥质量的作用和如何做出最佳质量管理决策等问题上所秉持的观点。

（2）质量管理体系是组织内部质量管理过程中遵循的详实可行的质量文件的基础。

（3）质量管理体系是使组织内部更多员工、更多职能部门参与并贯彻执行管理活动的基础。

（4）质量管理体系是组织有计划、有步骤地按照重要性顺序改善质量活动的基础。

3. 质量管理体系的原则　在 2015 年版中 ISO9000 提出了质量管理体系中应遵循的七大原则。

（1）以顾客为关注焦点　质量管理的应以满足顾客要求为关注点并且努力超越顾客的期望。

（2）发挥领导作用　各层领导建立统一的宗旨及方向，应当创造并保持使员工能够充分与实现目标的内部环境，使组织的战略、方针、过程和资源保持一致，以实现其组织目标。

（3）组织全员参与　整个组织内各级人员的胜任和参与，是组织创造价值和提供价值能力的必要条件。可通过表彰、授权和提高能力，促进员工在实现组织的质量目标过程中的参与积极性。

（4）运用过程方法　质量管理体系是由相互关联的过程所组成，当活动被作为相互关联的功能过程进行系统管理时，可更加有效地得到预期结果。

（5）持续改进　持续改进对于组织保持当前的业绩水平，帮助组织积极应对内外部条件的变化，做出反应并创造新的机会。

（6）循证决策　基于数据和信息的分析和评价的决策更有可能产生期望的结果。

（7）加强关系管理　组织需要管理与供方等相关方的关系，以最大限度地发挥其在组织绩效方面的作用。

（二）质量管理体系的组成

完整的质量管理体系包括"硬件"和"软件"两部分。硬件是指组织所拥有的各项物质、技术和人力等资源，包括各种设备设施、专业技术和人力资源等硬性条件，是支撑质量管理体系、正确实施组织质量管理活动必不可少的条件。软件是组织在借助这些"硬件"实施质量管理活动中所形成的组织架构、岗位职责和管理制度等。ISO9000 国际标准中将质量管理体系分为过程、组织架构、工作程序、资源和人员等四个组成部分，四个部分相互联系组成有机的质量管理体系，保证质量管理活动的有效开展。

1. 过程　过程是将输入转化为输出的一组相关资源和活动，包括资源管理过程、产品质量形成过程和分析与改进等过程，设计组织产品质量形成的各阶段，从识别并确定用户需求到原材料采购、产品设计、研发、生产、检验、销售、售后及使用的全过程。

2. 组织架构　组织架构是具体执行并维护质量管理体系运行的部门及其人员。组织应根据自身特点、产品特性、质量要求等，科学、合理的设置与组织质量管理体系相适应的组织架构，明确各组成机构的隶属关系、联系方法和各自的职责范围，由组织架构负责组织内质量活动的计划、组织、领导、控制和协调活动。质量管理体系在确定组织架构时，应首先整合梳理组织内部涉及全过程、全方位、全员的所有质量管理工作，根据各机构的能力和隶属关系落实各项质量管理任务。组织架构内部各机构和人员应明确各自的职责并严格落实。

3. 工作程序 工作程序是开展某项工作环节所遵循的途径。组织应对所有可能直接或间接影响质量管理结果的工作环节制定相应的工作程序，对各工作环节的先后顺序、内容和应达到的要求提出详细要求，使其能够按照正确的方法完成，并对其工作效果进行持续的监控和验证，确保组织的质量方针和质量目标得以实现。如组织内部的质量手册、程序文件、作业文件、生产工艺文件、岗位操作规范、标准操作规程等都属于工作程序。

4. 资源和人员 资源和人员是完成质量目标必不可少的组成要素，也是质量管理体系的基本组成，包括组织所拥有的各项资源和各种专业技术人员，如物资资源、设施环境、信息资源、网络资源和人力资源等。组织质量管理体系的实施和运行必须以配备齐全的各种设施设备物质资源、信息资源等为基础，并由一支经验丰富、训练有素、专业技术过硬的管理和技术人员队伍具体实施和维护。根据实际岗位职责要求，定期对管理和专业技术人员进行培训考核，确保其专业知识满足岗位要求。

（三）质量管理体系的建立

组织需要根据行业特点、企业实际状况、产品类型和顾客需求等具体特点对各体系要素进行整体分析，逐步建立完善质量管理体系，一般要经历策划与设计、编制文件、试运行、审核和评审四个阶段。

1. 策划与设计 这是质量管理体系建立的前期准备阶段，需要对质量方针、组织架构、各项资源等进行前期部署，为后续质量管理体系的建立打下基础。主要工作内容包括：①培训全体员工，从高层决策者到中层管理者和基层执行人员，统一认识，提高质量管理意识和专业知识；②建立由质量管理体系建设领导小组、组织小组和执行小组构成的多层次组织架构，落实各职能部门的分工，明确质量管理体系各要素的责任单位；③确定质量方针，制订质量目标，为职工质量管理行为的确定行动准则和工作方向，确保各级人员都能理解和坚持执行；④对产品特点、组织架构、设备、技术、管理和操作人员等现状进行调查和分析；⑤调整组织结构，配备硬件、软件和人员等资源。

2. 编制文件 质量管理体系文件是描述组织质量管理体系的文件，它使组织的各项质量管理活动有法可依、有章可循，是组织内部实施质量管理、衡量和考察组织质量保证能力的重要依据之一。质量管理体系文件要能够覆盖组织内部能够影响产品质量、工作质量的各项活动，因此完整的质量管理体系文件在数量和内容上是十分庞杂的。要对质量管理文件进行科学和合理的组织，使其成为有机的整体，保证其有效性和科学性。

3. 试运行 实践是检验真理的唯一标准，通过试运行，考验质量管理体系文件的有效性和协调性。员工将从实践中出现的问题和改进意见如实反映给有关部门，针对暴露出的问题，尽快采取改进措施和纠正措施，进一步完善质量体系文件。

4. 审核和评审 通过审核和评审，验证并确认质量管理体系文件的适用性和有效性。确认质量方针和质量目标是否可行、文件是否覆盖了所有主要质量活动、组织结构设置是否合理以及员工执行情况等。

四、我国药品质量保证体系

药品质量保证体系是通过一定的规章制度、程序、组织架构、人员和资源把质量保证活动加以系统化、标准化和制度化。其核心是依靠企业不同层次、不同岗位员工的积极性和创造性，发挥科学技术的推动作用，实质上是落实责任制。建立完善的质量保证体系是实施全面质量管理的重要标志。

我国药品质量保证体系严格贯彻全面质量管理的理念，构建出包括研发过程的质量保证、生产过程的质量保证、流通过程的质量保证和使用过程的质量保证等四部分在内的完善的药品质量保证体系，通过实施 GLP、GCP、GMP、GAP、GSP 等一系列的质量管理规范，对药品研发、生产、经营和使用全过程实施控制，保证人民用药安全。

（一）研发过程的质量管理

研发是药品上市前的必经阶段，是决定药品质量的首要环节，对于保证上市药品的安全性、有效性和可控性起着至关重要的把关作用。《中华人民共和国药品管理法》中规定"从事药品研制活动，应当遵守药物非临床研究质量管理规范、药物临床试验质量管理规范，保证药品研制全过程持续符合法定要求。"

1. 药物非临床研究质量管理　在我国，临床前研究阶段必须执行《药物非临床研究质量管理规范（Good Laboratory Practice，GLP）》。目前我国沿用的 2017 年版 GLP 共 12 章 50 条，包括总则、术语及其定义、组织机构和人员、设施、仪器设备和实验材料、实验系统、标准操作规程、研究工作的实施、质量保证、资料档案、委托方、附则。GLP 认证是指国家药品监督管理局对药物非临床安全性评价研究机构的组织管理体系、人员、实验设施、仪器设备、试验项目的运行与管理等进行检查，并对其是否符合 GLP 作出评定。

2. 药物临床研究质量管理　我国《药品注册管理办法》规定，药物临床试验应当在符合相关规定的药物临床试验机构开展，并遵守《药物临床试验质量管理规范（Good Clinic Practice，GCP）》。我国目前现行的 GCP 由国家食品药品监督管理局、国家卫生健康委员会于 2020 年 4 月颁布，于同年 7 月 1 日起开始执行，共 9 章 83 条，包括总则、术语及其定义、伦理委员会、研究者、申办者、实验方案、研究者手册、必备文件管理、附则。2019 年 11 月，国家药品监督管理局、国家卫生健康委员会发布了《药物临床试验机构管理规定》，自 2019 年 12 月 1 日起施行。根据新修订《中华人民共和国药品管理法》的规定，药物临床试验机构由以前的资质认定改为备案管理。

（二）生产过程的质量管理

按生产内容的不同，药品生产阶段可分为中药材生产过程、原料生产过程和制剂生产过程。其中，原料药和制剂的生产过程都属于工业化生产过程，两者联系紧密且具有较多共性。

1. 中药材生产过程质量管理　为保证中药现代化和国际化的稳步推进，2002 年 4 月国家药品监督管理局发布《中药材生产质量管理规范（试行）（Good Agricultural Practice，GAP）》，并于 2002 年 6 月 1 日起施行。2003 年颁布了《中药材生产质量管理规范认证管理办法（试行）》和《中药材 GAP 认证检查评定标准（试行）》。2016 年 3 月，国家食品药品监管总局发布《总局关于取消中药材生产质量管理规范认证有关事宜的公告》，规定取消 GAP 认证。取消 GAP 认证后，国家食品药品监督管理总局的监管将由静态的截点式监管改为动态和全过程的监管，国家食品药品监督管理总局负责药品终端市场的质量标准，中药生产企业（包括中药饮片、中成药生产企业）对产品生产全过程的质量保证负责，确保供应临床、医药市场的所有药品质量信息可溯源。

2. 药品生产过程质量管理　药品生产过程主要包括原料药和制剂的生产过程。药品质量是在生产过程中形成的，因此，要在药品生产过程中有效控制所有可能影响药品质量的因素，规范药品生产秩序，从源头上提高药品质量，保障百姓用药的有效性和安全性，提高我国制药企业的质量管理水平和在国际上的质量声誉。根据《中华人民共和国药品管理法》，从事药品生产活动，应当遵守药品生产质量管理规范，建立健全药品生产质量管理体系，保证药品生产全过程持续符合法定要求。

《药品生产质量管理规范（Good Manufacturing Practice，GMP）》是为了规范药品生产领域的生产过程，用科学合理、规范的条件和方法保证药品质量，尽量减少人为因素的对药品质量的影响，在国际上普遍采用的药品生产质量管理准则和法定的技术规范。2011 版 GMP 共 14 章 313 条，包括总则、质量管理、机构与人员、厂房与设施、设备、物料与产品、确认与验证、文件管理、生产管理、质量控制与质量保证、委托生产与委托检验、产品发运与召回、自检、附则。GMP 认证是国家药品监督管理部门对药品生产企业的生产管理水平进行监督检查的一种手段，是保证药品质量的科学先进的管理方法，也是国际贸易过程中药品质量签证体系的要素之一，对于调动药品生产企业的积极性、提高我国药品生产总体水平、切实保证药品质量起到了积极作用。2019 年 12 月 1 日起，我国新版《药品管理法》正式实施，全面实施药品上市许可持有人制度，依法对药品研制、生产、经营、使用全过程中药品的安全性、有效性和质量可控性负责，取消药品 GMP、GSP 认证，不再受理 GMP、GSP 认证申请，不再发放药品 GMP、GSP 证书。

▶▶ 实例分析 6-1

实例　2007 年 7、8 月，国家药品不良反应监测中心分别接到上海、广西、北京、安徽、河北、河南等地的报告，反映部分医院在给患者使用上海某制药厂部分批号的鞘内注射用甲氨蝶呤和阿糖胞苷后，患者出现行走困难等神经损害症状。随后调查显示，该企业在生产过程中将硫酸长春新碱尾液混于注射用甲氨蝶冷及盐酸阿糖胞苷等批号药品中，导致多批次药品被污染，造成重大的药品生产质量责任事故。同时，该企业有关负责人在前期调查中，还有组织地隐瞒了违规生产的事实。9 月，国家相关部门发出通知，暂停生产、销售和使用该厂所有批号的甲氨蝶呤和阿糖胞苷，并按照药品管理法对该企业给予最高处罚，吊销药品生产许可证，并没收违法所得。公安机关也对相关责任人实施了刑事拘留，并依法追究其刑事责任。

答案解析

问题　药品生产企业应如何加强质量管理？

（三）流通过程的质量管理

流通过程是指药品从生产企业通过不同的中间商渠道转移到消费者（患者）手中的活动过程，包括从药品生产企业的销售出库、运输到中间商仓储、养护、配送及销售至终端的全过程。流通过程是质量管理全过程中的一个环节，是药品生产质量管理在延伸，是保证以形成的药品质量不受影响的手段，也是药品使用质量管理的前提，不能忽视在流通过程中对各种影响质量的因素的控制。根据《中华人民共和国药品管理法》，"从事药品经营活动，应当遵守药品经营质量管理规范，建立健全药品经营质量管理体系，保证药品经营全过程持续符合法定要求。"

《药品经营质量管理规范（Good Supply Practice，GSP）》是我国药品经营企业进行质量管理的基本准则，其目的是保证药品的安全性、有效性、稳定性和均一性，防止假药、劣药及其他一切不合格不合法的药品不进入药品流通过程，做到保质、保量、按期以合理的价格提供满足百姓医疗保健需求的药品。为进一步加强药品经营质量管理，保障药品安全，2016 年 6 月 30 日国家食品药品监督管理总局局务会议审议通过《关于修改＜药品经营质量管理规范＞的决定》，对 2015 年版 GSP 进行了药品追溯制度、疫苗配送及首营企业查验证件等内容的修改，修改后的 GSP 自 2016 年 7 月 13 日起施行，共 4 章 187 条，包括总则、药品批发、药品零售、附则等四部分，其中对药品批发环节从质量管理体系、组织机构与质量管理职责、人员与培训、质量管理体系文件、设施与设备、校准与验证、计算机系统、采购、收货与验收、储存与养护、销售、出库、运输与配送、售后管理等方面做出了详细的规范说明，对药品零售环节从质量管理与职责、人员管理、文件、设施与设备、采购与验收、陈列与储存、销售管理、售后管理等方面做出了详细的规范说明。

> **即学即练 6 −2**
>
> 我国药品经营企业进行质量管理的基本准则是（　　）
>
> A. GLP　　　　B. GCP　　　　C. GMP　　　　D. GSP
>
> 答案解析

任务三　全面质量管理

一、全面质量管理的含义

全面质量管理是以系统理论、质量控制理论为指导，以产品质量为核心，运用数理统计、管理心理学和信息学等学科知识，在质量形成的各个阶段和环节，对影响产品质量的各种因素实施全面系统的控制，建立起一套科学、严密、高效的质量体系，以提供满足用户需要的产品或服务的全部活动。国际标准 IS09000：2000《质量管理和质量保证的术语》把全面质量管理（total quality management，TQM）定义为："一个组织以质量为中心，以全员参与为基础，目的在于通过顾客满意和本组织所有成员及社会受益而达到长期成功的管理途径。"

二、全面质量管理的特点

全面质量管理的特点可以归纳为"三全一多样"，即全方位的质量管理、全过程的质量管理、全员参加的质量管理以及质量管理所采用的方法是科学的、多种多样的。

1. 全方位的质量管理　全面的质量管理中的质量是广义的质量，不仅包括狭义的质量即产品质量，也包括与产品质量形成有关的工作质量，即过程质量和服务质量。良好的产品质量有赖于良好的工作质量，良好的工作质量不但能够保证产品质量，而且可以降低企业运营成本，提高顾客满意度，树立企业良好的形象。

2. 全过程的质量管理　全过程是指产品质量形成和实现的全过程。从市场调查分析到产品的研发、生产、采购、包装、检验、销售、储存、运输、售后服务的全过程，产品质量管理是一个综合性的质量管理工作体系。企业要在市场调查过程中全面收集、整理和分析市场信息，了解市场需求和环境因素，以期能够生产出满足消费者需要的产品。在产品设计研发阶段，提高研发质量，使产品的设计结果能充分满足消费者使用的各项要求。在产品生产各环节中，加强环节控制，消除产生不合格品的各种隐患，挖掘深层次的原因。在销售环节，保证技术服务质量，做到顾客满意，企业获利，社会受益。

3. 全员参加的质量管理　质量是企业质量管理或质量检验部门的主要工作内容，事关产品设计、生产、供应、销售、服务过程中的所有人员，同时也事关企业各个部门如党政工团、财务、人力资源、培训、安保等所有人员。各职能部门如同一个链条环环相扣，每个员工都是链条上的一部分，他们的工作质量或多或少都直接或间接地影响着产品质量，一旦某一环节、链条上的某一部分出现问题，都可能导致整个链条的断裂。所以全面质量管理要求企业全体人员都参与质量管理工作，人人承担质量责任，人人把好质量关，在各自的工作岗位中为提高产品质量做出努力。

4. 全面质量管理采用的方法是科学的、多种多样的 随着科学技术的不断发展，对产品质量、工作质量和服务质量提出了越来越高的要求。同时，影响其质量的因素也越来越复杂，要把这一系列的因素系统地控制起来，全面管好，生产出高质量的产品，提供优质的工作与服务，只靠单一的管理方法是不行的。因此，要根据不同的情况，区别不同的影响因素，采用专业技术、管理技术、数理统计、运筹学和思想教育等各种方法和措施，按照客观规律进行科学的管理，才能真正取得实效，真正做好全面的质量管理工作。

三、全面管理质量的内容

全面质量管理（TQM）是以质量为中心，建立在全员参与基础上的一种管理方法，其目的在于长期获得顾客满意，使组织成员和社会的利益最大化。具体来说，TQM 的基本内容如下。

1. 强调质量第一 TQM 要求在生产过程中把质量管理放在第一位，贯彻"质量第一"的思想。要求全体员工，尤其是领导层要有强烈的质量意识，要求企业在确定经营目标时，首先根据用户的需求，科学确定质量目标，并安排人力、物力、财力予以保证。

2. 以顾客为中心 TQM 注重顾客价值，其主导思想就是"顾客的满意和认同是长期赢得市场、创造价值的关键"。为此，TQM 要求必须把以顾客为中心的思想贯穿到企业业务流程的管理中，从市场调查、产品设计、试制、生产、检验、仓储、销售，到售后服务的各个环节都应该牢固树立"顾客第一"的思想。

3. 预防为主 在企业的质量管理中，要认真贯彻预防为主的原则，凡事要防患于未然。重视产品设计，在设计上加以改进，消除隐患。对生产过程进行控制，尽量把不合格品消灭在发生之前，同时对产品质量信息及时反馈并认真处理。

4. 强调用事实和数据说话 在质量管理工作中要具有科学的工作作风，在研究问题时不能满足于一知半解和表面现象，要对问题做到心中有"数"，运用各种统计学方法和工具进行分析，找出问题并解决问题。

5. 不断改进 TQM 是一种永远不能满足的承诺，用一句广告语概括就是"没有最好，只有更好"。在这种观念的指导下，企业应持续不断地改进产品或服务的质量和可靠性，确保企业获取对手难以模仿的竞争优势。

6. 以人为本 TQM 要求在质量管理的各项活动中，把重视人的作用、调动人的主观能动性和创造性、发动全员参与作为根本的管理理念，在企业内部形成一种人人重视质量的企业文化氛围。

四、全面质量管理的工作程序

全面质量管理工作中最常采用的工作程序是 PDCA 循环法。PDCA 即英文中的 plan（计划）、do（实施）、check（检查）、action（处理）四个单词的首字母，它们的组合即 PDCA 循环，是指按照计划、实施、检查、处理顺序从事质量管理工作，并不断循环的一种科学管理方法。PDCA 循环是由美国著名的质量管理学家戴明（William Edwards Deming）博士发明并在全球推广的，故也称为"戴明环"，它体现了全面质量管理的思想方法和工作步骤。

（一）PDCA 循环过程

PDCA 循环包括四个阶段、八个步骤，即一次质量管理工作的活动过程。

1. 计划（Plan）阶段　要求企业在充分调查研究的基础上，分析原因，制定应对措施和工作计划。具体包括四个步骤：①调查研究，分析质量管理现状，找出存在的问题；②根据存在的问题，分析其产生的各种原因和影响因素；③从诸多原因中找出影响质量的主要原因和影响因素；④针对影响质量的主要原因和影响因素，制定应对措施和工作计划。

2. 实施（Do）阶段　即严格遵照并实施第一阶段制定的措施和计划，记录结果。

3. 检查（Check）阶段　即在计划的实施过程中或实施之后，将实施结果与第一阶段所制定的质量工作目标进行比较，检查计划完成状况，及时发现计划执行过程中出现的问题，总结经验。

4. 处理（Action）阶段　根据上一阶段的检查结果，采取相应措施，具体包括两个步骤：①总结计划执行过程中的经验教训，根据成功的经验和失败的教训修正原有的质量管理制度和质量标准，巩固成绩，防止问题重现；②尚未解决的遗留问题，留至下一次 PDCA 循环中继续解决。

（二）PDCA 循环的特点

1. 按顺序周而复始　PDCA 循环是按照 P—D—C—A 的顺序循环往复的，四个阶段的顺序固定不变，同时这四个阶段不是运行一次就完结，而是周而复始地不断循环进行。一次循环帮助企业解决了一部分问题，可能还有问题没有解决，遗留问题再进入下一次 PDCA 循环，企业制订出新的计划，实施计划，检查执行情况，总结处理，依此类推。

2. 大环套小环，相互促进　企业的质量管理体系与其内部各职能部门的关系，是大环套小环的有机逻辑组合体。PDCA 循环不仅适用于整个企业，也适用于各个职能部门、车间、班组和个人。整个企业是一个大的 PDCA 循环，各职能部门的质量管理则是大环中的小环，形成大环套小环的有机循环组合体。大环是小环循环转动的依据，小环是大环循环转动的保证，小环的转动推动上一级循环乃至整个企业质量管理工作的循环转动，通过大环与小环的循环推动，促进企业各项质量管理工作协同前进。

3. 阶梯式上升，循环前进　PDCA 循环不是停留在同一个水平上的循环，而是阶梯状上升的循环，没经过一次循环，就解决了一部分现有问题，质量管理水平得到提高，达到新的质量管理高度，PDCA 循环过程就是质量管理工作循环前进，质量管理水平逐步上升的过程。

📝 实践实训

实训五　医药企业的质量管理

【实训目的】

1. 熟练掌握全面质量管理理论，通过对案例中医药企业质量管理状况的分析，帮助企业解决质量管理中遇到的实际问题，加深对所学知识的理解。

2. 学会发扬团队合作精神，锻炼自我表达能力。

【实训要求】

1. 质量安全事件要求为国内外医药行业近期发生的事件。

2. 实验开始前期要搜集详实的相关资料，避免临时抱佛脚。

3. 各小组形成书面观点后由代表发言，台上同学演讲时，台下同学注意保持安静。

4. 各小组发言结束后允许其他小组提问，就不同意见讨论。

【实训内容】

1. 实训背景 请学生通过网络等途径搜索国内外发生的药品质量安全事件，回答下面两个问题：

（1）简要描述此次质量安全事件发生的始末，并分析质量安全事件发生的原因（发生过程、发生原因、处理结果）

（2）运用全面质量管理理论分析此次质量安全事件对其他企业的启示。

2. 操作步骤

（1）实训分组 将全班同学按照 5~6 名同学为一组进行分组。

（2）任务确定 由老师为各小组布置小组任务。

（3）实训实施 各小组根据老师布置的小组任务，收集资料，并进行整理分析，将分析结果制作成 PPT。

（4）成果汇报 实训课堂上以 PPT 形式进行成果汇报，各小组代表对本小组分析的事件进行总结说明。

（5）教师点评。

【实训评价】

教师明确实训目的和要求，适时指导实训，学生分组组织，按步骤开展实训，形成调查报告；实训结束后，进行实训交流，师生共同评价工作成果。小组评分标准具体见表 6-1。

表 6-1 小组评分标准

评分项目	配分	小组得分	备注
能正确查阅相关资料	10 分		
能够准确描述质量安全事件全过程	30 分		
能正确运用全面质量管理理论深刻分析	30 分		
实训态度良好，积极参与	10 分		
实训汇报逻辑性强，条理清晰	20 分		
合计	100 分		

目标检测

答案解析

一、单项选择题

1. 20 世纪 50 年代末 60 年代初，美国人费根堡姆提出了（ ）

    A. 质量检验管理   B. 统计质量控制管理

    C. 检验员质量管理   D. 全面质量管理

2. 现阶段质量管理处于（ ）

    A. 质量检验管理阶段   B. 统计质量管理阶段

    C. 检验员质量管理阶段   D. 全面质量管理阶段

3. GMP 在我国称为（ ）

    A. 药品经营质量管理规范   B. 药品生产质量管理规范

    C. 药品非临床研究质量管理规定   D. 中药材生产管理规定

4. 下列说法正确的是（　　）

　　A. 质量部门才有质量管理职能　　　　　　　B. 质量管理问题是生产过程造成的

　　C. 质量管理人人有责　　　　　　　　　　　D. 高质量意味着高成本

二、多项选择题

1. 全面质量管理特点中的"三全"全是指（　　）

　　A. 全员参与的质量管理　　　　　　　　　　B. 全过程的质量管理

　　C. 全方位的质量管理　　　　　　　　　　　D. 全体质检部门人员的质量管理

　　E. 全部一线工人参加的质量管理

2. 全面质量管理的内容包括（　　）

　　A. 强调质量第一　　　　　　　　　　　　　B. 预防为主

　　C. 强调用事实和数据说话　　　　　　　　　D. 不断改进

　　E. 一切以经济效益为中心的观点

3. PDCA 循环是指（　　）

　　A. 计划　　　　　　　B. 实施　　　　　　　C. 控制

　　D. 检查　　　　　　　E. 处理

4. 药品质量指标包括（　　）

　　A. 有效性　　　　　　B. 安全性　　　　　　C. 稳定性

　　D. 经济性　　　　　　E. 均一性

三、简答题

1. 药品质量的定义？

2. 药品质量管理的特点？

3. 全面质量管理的特点有哪些？

4. PDCA 循环包括哪些阶段？

四、案例分析题

　　请搜索"长春长生疫苗事件"始末，分析事件发生的原因，针对事件发生的原因为企业提供建设性意见。

书网融合……

知识回顾　　　　　习题

学习引导

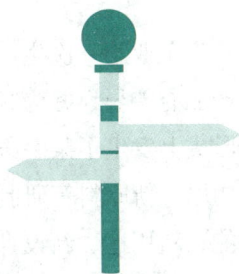

二十大报告特别强调，要坚持创新在我国现代化建设全局中的核心地位。产品是企业的生命，创新是企业的灵魂。抓创新就是抓发展，谋创新就是谋未来。新产品的研发过程就是企业创新的过程，一个企业要想在激烈的市场竞争中生存发展，新产品的开发至关重要。

本项目的主要内容是：新产品的概念及类型，产品生命周期理论，新产品开发策略，药品的概念和分类，开发流程，医药知识产权保护的意义等。

学习目标

1. **掌握**　医药产品、新产品和产品生命周期理论的相关概念；药品的概念、分类及特点；医药知识产权保护的概念和特征。

2. **熟悉**　产品生命周期理论和新产品开发策略；新药研究和开发的工作程序；医药知识产权的种类和我国医药知识产权保护的措施。

3. **了解**　新产品的类型和我国药物研究与开发的发展方向及医药知识产权保护的意义。

任务一　产品生命周期与新产品开发

PPT

一、产品及医药产品的概念

（一）产品的概念

就产品的物质属性而言，可以将产品定义为由劳动创造，具有使用价值，能够满足消费者需求的具有某种特定物质形状和用途的物品。

（二）医药产品的概念

医药产品包括药品、保健食品和医疗器械等产品。

1. 药品　《中华人民共和国药品管理法》将药品定义为，用于预防、治疗、诊断人的疾病，有目的地调节人的生理功能并规定有适应证或者功能主治、用法和用量的物质，包括中药材、中药饮片、中成药、化学原料药及其制剂、抗生素、生化药品、放射性药品、血清、疫苗、血液制品和诊断药品等。本章讨论的医药产品以药品为主。

2. 保健食品　我国的《保健（功能）食品通用标准》第 3.1 条将保健食品定义为：保健（功能）食品是食品的一个种类，具有一般食品的共性，能调节人体的功能，适用于特定人群食用，但不以治疗疾病为目的。

3. 医疗器械　医疗器械是指直接或者间接用于人体的仪器、设备、器具、体外诊断试剂及校准物、材料以及其他类似或者相关的物品，包括所需要的计算机软件。

二、新产品的概念及类型

（一）新产品的概念

新产品是一个相对概念，我们可以从多个角度定义新产品。就企业角度而言，凡为企业第一次生产销售的产品就是新产品；就市场营销角度而言，凡在功能或形态上得到改进，且与原有产品有差异，并为顾客带来新的利益，即可视为新产品；就技术角度而言，凡在产品的原理、结构、功能和形式上发生了某一方面或多方面改变的产品即称作新产品。综合而言，新产品是指采用新原理、新技术、新构思、新原料等研制的产品或在结构、工艺、性能等方面比现有产品有明显改进的产品。新产品因其在新性能、新用途、新设计、新结构等方面的优势，能够给消费者带来新的利益或效用，同时也可能会为企业带来巨大的竞争力。

（二）新产品的类型

以医药市场为例，新产品的类型根据创新程度可以分为四类。

1. 仿制新产品　仿制新产品也称仿制药，指医药企业自身没有此类产品，但是市场上已有，通过自行研究其生产提取工艺流程模仿制造的产品，这是最为快捷的开发新产品的方式之一。这种方式风险较小，对于医药企业而言，在市场需求强劲的情况下，只要具备生产条件和生产能力，就可以借鉴现成的或通过改进生产技术和样品进行新产品的开发。中国是仿制药的大国，

2016 年国家提出仿制药一致性评价，要求仿制药品要与原研药品质量和疗效一致。一致性评价的进行，将有助于加快中国医药产业的优胜劣汰、提升整体药品质量。

知识链接

仿制药一致性评价

仿制药一致性评价是指对已经批准上市的仿制药，按与原研药品质量和疗效一致的原则，分期分批进行质量一致性评价，仿制药需在质量与药效上达到与原研药一致的水平。

对已经批准上市的仿制药进行一致性评价，这是补历史的课。因为过去批准上市的药品没有与原研药一致性评价的强制性要求，有些药品在疗效上与原研药存在一些差距。历史上，美国、日本等国家也都经历了同样的过程，日本用了十几年的时间推进仿制药一致性评价工作。开展仿制药一致性评价，可以使仿制药在质量和疗效上与原研药一致，在临床上可替代原研药，这不仅可以节约医疗费用，同时也可提升我国的仿制药质量和制药行业的整体发展水平，保证公众用药安全有效。仿制药一致性评价在我国是补课，也是创新。

2. 改进新产品　指利用新设计、新材料、新包装、新样式、新商标等方式推出的新产品。这类改进的新产品能够增强产品的市场竞争力、延长产品的生命周期，是处于成熟期产品经常采用的推出新产品的方式。同时这种新产品还可以减少研发费用和风险，利用原有的产品优势，迅速进入市场，提高医

药企业的经济效益。

3. 换代新产品 指采用新剂型、新材料、新技术等，使得原有产品的性能有显著的提高，比如药品"硝苯地平"由原来的片剂向缓释剂和控释剂转变。换代新产品对医药企业而言，同样在原有产品基础上发展而来，但其科学技术含量却更高，是医药企业进行新产品开发、提高竞争力的重要创新方式。

📖 **知识链接**

硝苯地平

硝苯地平是地平类降压药最早问世的一代，主要用于预防和治疗冠心病和心绞痛，尤其是变异型心绞痛和冠状动脉痉挛所致心绞痛。

硝苯地平普通片剂，半衰期仅为 4~5 小时，一天需多次给药，血压容易波动，可反射性促使交感神经兴奋，心率加快，有致猝死的风险，故不推荐用于高血压的长期治疗，仅用于紧急情况。

硝苯地平缓释制剂，应用包膜技术，采用合适的辅料制备的缓释制剂，它释放药物的速度缓慢而持久，相比普通片剂可以更加平稳的降低血压，每 12 小时用药一次即可，不良反应也比普通片剂更少，能提高患者的用药依从性。硝苯地平控释片比缓释片制备工艺更高。它是采用的是骨架材料，通过渗透泵原理，将药物与骨架材料制成释放速率恒定的片剂，其药效平稳，其服药次数仅为每天一次。口服药物后，药片中的有效成分完全释放，其骨架片外壳仍以完整形式随粪便排出体外。

4. 完全创新产品 指应用科技新成果，运用新原理、新结构、新工艺、新技术和新材料研制成功的市场上前所未有的产品，比如当下出现的许多生物制剂和抗癌类新药等。创新药研发能力较强的企业主要分为 2 类：一类是大型制药公司（big pharma），另一类是小型生物科技公司（small bio-tech）。

三、产品生命周期理论

（一）产品生命周期的内涵

产品生命周期是把一个产品的存在历史比作人的生命周期，要经历出生、成长、成熟、老化、死亡等阶段。就药品而言，要经历开发、导入、成长、成熟、衰退的完整过程，故药品生命周期可分为开发期、导入期、成长期、成熟期和衰退期五个阶段。由于开发期未进入市场阶段，没有给企业带来收益，因此，典型的医药产品生命周期一般分成四个阶段，即导入期、成长期、成熟期和衰退期（图7-1）

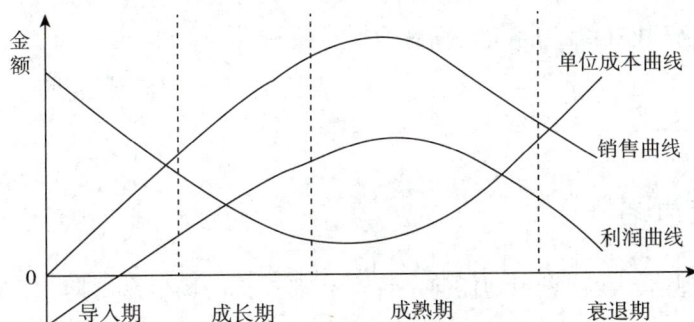

图 7-1 药品生命周期

113

（二）产品生命周期各阶段的特点

1. 开发期　指从构思医药产品创意到医药新产品正式上市的时期，分为临床前研究和临床研究两个阶段，此期间该药品不能给企业带来任何的收入，同时还需医药企业不断增加投资，企业处于比较艰难的阶段。

2. 导入期　导入期又称引入期或介绍期，指新药首次正式上市后的最初销售时期。处于导入期的医药产品，消费者对其不了解，产品几乎无人问津；生产技术受到限制，性能还不够完善；药品销售量极为有限，制造成本高；价格决策难以确立，销售价格通常偏高，会限制购买需求，也可能难以收回成本。因此，生产者为了扩大销路，不得不投入大量的促销费用，对产品进行宣传推广，故广告费用和其他营销费用开支较大；利润较小，甚至为负利润，医药企业此时承担的市场风险最大。

3. 成长期　指产品转入批量生产和扩大市场销售额的时期。经过一段时间试销后，产品已经定型，生产工艺基本成熟，大批量生产能力形成。随着产品知名度的提高，购买者逐渐接受该产品，产品需求持续增长，企业的销售额迅速上升，因此生产成本大幅度降低，利润迅速增加；但与此同时，竞争者看到有利可图，将纷纷进入市场参与竞争，使同类医药产品供给量增加，价格随之下降，威胁医药企业的市场地位，市场竞争开始加剧。

4. 成熟期　指产品进入大批量生产，市场已达到饱和，处于竞争最激烈的时期。处于成熟期的产品大批量生产并稳定地进入市场销售阶段，随着购买产品的人数增多，销售量达到顶峰，虽可能仍有增长，但增长速度缓慢，随着市场需求逐渐趋于饱和及减少，销售增长率和利润甚至呈现下降趋势。同时，产品普及率趋高并日趋标准化，生产量大，生产成本低，利润总额高但增长率降低；行业内生产能力出现过剩，市场竞争尤为激烈，产品售价降低，导致生产或经营同类产品的医药企业之间不得不加大在产品质量、规格、包装、服务和广告费用等方面的投入。通常，这一阶段比前两个阶段持续的时间更长，因此企业管理者需在此阶段花费更多的精力。

5. 衰退期　指产品已经老化，进入到逐渐被市场淘汰的时期。这期间产品销售量显著衰退，利润也大幅度滑落。优胜劣汰，市场竞争者也越来越少，产品逐渐老化，转入产品更新换代的时期。医药企业生产能力过剩日益突出；市场上以价格竞争作为主要手段，医药企业只能努力降低售价，回收资金；竞争医药企业纷纷转入研制开发新药，甚至已经有其他性能更好、价格更低的新药和替代品上市，足以满足消费者的需求；此时成本较高的医药企业就会由于无利可图而陆续停止生产或退出市场，该类医药产品的生命周期也就陆续结束，以致最后完全退出市场。

> **即学即练 7-1**
>
> 药品生命周期可分为哪几个阶段（　　）
>
> 答案解析　A. 开发期　　　　B. 导入期　　　　C. 成长期　　　　D. 成熟期　　　　E. 衰退期

四、新产品开发策略

通过产品生命周期理论，我们意识到任何一种产品都有其市场生命周期，企业只有不断地开发新产品或改进现有产品，才能满足消费者不断变化的需求，才能保证企业的生存和发展。因此，为了保证医药企业把握新产品开发的正确方向，提高新产品开发的成功率，必须制定合适的新产品开发策略。

（一）新产品开发的主体选择策略

1. 独立开发策略　指企业完全依靠自身的资源优势和技术力量独立进行新产品的开发。该种开发策略要求企业必须拥有强大的技术优势和雄厚的人、财、物资源，独立开发策略分为自主性创新开发和仿制性创新开发两类。一些大型的跨国医药企业由于其实力雄厚，多采用自主创新研发策略，而实力较弱的行业追随者多采用仿制性创新开发策略。

2. 技术引进策略　指医药企业通过引进新技术、购买专利等手段进行新产品的开发。这样可以降低新产品开发的技术风险，加快开发速度，但需支付高昂的技术引进费用。此种策略适合产品开发技术力量比较薄弱而生产能力、资金实力、营销能力比较强的企业。

3. 合作开发策略　指医药企业与其他企业或单位联合技术、资金、人才等资源共同开发新产品。其方式主要有两种：一种是联合其他企业与高校或科研院所签订联合开发协议，共同开发新产品。如由江苏恒瑞医药牵头，成立医药高端制剂与绿色制药创新联盟。创新联盟按照"公司 + 联盟"的模式，集聚企业、高校、科研院所等各方力量，吸纳到中国药科大学、石药控股、绿叶制药等 28 家省内外成员单位。联盟的成立整合了医药企业、高校、科研院所和医院等有关创新资源，促进和增强各方领域资源共享，加快新药研发技术的转移和成果转化。另外一种是与其他企业组建合资机构，发挥各自的技术、资金、营销、人才优势，共同开发新产品，如浙江九洲药业股份有限公司与上海医药集团股份有限公司在浙江省台州市设立合资公司。

4. 技术外包策略　指由于医药企业技术能力有限，将新产品开发的有关技术项目外包给专业的合同研究机构（contract research organization，CRO），CRO 又称医药研发外包企业，由其提供新产品开发的有关技术服务。这种策略可以提高新产品开发效率，降低开发成本，这种策略适合于技术能力薄弱的医药企业。技术外包策略在全球制药企业的新药研发中普遍应用。

（二）新产品开发的市场竞争策略

1. 追随型开发策略　指企业将新产品开发的重点放在产品仿制和改进上，以防御竞争对手因产品技术创新所造成的威胁。这种新产品开发的市场竞争策略适合于实力较弱的中小型医药企业，它们不具备全新型产品的开发能力；或者企业难以承担开发全新产品的风险，但又想在当前潜力市场分得一杯羹，以寻求新的发展机遇，因此采用追随型开发策略。

2. 进攻型开发策略　指医药企业不断通过技术创新开发新产品，以满足市场上消费者不断变化的需求，从而获取产品在市场上的技术领先地位和竞争优势。这种策略适合于技术、资金、人力资源均较雄厚的企业，这些企业必须制定积极进取的新产品开发规划，成为医药企业新药研发的领头羊。

3. 系列化开发策略　系列化开发策略又称系列延伸策略，企业围绕产品进行全方位的延伸，开发出一系列类似的但又各不相同的产品，形成不同类型、不同规格、不同档次的产品系列。如华邦制药围绕皮肤病研究开发一系列新产品。企业针对消费者在使用某一产品时所产生的新需求，推出特定的系列配套新产品，可以形成医药企业产品组合，加深企业产品深度，为企业新产品开发提供广阔的天地，提升新产品的市场竞争力。具有设计、开发系列产品资源和深化产品组合能力的医药企业可采用这种开发策略。

4. 优势型开发策略　指医药企业根据自己的优势，针对不同的产品采用不同的开发策略。例如，一家制药企业在具有竞争优势的心血管产品的处方药领域实施进攻型开发策略，在维生素与矿物质产品的非处方药领域实施追随型开发策略，而在其他领域则不进行任何的研究开发投入。企业的资源是有限的，而消费者的需求是无限的，企业一般在现有资源不能同时满足所有产品在市场上保持技术领先优势时，会对优势产品采取主动进攻策略，而对非优势产品采取追随策略。

>> **实例分析 7-1**

案例 2020 年 8 月，浙江九洲药业股份有限公司对外发布《关于对外投资设立合资公司的公告》，公告内容：为进一步提升公司药物制剂开发业务市场竞争力，深度参与仿制药市场布局，公司与上海医药集团股份有限公司达成共识，双方在浙江省台州市设立合资公司，形成长期战略合作关系。合资公司注册资本为人民币 50000 万元，九洲药业和上海医药需要根据各自优势为合资公司提供有竞争力的原料药、制剂生产及制剂销售服务。

问题

（1）浙江九洲药业股份有限公司为什么与上海医药集团合作？

（2）什么情况下适合与其他企业合作开发？

答案解析

任务二　新药研究与开发

PPT

一、新药的概念及新药注册分类

（一）新药概念

根据《药品管理法实施条例》（2002 年 9 月 15 日）规定："新药是指未曾在中国境内上市销售的药品。《国务院关于改革药品医疗器械审评审批制度的意见》（2015 年 8 月 9 日）建议：将新药的定义调整为"未在中国境内外上市销售的药品"。

（二）药品注册分类

2020 年新出台的《药品注册管理办法》明确了化学药、中药以及生物制品的新药的概念，分为创新药和改良型新药。

根据《药品注册管理办法》，新药申请是指未曾在中国境内上市销售药品的注册申请。对已上市药品改变剂型、改变给药途径、增加新适应证的药品注册按照新药申请的程序申报。药品注册按照中药、化学药和生物制品等进行分类注册管理。

中药注册按照中药创新药、中药改良型新药、古代经典名方中药复方制剂、同名同方药等进行分类。

化学药注册按照化学药创新药、化学药改良型新药、仿制药等进行分类。

生物制品注册按照生物制品创新药、生物制品改良型新药、已上市生物制品（含生物类似药）等进行分类。

二、新药研究与开发的工作程序

新药研发工作是系统、复杂的，具有高技术、高投入、高风险、高收益、周期长等特点，但新药研发有利于企业塑造良好的形象和提升品牌竞争力，是医药产业发展的动力，是企业的主要利润来源。因此，为了降低新药研发风险，节约研发费用，促进新药更快、更早的上市，必须按照科学的研发流程进行新药研究与开发。

新药开发要经历创意生成阶段、临床前研究与临床研究申请、临床研究与新药申请和新药上市监测四个阶段。

（一）新药创意生成阶段

创意生成阶段是新药研究开发的起始阶段。不断更好地满足消费者对疾病治疗手段和技术的更高需求，是医药企业努力开发新药的主要内在动因和基本目标追求之一。

从本质上讲，新药创意的生成依赖于企业对消费者现实需求和潜在需求的充分了解。从创意来源上，它可以来源于医药产品的消费者、医务人员、企业科研人员、企业销售人员、企业产品的经销商等，甚至竞争对手。创意的方向包括各种类新药，如新原料药、已上市药物结构的改造、开发新的给药途径等。

新药创意生成后，企业根据自身的研究开发战略，在进行充分市场需求调查的基础上，需要对自己所拥有的技术资源、人力资源、资金能力等各种资源等进行新药开发的可行性评估。经新药开发可行性论证后，确定新药开发目标，开始临床前实验室研究工作。

（二）临床前研究与临床研究申请

临床前研究的主要任务是在实验室通过动物实验系统评价新的候选药物，确定其是否符合以人体为试验对象的临床试验的要求，主要研究工作包括药学研究、药理学研究和药物毒理学研究。具体研究工作包括单次给药的毒性实验、反复给药的毒性试验、生殖毒性试验、遗传毒性试验、致癌实验、局部毒性实验、免疫原性实验、依赖性实验等。药物临床前研究必须按《药物非临床研究管理规范》的有关要求进行；上述研究工作结束后可向国家药品监督管理部门申请临床研究。

（三）临床研究与新药申请

候选药物的临床前研究报告经国家药品监督管理门审评批准后，可进入临床试验研究阶段。临床试验分Ⅰ、Ⅱ、Ⅲ、Ⅳ期，Ⅰ期临床试验的任务是初步评价临床药理学和人体安全性，Ⅱ期临床试验的任务是初步评价药物的治疗作用，Ⅲ期临床试验的任务是确认治疗作用，Ⅳ期临床试验的任务是新药上市的监测。新药临床研究必须按《药物临床试验质量管理规范》的有关要求进行。新药在完成Ⅰ、Ⅱ、Ⅲ期临床试验后可申请新药证书，获得批准后可作为新药在临床使用。

（四）新药的上市监测

新药的上市监测也称药品上市后研究，其任务是对获得国家药品监督管理部门批准上市的新药进行评价，主要指Ⅳ期临床试验，与Ⅱ、Ⅲ期临床试验进行比较。Ⅳ期临床试验的主要目的是进一步监测药品在扩大化的人群中使用的安全性及疗效。

三、我国药物研究与开发的发展方向

医药产业是资金技术密集型产业，世界各大医药企业积极追求技术创新，以提高产品的技术含量。我国的药品产量也已跃居世界第一，我国医药市场也已经超越日本位居世界第二。2020 年 A 股上市医药制造业企业的研发费用持续增长，平均研发费用 1.81 亿元，同比增长 19.61%，平均投入强度为

5.20%，其中，恒瑞医药以近50亿元（49.89亿元）的研发费用排名A股第一。

目前，化学药的研发和生产仍然是国内生物医药产业的中坚力量，化学药市场仍将以较快的速度发展，中药产业进入新的发展期，中成药和中药饮片市场规模在一直增长；生物药发展势头迅猛，研发与产业化能力大幅度提高，形成化学药、中药、生物药三足鼎立的产业新格局。结合我国药物开发技术和传统中医药资源的特点，我国在药物研发方面有自己的重点方向和领域。

（一）开发"me－too"和"me－better"药物

在原创药的全新化合物筛选越来越困难的情况下，开发"me－too"药物和更具有创新性的"me－better"药物，既可以减少筛选药用全新化合物的时间和技术风险，节约开发成本，又可以通过对现有的专利药物的结构优化和改造，获得比原创药在活性、代谢、毒性等方面都更有优势的药物。例如，江苏恒瑞医药就推崇创新思维，不惜投入大量研发费用，从首仿到"me－too"再到"me－better"类创新药物的开发。

知识链接 ————————————————————————————————————

"me－too"药物：特指具有自己知识产权的药物，其药效和同类的突破性药物相当。

"me－better"药物：比"me－too"做得更深入，结构改变更大，甚至核心结构都有改动，得到的化合物在活性、代谢、毒性等方面都更有优势的药物。

（二）经典名方的开发

经典名方是中药临床应用几千年实践经验的自然结晶，以其显著的疗效沿用至今，不断为人类健康服务。在我国大力发展中医药的契机之下，将这些以经典名方为代表的中华瑰宝转化为携带和使用更方便的优质产品，填补部分领域尚无成药的空白，满足多样化的用药需求，是大势所趋，同时也是中药产品开发的首选捷径，更是坚定中医药文化自信的重要举措。

（三）二次开发中药复方制剂

中医药是中华民族集体智慧的结晶，经过长期的临床验证和发展，形成了许多安全有效的复方中药。在中医药理论基础确定中药复方作用机制的前提下，通过借鉴国际先进的天然药物开发的思路和模式，寻找中药复方中的活性物质和有效成分，进行中药的现代化研究，不仅能够加快我国新药开发的速度，也能促进我国药物研发水平和中药国际化水平的提高。

知识链接 ————————————————————————————————————

中医药发展

二十大报告强调要促进中医药传承创新发展。中医药学包含着中华民族几千年的健康养生理念及其实践经验，是中华文明的瑰宝，凝聚着中国人民和中华民族的博大智慧。中华人民共和国成立以来，我国中医药事业取得显著成就，为增进人民健康做出了重要贡献。

习近平强调，要遵循中医药发展规律，传承精华，守正创新，加快推进中医药现代化、产业化，坚持中西医并重，推动中医药和西医药相互补充、协调发展，推动中医药事业和产业高质量发展，推动中医药走向世界，充分发挥中医药防病治病的独特优势和作用，为建设健康中国、实现中华民族伟大复兴的中国梦贡献力量。

（四）开发天然药物

我国本身的药物研发基础技术薄弱，国内企业的研发投入有限，同时随着化学新药研发难度的增加，我国的化学药的创新研发能力在短期内很难赶上欧美发达国家，而由于我国拥有丰富的药用植物和动物及矿物资源，开发天然药物却有很好的资源优势和国际竞争力，而且从植物、动物、矿物等天然物质中提取的有效部位和制剂，在技术需求、资金投入和国民的接受度等方面，要比通过化合物的合成或者拆分获得原料药及其制剂的优势更加明显。

（五）开发生物技术药物

生物药物的研发是近十几年国际药品研发的重点领域。我国的生物技术药物的研发处于世界领先的水平，为我国的优势研发产业。生物技术药物在癌症、获得性免疫缺陷综合征、冠心病、传染性疾病等疾病的治疗方面前景良好，未来的市场需求巨大。

我国的生物技术产业经过几十年的发展之后，建立起比较完整的研究开发体系，为我国生物技术药物的开发奠定了良好的技术基础。通过对现有生物技术企业的整合，努力发展生物制药产业是我国医药产业发展的重要方向。

任务三　医药产品知识产权保护

PPT

一、医药产品知识产权的定义、种类及特征

（一）医药产品知识产权的定义

知识产权（intellectual property）是指公民、法人和其他社会组织依照法律的规定，对其在科学、技术、文化、艺术领域从事智力活动而创造的智力成果所享有的专有权利。从法律意义上讲，知识产权属于产权的范畴，是无形的权力。

医药产品知识产权是指一切与医药行业有关的发明创造和智力劳动成果的财产权。

（二）医药产品知识产权的种类

医药产品知识产权主要包括医药专利权、医药商标权、医药著作权和医药商业秘密。

1. 医药专利权　医药专利权是最重要的医药知识产权。医药专利有发明专利、实用新型专利和外观专利三种，具体包括依法取得专利权的新医药产品、新工艺、新配方、新用途、新的给药途径以及新剂型、新制药装备、新医疗器具和新的药品包装等。专利是保护医药发明创造最有效的手段。

2. 医药商标权　医药商标是指生产经营者在其商品或服务上使用的标记，医药商标权保护的范围为医药企业已注册的商标，涉及的产品可包括药品、制药机械、仪器、配套医药设备、医药包装材料、包装机械等。

3. 医药著作权　医药著作权的范围涉及医药领域的图书、摄影、产品说明书、计算机软件、多媒体软件、数据库、网络系统等。

4. 医药商业秘密　商业秘密是指不为公众所知，能为权利人带来经济利益、具有实用性并经权利人采取保密措施的技术信息和经营信息。其范围包括设计资料、产品配方、制作工艺、客户信息、商业情报等。

（三）医药产品知识产权的特征

医药产品知识产权和其他知识产权一样具有以下几个特征。

1. 法定性 医药知识产权是法律授予的一种权利，医药知识产权的获取必须依法进行申请和审批，不是人们自由约定和创设的。

2. 非物质性 医药知识产权区别于有形医药产品财产权的最重要、最根本的特征在于其非物质性，医药知识产权保护的客体是一种智力成果，而非有形的物体财产。权利人通过法律赋予的权利控制他人对其智力成果的非法使用。

3. 专有性 法律对智力成果的所有人授予智力成果的专有权，以体现权利人对其智力成果的独占性和排他性，正因为医药知识产权具有独占性和排他性，才使医药知识产权具有经济性和可转让性。

4. 时间性 医药知识产权都有法定的保护期限，法定保护期满，权力也随之自动终止，也即意味着它可以作为社会公共财富，任何人都可以使用。我国《专利法》规定，发明专利的保护期限为20年，实用新型专利和外观设计专利的保护期限为10年；我国的《商标法》规定，注册商标的有效期为10年，有效期满可以申请续展，每次续展注册的有效期为10年。

5. 地域性 医药知识产权由国家法律确认并受到保护，即任何国家或地区所授予的医药知识产权，仅在该国或该地区范围内受到法律保护，如果权利人希望在其他国家或地区也享有专利权，则应依据其他国家的法律另行申请（本国与其他国家签有双边互惠协定的除外）。

6. 可复制性 医药知识产权是一种智力成果，其财产权性质的体现是通过一定的载体表现出来的，如根据专利技术生产出来的某种创新药品，由无形资产转变为有形物体，这就是知识产权的可复制性。

即学即练 7 - 2

医药产品发明专利的保护期限为（ ）

答案解析　A. 20 年　　　　B. 15 年　　　　C. 15 年　　　　D. 5 年

二、医药知识产权的保护措施

（一）医药专利权的保护

1. 医药专利权的保护范围 我国《专利法》规定，发明或实用新型专利权的保护范围以其权利要求的内容为准，说明书及附图可以用于解释权利要求的内容；外观设计专利权的保护范围以表示在图片或者照片中的该产品的外观设计为准，简要说明可以用于解释图片或者照片所表示的该产品的外观设计。专利权包括人身权和财产权。

（1）人身权　主要包括姓名权，是指发明人或设计人享有在专利文件中写明其姓名的权利。

（2）财产权　主要包括独占实施权、实施许可权、转让权和标示权。

（二）医药专利的侵权责任

1. 民事责任 主要包括：①停止侵权，是指侵权行为人应当根据专利管理行政部门的处理决定或人民法院的裁决，停止正在实施的专利侵权行为；②赔偿损失，可根据专利权人因侵权而受到的损失或侵权行为人获得收益情况，或者参照专利使用许可费，确定赔偿标准，由专利侵权行为人向专利权人支付赔偿费；③消除影响，由侵权行为人采取适当的方式消除因其侵权行为给专利权人或其产品带来的不良影响。

2. 行政责任 责令侵权行为人立即停止侵权行为，并发布公告，没收违法所得，根据相关规定处以相应罚款。

3. 刑事责任 根据有关法律规定，追究专利侵权行为人相应的刑事责任。如我国《刑法》规定，对假冒他人专利者，情节严重的，可以处三年以下有期徒刑或者拘役。

（二）医药商标权的保护

1. 医药商标权的保护范围 我国《商标法》规定，经国家工商行政主管部门核准为注册商标后，其注册人享有商标的专用权，受到法律保护。商标权包括：独占使用权、禁止权、转让权、许可权和续展权。

📱 **知识链接** --

商标

商标是一个法律术语，是指已获得专有权并受法律保护的一个品牌或品牌中的一部分。企业在政府有关主管部门注册登记以后，就享有使用某个品牌名称和品牌标志的专有权。这个品牌名称和品牌标志受到法律保护，其他任何企业都不得仿效使用。我国习惯上对一切品牌不论其注册与否都统称商标，而另有"注册商标"与"非注册商标"之分。用"®"或"注"明示为注册商标，受到法律保护，非注册商标则不受法律保护。

2. 医药商标权的侵权责任

（1）民事责任 主要包括停止侵权、赔偿损失和消除影响。

（2）行政责任 主要包括责令侵权行为人停止侵权行为、销毁侵权商标标识、消除现存商品上的侵权商标、没收违法所得、根据相关规定处以相应罚款。

（3）刑事责任 根据侵权形式和行为，可以分为假冒注册商标罪、销售假冒注册商标商品罪、非法制造注册商标标识罪或销售罪。

（三）医药著作权的保护

1. 医药著作权的保护范围 我国《著作权法》规定，著作权包括人身权和财产权。

（1）著作人身权，是指著作人通过创造表现个人风格的作品而依法享有获得名誉、声望和维护作品完整的权利。著作人身权包括发表权、署名权、修改权和保护作品完整权。

（2）著作财产权，是指著作人对其作品的自行使用和被他人使用而享有的以物质利益为内容的权利。著作财产权包括复制权、发行权、出租权、展览权、表演权、放映权、广播权、信息网络传播权、摄制权、改编权、翻译权、汇编权以及应当由著作权人享有的其他权利。

（3）著作权的邻接权，是指作品传播者对在传播作品过程中产生的劳动成果依法享有的专有权利。

2. 医药著作权的保护期限 我国《著作权法》对著作权的保护期限做出了明确规定。

（1）署名权、修改权和保护作品完整权的保护期限不受限制。

（2）自然人作品的发表权和使用的保护期限分别为作者终生和其死后 50 年，截至作者死亡后第 50 年的 12 月 31 日（如果有合作作者，截至最后死亡作者死亡后第 50 年的 12 月 31 日）。

（3）自然人作品的作者生前未发表的作品，如果作者未明确表示不发表意思，作者死亡 50 年内，其发表权可由其继承人或受遗赠人行使。

（4）著作权（署名权除外）由法人或其他组织享有的职务作品，其发表权和使用权的保护期限为50年，截至作品发表后的第50年的12月31日。

（5）对于作者身份不明的作品，使用权的保护期截至作品发表后的第50年的12月31日。

（6）计算机软件著作权的保护期限为25年，截至软件首次发表后的第25年的12月31日。可以续展，但保护期最长为50年。

（四）医药商业秘密的保护

我国的《反不正当竞争法》是医药商业秘密保护的主要适用法律。此外，《公司法》《刑法》等法律也对商业秘密的保护和侵害商业秘密的行为做了规范，也适用于医药商业秘密的保护。

三、医药产品知识产权保护的意义

医药产业是典型的知识技术密集型产业，是关系到每个国家人民健康幸福的支柱性产业，集中了大量的无形资产，因此，医药产品知识产权的保护对国家、对企业、对人民都有着十分重要的意义，具体体现在以下几个方面。

（一）有利于鼓励和促进医药产业的科技创新

新药的研发是一项高投入、高风险、高效益、周期长的复杂系统工程，需要进行新药的设计与筛选、临床前研究、临床研究、生产工艺化、申报、审批及市场开发等大量的工作。发达国家成功研制一种创新药品，往往需历时5~10年，耗资2亿~3亿美元或3亿美元以上。高额投入的回报是新产品所带来的巨大经济利益，但其前提必须是对新产品的有效保护，避免其他企业无偿仿制，造成市场和利润的损失。只有通过医药产品知识产权保护，才能保护研究开发者的积极性，保证医药科技创新的不断发展。

（二）有利于推动医药科技成果的转化

由于知识产权的无形性和可复制性等特点，医药科技创新必须及时转化为产品，才能创造财富和价值。发达国家往往将其药品销售额的10%~15%用于新药的研究与开发，其目的是获得新药研制产业化后的高额利润。医药产品知识产权保护制度的实施，可以从法律和行政等各方面促使高新技术转化为生产，有利于加强科研与生产管理，解决科研与生产相脱离的问题，从而推动医药科技成果的转化。

（三）有利于规范医药市场的竞争秩序

知识产权的竞争，尤其是专利知识产权的竞争已成为国际医药产业技术和市场竞争的重要手段。对于医药企业而言，拥有医药知识产权的医药产品，可以形成一定的技术壁垒和市场壁垒，因此，只有通过加强医药知识产权的保护，才能减少各种侵权行为，规范医药市场的竞争秩序。

（四）有利于促进医药产业的国际化发展

我国作为一个发展中大国，已经加入大多数主要的知识产权保护国际公约，知识产权保护的法律体系也基本完善并逐步地与国际接轨。良好的医药产品知识产权保护氛围可以吸引更多的国家和企业在我国进行医药开发的技术投资与科研合作，也有利于我国医药产品走向世界，尤其是中医药产品的对外出口与贸易。

实践实训

实训六　新产品开发策略判断

【实训目的】

任何一种产品都有其市场生命周期，医药企业只有不断地开发新产品或改进现有产品，才能满足消费者不断变化的需求，才能保证医药企业的生存和发展，为了提高新产品开发的成功率，必须制定合适的新产品开发策略。通过实训使学生了解新产品开发策略有哪几种方式。通过与企业研发人员交流，了解新药开发过程中常见的问题。

【实训要求】

1. 将学生分成若干组，每组 4 人，按操作步骤具体实施调查。
2. 认识到新药开发策略制定的重要性，了解新药开发的过程。

【实训内容】

1. **实训背景**　复星医药成立于 1994 年，是中国领先的医疗健康产业集团，分别于 1998 年、2012年在上交所和港交所上市。业务以药品制造与研发为核心，覆盖医疗器械与医学诊断、医疗服务、医药分销与零售等全产业链，包括新陈代谢、消化道、心血管、肿瘤、免疫调节、神经系统、感染等治疗领域。

多年来，复星医药通过"创新研发＋引入合作＋投资并购"三大战略，持续完善"仿创结合"的药品研发体系，成功打造小分子创新药、高价值仿制药、生物药、细胞治疗等国际研发平台。

在药品制造与研发方面，复星医药一直坚持聚焦肿瘤、中枢神经系统、罕见病等治疗领域，并且努力推进创新药研发从"me－too""me－better"向"first－in－class""best－in－class"的过渡，并积极布局 PCG（蛋白药物治疗、细胞治疗、基因治疗）方向，从而积累了丰富的研发管线，目前公司的新药研发进展顺利，很多在研品种已逐渐走向商业化，如 2020 年上市的注射用曲妥珠单抗及公司首个引进的小分子创新药阿伐曲泊帕片，都有非常大的市场前景。

通过学习，分析复星医药在新产品研发方面的策略布局，了解新药开发的过程，掌握新产品研发策略的方式。

2. **操作步骤**

第一步：确定调查目的，编写调查方案。

第二步：查阅资料，了解复星医药产品结构，对产品进行分类，指出其新产品开发策略。

第三步：对调查资料进行整理并讨论分析，撰写调查报告。

说明：实训需要利用课余时间进行，要按程序组织到位，到校外要注意安全。

【实训评价】

教师明确实训目的和要求，适时指导实训，学生分组组织，按步骤开展实训，形成调查报告；实训结束后，进行实训交流，师生共同评价工作成果。

考核内容：基本技能、准备工作、分析能力、表达能力、合作能力等，具体内容如表 7-1 所示。

表 7-1 实训评价表

考核项目	考核标准	配分	得分
设计调查方案	方案设计无明显缺陷	20 分	
查阅方案	能够正确查阅资料	30 分	
撰写调查报告	格式准确，表达较有条理	30 分	
团结协作	组内成员分工合理、团结协作	20 分	
	合计	100 分	

目标检测

答案解析

一、单项选择题

1.《国务院关于改革药品医疗器械审评审批制度的意见》中新药的定义为（　）

　　A. 未曾在中国境内上市销售的药品　　　　B. 未在中国境内外上市销售的药品

　　C. 未在全球上市销售的药品　　　　　　　D. 未曾发现的药品

2. 处于成熟期产品经常采用的推出新产品的方式是（　）

　　A. 仿制新产品　　　B. 改进新产品　　　C. 换代新产品　　　D. 完全创新产品

3. 产品进入大批量生产，市场已达到饱和，处于竞争最激烈时期指产品的（　）

　　A. 成长期　　　　　B. 成熟期　　　　　C. 导入期　　　　　D. 衰退期

4. 医药产品知识产权是指一切与医药行业有关的发明创造和智力劳动成果的（　）

　　A. 财产权　　　　　B. 所有权　　　　　C. 转让权　　　　　D. 支配权

5. 对已上市药品改变剂型、改变给药途径的医药产品属于（　）

　　A. 全新型产品　　　B. 改进型新产品　　C. 换代型新产品　　D. 仿制型新产品

6. 新药研究开发的起始阶段是指（　）

　　A. 临床前研究　　　B. 临床研究　　　　C. 创意生成阶段　　D. 上市后研究

7. 医药知识产权区别于有形医药产品财产权的最重要、最根本的特征是（　）

　　A. 非物质性　　　　B. 法定性　　　　　C. 专有性　　　　　D. 时间性

二、多项选择题

1. 新产品的概念包括以下哪几种（　）

　　A. 企业第一次生产销售的产品

　　B. 在功能或形态上得到改进，与原有产品有差异，为顾客带来新的利益的产品

　　C. 在产品的原理、结构、功能和形式上发生了某一方面或多方面改变的产品

　　D. 能为企业带来巨大利益的产品

2. 医药产品包括（　）

　　A. 药品　　　　　　B. 保健食品　　　　C. 医疗器械　　　　D. 中药饮片

3. 以医药市场为例，新产品的类型根据创新程度可以分为（　）

　　A. 仿制新产品　　　B. 改进新产品　　　C. 换代新产品　　　D. 完全创新产品

4. 典型的医药产品生命周期一般分成（　）阶段
   A. 导入期询问法　　　　B. 成长期方案法　　　　C. 成熟期观察法　　　　D. 衰退期实验法

5. 新药研发工作的特点有（　）
   A. 高技术　　　　　　　B. 高投入　　　　　　　C. 高风险

   D. 高收益　　　　　　　E. 周期长

6. 医药知识产权种类有（　）
   A. 医药专利权　　　　　B. 医药商标权　　　　　C. 医药著作权　　　　　D. 医药商业秘密

三、简单题

1. 简述新产品的概念，新产品类型有哪些？

2. 医药产品生命周期有哪些阶段？

3. 简述新药的概念、类型。

4. 简述医药新产品开发的策略？

5. 简述医药知识产权的概念、种类。

6. 简述我国医药知识产权保护的意义。

7. 简述我国药物研究与开发方向。

书网融合……

知识回顾　　　　习题

学习引导

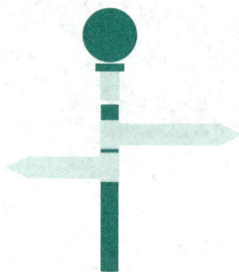

随着社会的发展和科技的进步，医药企业的经营环境和生产管理方式也发生了很大的变化，医药企业之间的竞争也随之演变为所在供应链之间的竞争，生产系统的能力和优异性成为医药企业的关键竞争资源，只有充分发挥医药企业生产运作在管理中的关键作用，合理组织生产过程，有效利用生产资源，通过优异的生产运作和供应链管理系统才能为消费者提供有竞争力的合格药品。

生产运作和供应链管理水平的高低直接影响医药企业生产的药品的质量。本单元主要介绍医药企业生产运作管理、医药企业生产计划、医药企业选址和设施布置、生产组织和现代生产管理方式、医药企业供应链与物流管理。

学习目标

1. **掌握**　生产与运作管理概念；生产过程组织的方式；现代企业生产管理方式；供应链概念及特征；库存控制的基本方法。

2. **熟悉**　医药企业生产与运作特点、厂址选择考虑因素、医药企业生产计划；物流管理；供应链管理。

3. **了解**　制药企业选址时应该注意的问题和选址方法；厂区总平面设计和车间布置工艺布局；流水线生产。

任务一　医药企业生产与运作管理概述

PPT

一、医药企业生产与运作管理的概念

（一）医药企业生产管理的相关含义

医药企业生产活动是与医药企业产品生产密切相关的各项活动的总和。

广义的生产管理包括生产过程管理、劳动管理、物资管理、质量管理、成本管理、设备管理、环境和能源管理等。其中生产过程管理是生产管理的基础，质量管理是生产管理的核心。狭义的生产管理则是指以生产过程为对象的管理，即对企业生产技术的准备、原材料投入、工艺加工直至产品完工的具体活动过程的管理。主要包括生产计划和生产作业计划的编制、生产过程的组织及生产过程的控制等内容。

（二）生产与运作管理定义

生产与运作管理是医药企业对生产与运作过程所进行的规划、设计、组织和控制活动，是一个输入输出的转换过程，即投入一定的资源，经过一系列的转换，最后以某种形式的产出提供给社会的过程。其既是一个物质形态的转换过程，也是一个价值的增值过程。

二、医药企业生产与运作的特点

由于药品品种很多，产品质量要求高，法律控制严格，因此药品的生产除了具有一般工业生产的共性以外，还具有以下特点。

（一）原辅料品种多，消耗大

药品生产过程中投入的原料、辅料的种类数要大大超过其他轻化工产品的生产，其范围从无机物到有机物，从植物到动物到矿物，几乎无所不用。一些原料药所用原料、辅料的消耗很大，1 吨原料只能产出数公斤甚至数克原料药；另一方面药品生产产出的废气废液废渣相当多，"三废"处理工作量大，投资多。

（二）自动化智能化程度要求高

医药生产企业目前的自动化、智能化程度越来越高，药品生产中所运用的生产设备与其他化工工业有很多不同之处，因为药品品种多，生产工艺各不相同，产品质量要求很高，而产量与一般化工产品相比却少得多。因此，要求所使用的生产设备要便于变动，便于清洗，其材料对药品不产生化学或物理的变化，密封性能好，以防止污染或变质等，这客观要求生产线越来越自动化、智能化，以满足这些要求。

（三）卫生要求严格

生产车间的卫生洁净程度及厂区的卫生状况都会对药品质量产生较大影响，同一品种或不同品种的不同批次的药品之间都互为污染源。因此，药品生产对生产环境的卫生要求十分严格，厂区、路面及运输、生产人员、设备及药品的包装物等不得对药品的生产造成污染，

（四）药品生产的复杂性、综合性

药品的品种规格、剂型多，其生产技术涉及药学、化学、生物学、医学、化学工程、电子等领域的最新成果，对药品生产的技术要求和工艺要求，都不是单一专业技术领域所能达到和完成的，需要多专业领域技术的综合运用来解决。与其他制造企业相比，药品生产的技术复杂性对医药企业的生产管理与技术管理提出了更高的要求。

（五）产品质量要求严格、品种规格多、更新换代快

由于药品与人们生命安危、健康有密切的关系，对药品的质量要求特别严格，世界各国政府都制定有本国生产的每种药品的质量标准以及管理药品质量的制度和方法，使药品的生产经营活动置于国家的严格监督管理之下。由于人体和疾病的复杂性，随着医药学的发展，药品的品种和规格日益增多。市场对高效、不良反应小、有效期长、价格低的药品的需求不断增长，促使药品不断更新换代。

（六）生产管理法制化

由于药品与人们的健康和生命息息相关，为保证药品的质量，我国专门制定了《药品管理法》加

强药品质量监督管理，该法律对药品实行许可证制度、进行准入控制制度，并全面推行《药品生产质量管理规范》，该规范对药品生产系统各环节的质量保证和质量控制做了明确的、严格的规定，将药品生产置于法制化管理之下。

三、医药企业生产计划

生产计划是根据医药企业的需求和生产运作能力的限制，对生产运作系统的产出品种、产出速度、产出时间、劳动力和设备配置以及库存等问题所预先进行的考虑和安排。

（一）生产计划种类

医药企业的生产计划按照时间长短可以分为长期计划、中期计划和短期计划。

1. 长期计划　长期计划的计划期长度一般为 3 ~ 5 年或更长，它是医药企业在生产、技术、财务等方面重大问题的规划，提出了医药企业的长远发展目标以及为实现目标所制定的战略计划。

2. 中期计划　中期计划的时间期一般为 1 年，它就是通常的年度生产计划。中期计划主要包括两种计划：生产计划大纲和产品出产进度计划。生产计划大纲规定医药企业在计划年度内的生产目标，它用一系列指标来表示，以规定医药企业在品种、质量、产量和产值等方面应达到的水平。产品出产进度计划是将生产计划大纲具体化为按产品品种规格来规定的年度内产品进度安排，在此基础上确定每一具体时间段内的生产数量。因此，产品出产进度计划是联结生产计划大纲和生产作业计划的计划形式，有时也称为主生产计划。

3. 短期计划　短期计划也称生产作业计划，是指计划期长度在 6 个月以下，一般为月或跨月计划，其任务是依据用户的订单，合理安排生产活动中的每一个细节，以保证按质按量、如期交货。它包括物料需求计划、生产能力需求计划、总装配计划（短期作业计划）以及在这些计划实施过程中的车间内的作业进度计划和控制工作。

📱 知识链接

物料需求计划

物料需求计划（material requirements planing，MRP），也称物料生产采购计划，它是根据总生产进度计划中规定的最终产品的交货期，编制所有构成最终产品的装配件、部件、零件的生产进度计划，确定内部各生产部门进行加工生产的数量和时间，安排外购各种零部件的数量和时间，使产品所需的原材料、零部件及其他资源能等得到及时的补充。

编制物料需求计划，涉及数量庞大、多种多样的原材料、零部件和其他资源，需要一种以计算机为手段的生产计划与控制管理系统来处理。20 世纪 60 年代，由美国生产与库存管理协会倡导创立的 MRP 系统应运而生，到了 20 世纪 70 年代，随着 MRP 系统的推广，其内容和技术不断完善。

（二）生产计划指标

生产计划工作的主要内容包括：调查和预测社会对产品的需求，核定企业的生产能力，确定目标，制定策略，选择计划方法，正确制定生产计划、库存计划、生产进度计划以及规定计划工作程序、计划的实施与控制工作方法和制度的安排。医药企业生产计划的主要指标从不同的侧面反映了医药企业生产产品的要求，一般分为以下四类。

1. 产品品种指标　产品品种指标规定了医药企业在计划期内生产的产品名称、规格和品种数。品种指标能够在一定程度上反映企业适应市场的能力，一般来说，品种越多，越能满足不同的需求，但是，过多的品种会分散企业生产能力，难以形成规模优势。

2. 产品质量指标　产品质量指标是指医药企业在计划期内生产的产品应该达到的质量标准。产品质量标准应当是国家药品质量管理规范和供货合同所规定的。产品的质量标准是衡量一个企业的产品满足社会需要程度的重要标志，是企业赢得市场竞争的关键因素。

3. 产品产量指标　产品产量指标是指医药企业在计划期内生产的合格产品的实物量或提供的合格的工业性劳务数量。产品的产量指标常用实物指标或假定实物指标表示。产品产量指标是表明企业生产成果的重要指标，是制定有关消耗量指标的重要依据。

4. 产品产值指标　产值指标是指用货币表示的医药企业产量指标，它综合地反映了医药企业生产的总成果。产品产值指标有商品产值、总产值和净产值三种表现形式。其中，商品产值是指计划期内医药企业生产的可供销售的产品价值；总产值是用货币表现的计划期内医药企业完成的产品总量；净产值是指计划期内医药企业总产值扣除物资消耗价值后所新创造的价值。

（三）生产作业计划

1. 生产作业计划概念　生产作业计划是根据年度生产计划规定的产品品种数量及大致的交货期的要求对每个生产单位（车间、工段、班组等），在每个具体时期（月、日、班、小时等）内的生产任务做出详细规定。

2. 作业计划标准（期量标准）　作业计划标准是指对加工对象在生产期限和生产数量方面所规定的标准数据。大量流水线生产的作业计划标准有节拍、节奏、流水线工作指示图表、在制品定额等，成批生产的作业计划标准有批量与生产间隔、生产周期、生产提前期、在制品定额、交货期等，单件生产的期量标准有生产周期、生产提前期等。

（1）批量与生产间隔　批量是指一次投入生产（或出产）同种产品的数量，生产间隔是指前后两批同种产品投入或产出的间隔时间，又称生产重复期，其相互关系如下：

$$批量 = 生产间隔期 \times 平均日产量$$

（2）生产周期　是指某种医药产品从原材料投入到生产出成品所经历的时间。

（3）在制品定额　生产过程各个环节为了均衡组织生产所必需的、最低限度的在制品储备量。成批（轮番）生产条件下车间内部在制品定额一方面与该生产批量有关，另一方面与该种产品在该生产车间的生产周期及生产间隔期的比值有关。

（4）生产提前期　生产提前期是指产品在各个生产环节投入的时间与成品出产的时间相比之差。

3. 生产作业计划的编制方法

（1）生产提前期法　生产提前期法也称累计编号法，是指根据预先制定的生产提前期标准转化为提前量，依此规定各车间计划期应达到的投入和产出的累计量，再减去上期已投入和产出的累计量，计算出各车间应完成的投入量和产出量。其中，提前量是生产提前期与平均日产量的乘积。

（2）在制品定额法　在制品定额法是指按产品反工艺顺序，从产品出产的最后一个车间（工序）开始，向前逐个推算各车间（工序）的投入或出产任务的方法。具体操作方法是：先按生产计划规定的任务，确定最后车间（工序）的出产量，并考虑其在制品出现废品、损耗等情况，确定最后车间（工序）的投入量。根据最后车间（工序）投入量，再加上最后车间（工序）与其前邻车间（工序）之间库存的半成品定额量，最后确定前邻车间（工序）出产量。

（3）生产周期法　生产周期法是指依据各项订货的交货日期和每种产品的生产周期标准来对各车

间（工序）投入（或出产）任务做出具体时间规定的方法。

（4）多品种轮番生产的最小生产费用计划方法　这种方法是将计划期分为若干个长度相等的循环流程，在每个循环流程中实行多品种轮番生产，以循环流程长度作为因变量，列出生产费用函数，求出最小费用循环流程，根据最小费用循环流程长度计算各品种的生产批量。

即学即练 8-1

答案解析

按产品反工艺顺序，从产品出产的最后一个车间（工序）开始，向前逐个推算各车间（工序）的投入或出产任务的方法是（　　）

A. 生产提前期法　　　　B. 在制品定额法
C. 生产周期法　　　　　D. 多品种轮番生产的最小生产费用计划方法

任务二　设施选址与设施布置

PPT

一、医药企业厂址选择

医药企业选址是指运用科学的方法决定医药生产企业地理位置的决策过程，影响医药企业选址的因素多种多样，可以分为社会环境因素与资源配套因素这两大类。

社会环境条件主要有国家、地方政府的政策法规，劳动力资源丰富程度，外协厂家、科研机构的相对位置，市场空间，公众态度，生活条件。资源配套条件包括环境、供水、能源、交通运输、自然条件。

（一）制药企业选址时应该注意的问题

按照我国 GMP 要求，药品生产企业的选址必须符合药品生产要求，应当最大限度地避免污染、交叉污染、混淆和差错，便于清洁、操作和维护。厂房所处的环境应当最大限度地降低物料或产品遭受污染的风险。因此药品生产企业的选址需要注意以下几点。

1. 制药企业要尽可能接近原料产地　药品的生产需要大量的原料，生产 1 吨药品往往需要消耗几十吨甚至几万吨原料和辅料，有的还需要大量煤炭。一个普通中型原料厂每年的运输量都在万吨以上。此外，许多生化药品的原料（如动物器官）必须保鲜，不宜长途运输。因此，是否接近原料产地对制药企业的经济效益有相当大的影响。

2. 制药企业不宜建在城市和人口密集的地区　大部分药品生产过程中"三废"（废水、废渣、废气）量多并且往往具有毒性、刺激性，极易污染环境，危害人类的身体健康。而注射剂的生产对空气的洁净度要求很高，城市和人口密集地区的空气中悬浮着尘埃，尘埃上黏附着大量细菌，即使用空调设备也很难清除。为了保证药品质量，尤其原料药生产企业和注射剂生产企业应尽可能避开城市和人口密集地区。

3. 制药企业应建在城市和居民区的下风和水流的下游方向　这也是由于制药企业是一个严重污染源，这样可尽量减少制药企业所排放的"三废"对环境和人们身体健康造成的危害。

4. 必须要有充足和符合药品生产要求的水源　制药企业需要大量的、符合药品生产要求的生产和生活用水。一个中型原料药生产企业的生产和生活用水，每小时消耗量在 3000 吨左右，一旦缺水或水质不符合要求，企业就会陷入难以克服的困境。

5. 必须要有充足的电力供应　制药企业的生产和生活用电量非常大，一个中型原料药生产企业的生产车间、动力车间和生产生活区耗电量为每小时 1500～3000 千瓦。电力供应不足，也会给企业带来巨大的困难。

6. 土地价格或土地使用费的高低 由于药品生产对空气洁净度要求高，"三废"量大，需要有充分的绿化区和建筑间距，还要有足够的"三废"处理场地。这就需要有较大的占地面积。由于土地是有偿使用的，因而土地价格或土地使用费就成为厂址选择时不能不考虑的一个重要因素。

7. 要有良好的科技依托条件 医药企业是高技术企业，药品的生产尤其是新药研究和开发需要有较强的科技力量。因此，在选址时最好靠近科技人员集中的地区，如大专院校和科研院所的附近。

8. 其他外部条件 除了以上问题，对交通是否便利、信息是否灵通、是否有合格劳动力的供给、公众态度、职工生活条件等，也应进行综合考虑。

由于厂址选择影响因素的复杂性，药品生产企业在选择厂址时，应根据企业本身的生产类型，生产特点和生产规模，结合国家总体规划的要求，充分考虑以上各方面问题，具体分析并进行科学论证，最后做出正确的决策。

（二）医药生产企业选址的方法

医药生产企业选址的方法有加权评分法、盈亏分析法、线性规划法等。这里主要介绍医药生产企业选址最常用的加权评分法。

加权评分法的具体操作步骤如下。

（1）确定一组相关的选址决策评价因素。

（2）根据每一评价因素在所有评价因素中的重要性，对其赋予相应权重。

（3）对所有评价因素设定相同的打分范围，如 1～5 分，1～10 分等。

（4）对每一个备选地址的所有评价因素进行打分。

（5）将各评价因素的得分与其相应的权重相乘，将所有评价因素的加权评分值相加。

（6）选择合计加权评分值最高的地址作为医药企业的选址。

例如，假定某医药企业有 A、B、C、D 四个备选厂址，其影响因素有 10 个，按其影响的重要性程度分成 5 个等级，分别给予一定的权重。采用 10 级评分制评分如表 8－1 所示。

表 8－1 某医药企业选址决策加权评分法汇总表

序号	影响因素	权重	A 方案		B 方案		C 方案		D 方案	
			评分	得分	评分	得分	评分	得分	评分	得分
1	市场条件	5	6	30	10	50	8	40	7	35
2	原材料供应条件	4	9	36	8	32	6	24	8	32
3	交通运输条件	4	8	32	9	36	9	36	10	40
4	人力资源条件	3	10	30	4	12	7	21	9	27
5	基础设施条件	5	6	30	7	35	10	50	5	25
6	气候条件	2	5	10	9	18	8	16	6	12
7	生活条件	4	8	32	8	32	6	24	8	32
8	投资政策条件	4	9	36	8	32	1	28	7	28
9	扩展条件	1	6	6	5	5	5	5	5	5
10	环境保护条件	4	8	32	8	32	7	28	6	24
	合计			274		284		272		260

需要注意的是,由于等级和权重的确定是人们主观判断得出的,为了尽可能地保证其客观和准确性,通常使用层次分析法确定权重。

即学即练 8 - 2

下列哪个地方更适合建制药工厂（   ）

A. 市区　　　　　B. 药品销售地区　　　　　C. 水流下游地区　　　　　D. 居民区的上风区

答案解析

二、厂区总平面设计

厂区总平面设计是指在已选定厂址的位置上,根据组成企业各个部分的作用,相互之间的关系等,对它们进行科学合理的布置,并确定相应物流、人流的路线,使企业内所有要素在有限的空间范围内各得其所,协调、顺利地实现企业生产与运营目标。厂区总平面图设计应遵循以下三个原则:工艺原则、经济原则、安全和环保原则。

制药工厂主要包括生产车间、辅助生产车间、仓库、动力、公用工程、环保设施、管理设施和生活设施、运输、道路等设施。制药工厂按照上述各组成的管理系统和生产功能可以划分为行政区、生活区、生产区和辅助区,要求这四个区域既不相互影响,人流、物流分开,又要保证相互便于联系。具体应考虑以下原则和要求。

1. 一般在厂区中心布置主要生产区,而将辅助车间布置在它的附近。

2. 生产性质相类似或工艺流程相联系的车间要靠近或集中布置。

3. 生产厂房应考虑工艺特点和生产时的交叉感染。例如,兼有原料药物和制剂生产的药厂,原料药生产区布置在制剂生产区的下风侧;青霉素类生产厂房的设置应考虑防止与其他产品的交叉污染。

4. 办公、质检、食堂、仓库等行政、生活辅助区布置在厂前区,并处于全年主导风向的上风侧或全年最小频率风向的下风侧。所谓风向频率是在一定时间内,各种风向出现的次数占所有观察次数的百分比,用公式表示:

$$风向频率 = 该风出现次数/风向的出现次数 \times 100\%$$

5. 车库、仓库、堆场等布置在邻近生产区的货运出入口及主干道附近,应避免人、物流交叉,并使厂区内外运输短捷顺直。

6. 锅炉房、冷冻站、机修、水站、配电等严重空气噪声及电污染源布置在厂区主导风向的下风侧。

7. 危险品库应设于厂区安全位置,并有防冻、降温、消防等措施,麻醉产品、剧毒药品应设专用仓库,并有防盗措施。

8. 考虑工厂建筑群体的空间处理及绿化环境布置,符合当地城镇规划要求。

9. 考虑企业发展需要,留有余地（即发展预留生产区）,使近期建设与远期的发展相结合,以近期为主。

工厂布置设计的合理性很重要,在一定程度上给生产及生产管理、产品质量、质量检验工作带来方便和保证。目前国内不少中小制剂药厂都采用大块式组合式布置,这种布局方式能满足生产并缩短生产工序的路线,方便管理和提高工效,节约用地并能将零星的间隙地合并成较大面积的绿化区。

三、车间布置

工厂总平面图布置对企业的各个生产单位之间进行了总体安排,确定了相互之间的位置。下一步就涉及各个生产单位内部如何布置（车间布置）的问题了。车间布置就是要按照一定的原则，合理地确定车间各组成部分以及设备之间的相互位置，使之成为一个有机整体，保证车间的功能和任务能顺利完成。车间的布置分为两部分，一是车间总体布置，二是车间设备布置。

车间布置设计是车间工艺设计的重要环节之一，还是工艺专业向其他非工艺专业提供开展车间设计的基础资料之一。有效的车间布置将会使车间内的人、设备和物料在空间上实现最合理的组合，有效降低劳动成本，减少事故发生，增加地面可用空间。布置不合理的车间，基建时工程造价高，施工安装不便，车间建成后又会带来生产和管理问题，造成人流和物流紊乱，设备维护和检修不便等问题，同时也埋下了较大的安全隐患。

（一）制药车间布置设计的特点

原料药工业包括化学合成药、抗生素、中草药和生物药品的生产。原料药作为精细化学品，属于化学工业的范畴，在车间布置设计上与一般化工车间具有共同特点，但制药产品（原料药及制剂）是特殊商品，必须保证药品的质量，所以，原料药生产的成品工序（精、烘、包工序）与制剂生产的罐封、制粒、干燥、压片等工序一样，它的新建、改造必须符合《药品生产质量管理规范》，这是药品生产特殊性的方面。

（二）制药车间的组成

车间一般由生产部分（一般生产区及洁净区）、辅助生产部分、行政 – 生活部分和通道四部分组成。对于制剂车间，辅助生产部分包括物料净化用室、原辅料外包装清洁室、包装材料清洁室、灭菌室、称量室、配料室、设备容器具清洁室、清洁工具洗涤存放室、洁净工作服洗涤干燥室；动力室（真空泵和压缩机室）、配电室、分析化验室、维修保养室、通风空调室、冷冻机室、原料、辅料和成品仓库等。

（三）制药车间布置设计的内容

1. 按《药品生产质量管理规范》确定车间各工序的洁净等级和确定车间的火灾危险类别、爆炸与火灾危险性场所等级及卫生标准。具体见表 8 – 2 所示。
2. 生产工序、生产辅助设施、生活行政辅助设施的平面、立面布置。
3. 车间场地和建筑物、构筑物的位置和尺寸。
4. 设备的平面、立面布置。
5. 通道、物流运输系统设计。
6. 安装、操作、维修的平面和空间设计。

表 8 – 2　洁净厂房内空气的洁净等级

洁净度级别	悬浮粒子最大允许数/立方米			
	静态		动态	
	$\geq 0.5\mu m$	$\geq 5\mu m$	$\geq 0.5\mu m$	$\geq 5\mu m$
A 级	3520	20	3520	20
B 级	3520	29	352000	2900
C 级	352000	2900	3520000	29000
D 级	3520000	29000	不作规定	不作规定

知识链接

我国GMP（2010）和药典中按ABCD等级划分洁净区，一般大致规范如下。

A级是高风险操作区，如灌装区、放置胶塞桶、敞口安瓿瓶、敞口西林瓶的区域及无菌装配或连接操作的区域。通常用层流操作台（罩）来维持该区的环境状态。层流系统在其工作区域必须均匀送风，风速为0.36～0.54m/s（指导值）。应有数据证明层流的状态并须验证。在密闭的隔离操作器或手套箱内，可使用单向流或较低的风速。

B级是指无菌配制和灌装等高风险操作A级区所处的背景区域。

C、D级指生产无菌药品过程中重要程度较低的洁净操作区。

▶▶ 实例分析8-1

案例 某医药企业的车间为固体制剂综合车间，主要生产片剂、胶囊和颗粒3种剂型的产品，且3种剂型为不同成分的产品。由于全为固体制剂，该企业希望可以通过合并相同工段等方式，降低建设成本。

根据我国新版GMP，由于该3种剂型所要求的生产洁净级别相同，都是D级，且其前段制颗粒工序即粉碎、过筛、造粒、干燥、总混工序相同，故可集中共用；而后段工序压片、包衣、胶囊填充不同，需分块布置；最后包装工序也有部分相同，也可集中设置。由此可知在同一车间生产3种剂型具有可行性，并且可以通过整合共用工序设备从而提高设备使用率，减少洁净区面积，从而节约建设资金，但主要问题在于如何合理设计，使其在节约资金的同时，也能够符合GMP，以保证药品质量。

答案解析

问题 制药车间布置设计的内容是什么？

任务三　生产组织与现代生产管理方式

PPT

一、医药企业生产组织

生产组织是指为了确保生产的顺利进行所进行的各种人力、设备、材料等生产资源的配置。生产组织是生产过程的组织与劳动过程组织的统一。生产过程的组织主要是指生产过程的各个阶段、各个工序在时间上、空间上的衔接与协调，它包括医药企业总体布局，车间设备布置，工艺流程和工艺参数的确定等。在生产过程的组织的基础上，进行劳动过程的组织，不断调整和改善劳动者之间的分工与协作形式，充分发挥其技能与专长，不断提高劳动生产率。

（一）生产过程组织的主要方式

1. 工艺专业化　所谓工艺专业化就是将生产工艺相同的产品（半成品）安排在同一生产车间进行生产，如发酵车间、蒸馏萃取车间等。按工艺专业化方式布置的生产车间，其设备类型相同、工种相同、工艺方法相同，但加工对象不同。其优点是对不同产品生产的适应性强、设备的利用率较高、便于工艺管理等；其缺点是生产过程的连续性较差、在制品存量大、质量管理相对复杂化。

2. 对象专业化 所谓对象专业化就是相同的产品（半成品）安排在同一生产车间进行生产，如喷雾剂车间、颗粒剂车间等。按对象专业化方式布置的生产车间其设备类型不同、工种不同、工艺方法不同，但加工对象相同。这种方式虽然能克服工艺专业方式的不足，但其设备利用率较低，因不同产品的加工工艺不同，对加工对象变化的适应性较差。

3. 工艺专业化与对象专业化结合 对于医药生产企业来说，工艺专业化与对象专业化结合方式有三种具体形式：一是在以工艺专业化方式为基础，采用对象专业化方式组建生产车间；二是以对象专业化方式为基础，采用工艺专业化方式组建生产车间；三是根据产品生产特点或工艺要求，以对象专业化方式组建部分生产车间，以工艺专业化方式组建另一部分生产车间。工艺专业化与对象专业化方式能够发挥工艺专业化方式和对象专业化方式的优势，克服二者的不足。

（二）生产过程的时间组织

生产过程的时间组织就是要求劳动对象在车间之间、工作地之间的移动，在时间上紧密衔接，以保证生产的连续性和节奏性，达到缩短生产周期、提高效率的目的。劳动对象在生产过程中的移动，主要有以下三种方式：顺序移动方式、平行移动方式、平行顺序移动方式。

1. 顺序移动方式 顺序移动方式是一批在制品在前道工序上全部加工完毕之后，整批移到下一道工序，同一批在制品在各个工序上的加工时间没有任何交叉。优点：组织工作简单，有利于减少设备的调整时间，提高工效。缺点：生产周期长，在制品的数量大，资金周转慢。适用于：单件小批生产、工艺专业化、工序劳动量小的车间。

2. 平行移动方式 平行移动方式是一批在制品在前道工序上完成一件后，立即转移到下一道工序继续加工，产品在各道工序上呈平行作业状态。优点：生产周期短。缺点：在制品运输工作频繁，而且当前道工序单件作业时间大于后道工序时，后道工序会出现间断性的设备停歇。适用于：大量大批生产、对象专业化的车间。

3. 平行顺序移动方式 平行顺序移动方式是将前两种方式结合起来的一种方式，即当前道工序的单件作业时间大于后道工序时，一批在制品在前道工序加工到一定数量，足以保证后道工序开工后不会发生停工待料的情况时，才流转到下道工序加工；而当前道工序的作业时间小于后道工序时，则前道工序加工完一件，立即流转到后道工序去加工，即按平行移动方式逐件运送。优点：这种方式吸收了前两种方式的优点，尤其是把平行移动方式中出现的零散的停歇时间集中起来，便于利用。

二、流水线生产

流水生产又称流水作业、流水线，是对象专业化组织形式的进一步发展。是劳动分工较细、生产效率较高的一种生产组织形式。

流水生产一般是指劳动对象按一定的工艺路线和统一的生产速度，连续不断地通过各个工作地，顺序地进行加工并生产产品（零件）的一种生产组织形式。流水线生产的基本特征如下。

（1）工作地专业化程度高 每个工作地固定的完成一道或几道工序，生产具有明显的节奏性，其工艺过程是封闭的。

（2）各道工序的工作地（设备）数量与各该工序单件工时的比值相一致。

（3）每道工序按规定的节拍进行生产　节拍指流水线上出产相邻两件制品的时间间隔。

（4）生产过程具有高度的连续性　加工对象单向流水。

从流水线的特征可以看出，流水线生产有利于医药企业设备和人力的充分利用，有利于缩短生产周期，提高劳动生产率；但是流水线生产可变性差，设备的专一性强，生产投资较大；同时还可以看出，组织流水线生产必须是产品结构和工艺相对稳定、工艺过程能划分为简单工序且各工序工时相近、产品产量足够大且单位劳动量足够大的生产过程。

三、现代生产管理方式

这里主要介绍五种常见的现代生产管理方式，具体包括：准时制生产、精益生产、敏捷制造、柔性制造和并行工程。

（一）准时制生产

准时制生产（just in time，JIT），其实质是保持物质流和信息流在生产中的同步，实现以恰当数量的物料，在恰当的时候进入恰当的地方，生产出恰当质量的产品。这种方法可以减少库存、缩短工时、降低成本、提高生产效率。JIT 作为一种现代管理技术，能够为企业降低成本，改进企业的经营水平，体现了如下两点主要特征。

1. 追求零库存　企业争取利润最大化的主要手段之一便是降低成本。库存是一种隐性的成本，削减甚至消除库存，是降低成本的有效途径。随着后工业化时代的来临，主流的生产模式开始出现多品种、小批量的情况，根据市场和顾客的要求进行生产，是消除库存的最佳方法。因此，JIT 生产方式力图通过"零库存"来增加企业利润，换句话说，JIT 认为只有在必要的时候，按必要的数量生产必要的产品，才能避免库存造成的资源浪费，使企业的利润最大。

2. 强调持续地强化与深化　JIT 强调在现有基础上持续地强化与深化，不断地进行质量改进工作，逐步实现不良品为零、库存为零、浪费为零的目标。尽管绝对的零库存、零废品是不可能达到的，但是 JIT 就是要在这种持续改进中逐步趋近这一目标。这个思想蕴涵两层含义：第一，目标无止境，企业不能满足于目前的成绩，而要不断地改进；第二，JIT 方式的实现不是一朝一夕能够完成的，要一步一步来。

（二）精益生产

精益生产（LP），又称精良生产，其中"精"表示精良、精确、精美，"益"表示利益、效益等等。精益生产就是以企业利润最大化为目标，及时制造，消除原料采购、储运、生产、包装等生产环节中的一切浪费。精益生产方式即消除无效劳动和浪费的思想和技术。精益生产作为一种新的生产组织管理方式应运而生，它致力于消除生产中的浪费现象，消除一切非增值的环节，使企业精确地生产精良的产品，获得最大的经济收益。精益生产的内容可以总结为：一个目标、两大支柱和一大基础。

1. 一个目标　一个目标是低成本、高效率、高质量地进行生产，最大限度地使顾客满意，精益生产是以市场为导向、以用户为出发点。

2. 两大支柱　两大支柱是准时化与自动化。

（1）准时化　准时化即我们常说的 JIT（just in time）生产。即企业在合适的时间、生产合适的数量和高质量的产品。准时化生产方式通过看板管理，成功地制止了过量生产，实现了"在必要的时刻生产必要数量的必要产品（或零配件）"，从而彻底消除在制品过量的浪费以及由之衍生出来的种种间接浪费。然后通过旨在解决这些问题的改善活动，彻底消除引起成本增加的种种浪费，实现生产过程的合理性、高效性和灵活性。看板系统也是 JIT 生产现场控制技术的核心，利用看板技术可控制生产和物流，以达到准时生产的目的。

（2）自动化　自动化是让设备或系统拥有人的"智慧"，当被加工零件或产品出现不良时，设备或系统能即时判断并自动停止。通过"自动化"改善的设备或系统，可以达到两个目的：一个是不生产不良品（实现零缺陷），即用简便（投资最少化 LCIA）的机械替代人的劳作，减轻作业强度，提高工作效率；另一个是可以节省监控设备运行的看护人（实现省人化），即异常发生时的自动停机功能。

3. 一大基础　一大基础指全员积极参与改善。精益生产思想认为，企业从局部到整体永远存在着改进与提高的余地，在工作、操作方法、质量、生产结构和管理方式上要不断地改进与提高。

（1）消除一切浪费　精益生产思想认为不能提高附加价值的一切工作（包括生产过剩、库存、等待、搬运、加工中的某些活动、多余的动作、不良品的返工等）都是浪费。这些浪费必须经过全员努力不断消除。

（2）持续改善　持续改善是与全面质量管理原则相似的管理思想，它是指以消除浪费和改进提高的思想为依托，对生产与管理中的问题，采用由易到难的原则，不断地改善、巩固和提高，经过不懈的努力以求长期的积累，获得显著效果。

> ### ▶▶ 实例分析 8-2
>
> **案例**　扬子江药业集团有限公司作为一家产学研相结合、科工贸一体化的国家大型医药企业集团，自 2005 年以来，蝉联全国医药行业 QC 成果评比一等奖总数"十六连冠"；2015～2020 年获得 24 个国际 QC 金奖，在 2020 年国际质量管理小组会议上，扬子江药业参赛的 4 个 QC 小组课题全部获得最高奖——铂金奖。
>
> 持续摘金的支撑是该企业以精益化生产为核心持之以恒的质量追求，扬子江药业在精益化生产的基础上，推出精益质量管理，企业质量管理模式不断创新，过去几十年，扬子江药业推行精益生产的管理方式，以全员参与改善的方法来提高工作效率、保证按时生产。此次，精益质量管理将"精益"拓展到产品研发、生产、销售全链条，倡导全面提质增效。
>
> 答案解析
>
> **问题**　你认为扬子江药业如何开展精益质量管理？

（三）敏捷制造

美国 Agility Forum（敏捷制造的研究组织）将敏捷制造（AM）定义为：能在不可预测的持续变化的竞争环境中使企业繁荣和成长，并具有面对由顾客需求的产品和服务驱动的市场做出迅速响应的能力。市场是由顾客需求的产品和服务驱动的，而顾客的需求是多样的和多变的，因此企业需要具备敏捷性（Agility）的特质，即必须能在无法预测、不断变化的市场环境中保持并不断提高企业的竞争能力。

敏捷制造有三大组成要素：生产技术、管理技术和人力资源。

1. 生产技术　具有高度柔性的生产设备是创建敏捷制造企业的必要条件（但不是充分条件），具体体现在：由可改变结构、可测量的模块化制造单元构成的可编程的柔性机床组；在产品开发和制造过程中，各项工作是同时进行的，设计工作不仅属于工程领域，也不只是工程与制造的结合，技术在缩短新产品的开发与生产周期上可充分发挥作用。

2. 管理技术

（1）敏捷制造在管理上所提出的创新思想之一是"虚拟公司"　即使分布在不同公司内的人力资源和物资资源能随意互换，然后把它们综合成单一的靠电子手段联系的经营实体——"虚拟公司"，以完成特定的任务。

（2）敏捷制造企业应具有组织上的柔性　根据工作任务的不同，有时可以采取内部多功能团队形式，请供应者和用户参加团队；有时可以采用与其他公司合作的形式；有时可以采取"虚拟公司"形式。

3. 人力资源　敏捷制造在人力资源上的基本思想是，在激烈竞争的环境中，关键的因素是人员，要激发员工的创造性和主动性。为此，不断对员工进行教育，不断提高员工素质。

敏捷制造模式强调将柔性的、先进的、实用的制造技术，熟练掌握生产技能的、高素质的劳动者以及企业之间和企业内部灵活的管理，三者有机地集成起来，实现总体最佳化，对千变万化的市场做出快速反应。敏捷制造的目标是快速响应市场的变化，抓住瞬息即逝的机遇，在尽可能短的时间内向市场提供高性能、高可靠性、价格适宜的环保产品。

（四）柔性生产

柔性生产（flexible production）是指主要依靠有高度柔性的以计算机数控机床为主的制造设备来实现多品种、小批量的生产方式。计算机及自动化技术是柔性生产的物质技术基础。柔性生产的概念，是1965年，英国的 Molins 公司首次提出的，它是在柔性制造的基础上，为适应市场需求多变和激烈的市场竞争而产生的市场导向型的按需生产的先进生产方式，其优点是增强制造企业的灵活性和应变能力，缩短产品生产周期，提高设备利用率和员工劳动生产率，改善产品质量，因此，是一种具有旺盛需求和强大生命力的生产模式。

（五）并行工程

关于并行工程有很多定义，但是，至今得到公认的是1986年美国国防分析研究所在其 R－338 研究报告中提出的定义："并行工程是对产品及其相关过程（包括制造过程和支持过程）进行并行的一体化设计的一种系统化的工作模式。这种工作模式力图使开发者们从一开始就考虑到产品全生命周期（从概念形成到产品报废）中的所有因素，包括质量、成本、进度和用户需求"。

并行工程使企业在设计阶段就预见到产品的整个生命周期，是一种基于产品整个生命周期的具备高度预见性和预防性的设计。需要指出的是，有人把并行工程简单地等同于并行生产或者并行工作，认为并行工程就是同时或者交错地开展生产活动，这种看法是错误的，并行工程最大的一个特点是强调所有的设计工作要在生产之前完成。

任务四　供应链与物流管理

PPT

一、供应链管理

（一）供应链

1. 供应链概念　供应链是围绕核心企业，通过对商流、信息流、物流、资金流的控制，从采购原材料开始到制成中间产品及最终产品，最后由销售网络把产品送到消费者手中的一个由供应商、制造商、分销商、零售商直到最终用户所连成的整体功能网链结构。

2. 供应链特征

（1）复杂性　供应链节点企业涉及的跨度（层次）不同，供应链往往有多个不同类型甚至多国企业构成，所以供应链结构模式比一般单个企业的结构模式更为复杂。

（2）虚拟性　供应链是一个协作组织，并不一定是一个集团企业。节点企业以协作的方式组合在一起，依靠信息网络的支撑和相互信任关系，为了共同的利益，强强联合，优势互补，协调运转。由于供应链需要保持高度竞争力，必须是优势企业之间的连接，犹如一个虚拟的强势企业群体，组织内不断地优胜劣汰、优化重组。

（3）选择性和动态性　供应链中的企业都是在众多企业中筛选出的合作伙伴，合作关系是非固定性的，也是在动态中调整的。因为供应链需要随目标的转变而转变，随服务方式的变化而变化，节点企业需要动态地更新，这就使得供应链具有明显的动态性。

（4）面向用户需求　供应链的形成、存在、重构，都是基于一定的市场需求而发生，并且在供应链的运作过程中，用户的需求拉动是供应链中信息流、产品/服务流、资金流运作的驱动源。

（5）交叉性　节点企业可以是这个供应链的成员，同时又是另一个供应链的成员，众多的供应链形成交叉结构，增加了协调管理的难度，

（二）供应链管理

1. 供应链管理概念　供应链管理是指为使供应链运作达到最优化，从而对供应链涉及的全部活动进行计划、组织、协调与控制的管理过程。

供应链管理的目标是在满足客户需要的前提下，对整个供应链（从供货商、制造商、分销商到消费者）的各个环节进行综合管理，例如从采购、物料管理、生产、配送、营销到消费者的整个供应链的货物流、信息流和资金流，把物流与库存成本降到最小。

2. 供应链管理的主要内容　供应链管理是以同步化、集成化的生产计划为"龙头"，依托 Internet 信息化平台，围绕供应、生产作业、物流和用户需求等业务活动来展开的。供应链管理包括计划、采购、制造、配送、退货五大基本内容。

供应链管理的实现，是把供应商、生产厂家、分销商、零售商等在一条供应链上的所有节点企业都联系起来进行优化，使生产资料以最快的速度，通过生产、分销环节变成增值的产品，到达有消费需求的消费者手中。这不仅可以降低成本，减少社会库存，而且使社会资源得到优化配置。更重要的是，通过信息网络、组织网络，实现了生产及销售的有效链接和物流、信息流、资金流的合理流动，最终把产品以合理的价格，把合适的产品及时送到消费者手上。

3. 供应链管理方法　供应链管理理论的产生远远落后于具体的技术与方法，供应链管理最早多是以一些具体的方法出现的。常见的供应链管理方法如下。

（1）快速反应（QR）　快速反应是指企业面对多品种、小批量的买方市场，不是储备了"产品"，而是准备了各种"要素"，在用户提出要求时，能以最快速度抽取"要素"，及时"组装"，提供所需服务或产品。QR 是美国纺织服装业发展起来的一种供应链管理方法。

（2）有效客户反应（ECR）　有效客户反应是1992年从美国的食品杂货业发展起来的一种供应链管理策略。也是一个由生产厂家、批发商和零售商等供应链成员组成的，各方相互协调和合作，更好、更快并以更低的成本满足消费者需要为目的的供应链管理解决方案。有效客户反应是以满足顾客要求和最大限度降低物流过程费用为原则，能及时做出准确反应，使提供的物品供应或服务流程最佳化的一种

供应链管理战略。

二、物流管理

（一）物流管理概念

物流是指按用户要求以最小的费用将物质（包括原材料、半成品、产品、商品）从供应地向需求地转移的过程，主要包括运输、储存、配送等，库存控制与仓储管理是其非常重要的内容。

物流管理是对各种物流构成要素进行的系统管理，具体包括物流系统要素管理、物流作业管理、物流战略管理、物流成本管理、物流服务管理、物流组织与人类资源管理和供应链管理等。

（二）物流的基本功能

1. 运输　运输是指用设备和工具，将物品从一地点向另一地点运送的物流活动。它是物流活动的核心环节，在物流活动中处于中心地位，它解决了物质实体从供应地点到需求地点之间的空间差异，创造了物品的空间效用，实现了物质资料的使用价值。

2. 储存　储存是对商品的保存与管理，能消除连接生产和消费的时间间隔，实现了物流的时间价值，储存不但从时间和空间上缓解了物质实体在供求之间的矛盾，创造了商品的时间效用，同时也是保证社会生产连续不断运行的基本条件。

3. 配送　配送是在经济合理的区域范围内，根据用户要求，对商品进行拣选、加工、包装、分割、组配等作业，并按时送达指定地点的物流活动。配送是物流的第三大职能。

4. 装卸搬运　装卸搬运是指在一定地域范围内进行的，以改变货物存放状态和空间位置为主要内容和目的的物流活动。装卸搬运是运输、保管等物流环节之间相互转换的桥梁。

5. 包装　包装是指在流通过程中保护产品、方便储存、促进销售，按一定技术方法而采用的容器、材料及辅助物等的总体名称，包括为了达到上述目的而进行的操作，包装是包装物及包装操作的总称。包装是生产的终点，又是物流的起点，只有完成包装的商品才具有物流的能力。在物流过程中，包装可发挥对商品的保护作用，最后实现销售。

6. 流通加工　流通加工是指在物品从生产领域向消费领域流动过程中，为促进销售、维护产品质量和提高物流效率，对物品进行一定程度的加工。流通加工是一种创造新价值的活动，商品经过流通加工，可以弥补生产过程中不符合客户需要的内容，更好地满足客户的需求，实现商品的价值。

7. 信息处理　物流信息在物流活动中具有十分重要的作用，物流信息的收集、传递、存储、处理和分析等均是决策的依据，对整个物流活动起到指挥、协调、支持和保障的作用。

三、库存管理

（一）库存的定义

库存改变了企业生产经营的模式，改变了企业面向市场的方式。库存具有狭义和广义两种含义。

（1）狭义的观点认为，库存仅仅指的是在仓库中处于暂时停滞状态的物资。

（2）从广义的观点看，库存表示用于将来目的、暂时处于闲置状态的资源。

理解广义库存的概念，需要明确两点：一是资源停滞的位置，可以是在仓库里、生产线上或车间里，可以是在非仓库中的任何位置，如汽车站、火车站及机场码头等类型的流通结点上，甚至也可以是在运输途中；二是资源的闲置状态可能由任何原因引起。

（二）库存的作用

企业内库存主要起着以下五个方面的作用。

1. 使企业获得规模经济效益　一个组织要想实现在采购、运输和制造等物流过程方面的规模经济，拥有一个适当的库存是必要的。大批量的订货能够使企业在众多方面获得优势：降低原材料的采购价格和运输费用；降低单位产品的制造成本；减少因缺货而形成的订单损失和信誉下降等。

2. 平衡供求方面的关系　季节性的供给和需求使企业不得不持有库存，例如在节日，某些产品需求量剧增，这就要求企业能够有充足的货源来迅速满足市场的需要；另一方面，某些产品的需求在一定的时期中可能相对比较平稳，但其相应的原材料的供给和需求变化较大，这同样会要求企业能够保留适当的原材料库存以保持生产的连续性，避开不利的价格变动。

3. 有助于物流系统的合理化　合理的仓库选址可以带来诸多方面的便利，减少耗费在运输配送方面的时间和费用。原材料能够从仓库中被合理的配送到各地的生产基地，满足生产的需要；成品能被迅速运往仓库，然后配送到各地满足顾客的需求。这些方面的专业化极大地节省了在运输环节的费用。

4. 预防需求和订货周期的不确定性　由于市场需求情况的瞬息万变以及订货周期的不确定性，常常使库存不足，从而导致缺货损失，这时库存就显得十分重要。存储生产所需要的原材料不仅能够保持正常生产的连续性，而且常常会在未来原材料价格的上涨或原材料的短缺时赚取额外的利润。

5. 在某些关键领域起到缓冲、调节的作用　它可以缓和由于物资供应的延迟、短缺而造成的对生产过程的冲击；可以作为配送环节中介，调节生产过程中因原材料、半成品的不足而可能发生的比例失调。

📖 知识链接

库存的类型

1. **周转性库存**　周转性库存是指为补充在生产过程中已消耗完成或在销售销过程中已售完的物资而设定的库存，以便于满足一定条件下的物资需求，保证生产的连续进行。

2. **在途库存**　在途库存是指处于运输过程中的库存。即在航空、铁路、公路、管道等运输线上的物资、装配线上的制品等。

3. **安全库存**　用于防止物资供应因企业自身无法控制外部原因而发生中断，影响生产所储备的物资。例如对未来原材料的供应情况，究竟是顺利还是不顺利不能肯定，保持一定数量的库存，能提高供应保障。

4. **季节性库存**　指企业为避免物资供应具有季节性、影响生产而设置的库存。例如水果类产品的生产容易受到季节性影响，这类物资就应该根据季节性的要求确定库存水平。

（三）库存成本的构成

库存成本一般由以下几部分构成。

（1）**产品成本**　产品成本指用于购买或生产该产品所花费的费用，它的大小与产品的数量成正比例的关系，而且随着时间的推移，库存成本因存储产品的市场价格变化而变化。

（2）**存贮成本**　存贮成本指保管库存物资所花费的费用，通常用单位时间内（每天、每周、每月、每年等）产品成本的百分比来表示，例如每年10%的存贮费用就是指价值为100元的物资保存一年需要花费10元的存贮费用。存贮费用主要由库存资金的机会成本、仓库租金、仓库管理费、保险费用、税金以及损耗等组成。

（3）订货成本　订货成本指在订货过程中所发生的人员出差、与供应商谈判处理订单、出具发票以及收货人办理入库等费用。这笔费用一般与订货批量的大小无关，而只与订货次数有关。

（4）缺货成本　缺货成本指由于库存不足，无法满足顾客的需求所造成的业务损失和企业信誉的下降、利润减少等损失。如失去销售机会的损失、停工待料的损失、延期交货的额外支出等。

（四）库存控制的基本方法

库存过多，会使资金占用过多，增加库存成本；而库存过少，则不能及时满足医药企业生产、销售的需要，影响市场供应。为了更好地管理库存，实现安全库存量与成本之间的平衡，常用的库存控制方法有定量订货法、定期订货法、ABC 重点管理法等。

知识链接

库存有关的概念

1. 订购点，又称订货点，是仓库进行补货时的库存量。

2. 定购批量，即每次订购的物资数量。

3. 订购周期，即相邻两次订购时间的间隔。

4. 进货周期，即相邻两次进货到厂的时间间隔。

---

1. 定量订货法　定量订货法是指当库存量下降到一定水平（订货点）时，按规定数量进行订货补充的一种库存控制方法。

定量订货法的关键在于确定订货点。订货点是指在库存物品的库存量下降到必须再次订货的时点时仓库所具有的库存量。计算公式：

$$订货点 = 每日平均消费量 \times 采购前置时间 + 安全库存$$

定量订货法适用于下列物品：单价较低，而且不便于少量订购的物品，如药品包装盒；需求预测比较困难的维修物料；品种、数量繁多，库存管理事务量大的物品；消费量计算复杂的物品；通用性强、需求总量较稳定的物品等。

2. 定期订货法　定期订货法又称定期盘点法，是指每隔一段时间即进行订货、订货时间固定，每期订货量不定，根据盘点结果与预定的目标库存水平的差额确定每次订购批量。

定期订货法的关键在于确定订货周期。订货周期（订货间隔）是指从提出订货、发出订货通知到收到货物为止的时间间隔。采用该方法还要预先掌握每个时期内订货点的库存量。

定期订货法适用于下列物品：消费金额高，需要量大的主要原材料，需要实施严密管理的重要物品；有保管期限的物品；需要量变化大而且可以预测的物品；受交易习惯的影响，需要定期采购的物品；发货繁杂、难以进行连续库存动态登记的物品；只能定期制造的物品等。

3. 库存重点控制法——ABC 分类法　ABC 分类法的基本思想是：按照所控制对象价值的不同或重要程度的不同将其分类，分别管理。

（1）ABC 分析法的概念　ABC 分析法是根据库存物资的主要经济特征，进行分类、排队，分清重点和一般，从而有区别地实施管理的一种分析方法。该法将库存物品按品种和占用资金的多少分为特别重要的库存（A 类）、一般重要的库存（B 类）、不重要的库存（C 类）三个等级，然后针对不同等级分别，采取不同的库存控制方法，以提高库存控制的效率与效果。

（2）ABC 分类法的步骤

①确定分析内容。

②按分析内容进行计算，绘制图表，将物资分为 A、B、C 三类。划分的一般标准是：A 类物资，品种占 10%～20%，资金占 70%～85%；B 类物资，品种占 20%～30%，资金占 10%～20%；C 类物资，品种占 50%～70%，资金占 5%～10%。

③按照管好重点、照顾一般的原则，确定有区别的控制方式。一般要求是：大而贵重严格控制，小而多、占用资金少可以适当放宽。

表 8 – 3　ABC 重点管理法

类别	特点	管理方法
A 类	库存品种占总数的 10%～20%，价值占 70%～85%，即品种少，单位价值却较大	重点控制——计算每个项目的经济订货量和订货点，尽可能适当增加订购次数，以减少存货积压，从而减少其昂贵的存储费用和大量的资金占用；同时，还可为该类存货分别设置永续盘存卡片，以加强日常控制
B 类	库存品种占总数的 20%～30%，价值占 10%～20%，即品种少多，单位价值较小	适当控制——也要事先为每个项目计算经济订货量和订货点，同时也可以分享设置永续盘存卡片来反映库存动态，但要求不必像 A 类那样严格，只要定期进行概括性的检查就可以了，以节省存储和管理成本
C 类	库存品种占总数的 50%～70%，价值占 5%～10%，即品种数量多，单位价值很低	简单控制——可以适当增加每次订货数量，减少全年的订货次数，一般可以采用一些较为简化的方法进行管理

ABC 重点管理法操作简单，能够对库存控制做到重点与一般相结合，根据不同的销售额及销售量确定不同的订货方式，不仅能有效地降低库存成本，还可以最大限度地防止各类商品的断档、脱销。

✍ 实践实训

实训七　ABC 重点管理法应用

【实训目的】

1. 掌握 ABC 重点管理法，能对库存商品进行分类。

2. 能够对各项库存产品制订不同的库存管理方法。

【实训要求】

1. 查阅资料，深入了解 ABC 重点管理法相关知识。

2. 对 1～19 种药品进行 ABC 分类，并制订相应的库存管理方法。

3. 完成实训报告，以 PPT 的形式分组汇报讨论。

【实训内容】

1. 分组将班级学生按照 5～6 人一组的方式分组。

2. 分组讨论，根据某医药批发企业仓库库存明细表（表 8 – 4），进行分组讨论，对 1～19 中药品进行 ABC 分类，并制定相应的库存管理方法，并完成实训报告。

表 8 - 4　仓库库存明细表

药品名称	品种数量	库存金额（元）	占总库存金额百分数
药品 1	145	665519	1.28%
药品 2	614	2521401	4.84%
药品 3	497	649778	1.25%
药品 4	497	643744	1.24%
药品 5	17	578688	1.11%
药品 6	46	447187	0.86%
药品 7	1125	1359080	2.61%
药品 8	7	330890	0.64%
药品 9	253	202557	0.39%
药品 10	136	13289779	25.52%
药品 11	55	6890674	13.23%
药品 12	43	3203353	6.15%
药品 13	95	6691006	12.85%
药品 14	188	2984681	5.73%
药品 15	242	655855	1.26%
药品 16	87	4571995	8.78%
药品 17	1413	1208782	2.32%
药品 18	98	2385858	4.58%
药品 19	256	2798270	5.37%

3. 进行实训报告汇报　每小组选择 1 名同学作为发言代表进行实训报告汇报。

4. 实训评议　教师根据学生汇报情况，进行评分并点评。

【实训评价】

教师明确实训目的和要求，适时指导实训，学生分组组织，按步骤开展实训，形成调查报告；实训结束后，进行实训交流，师生共同评价工作成果，小组评分标准具体见表 8 - 5。

表 8 - 5　小组评分标准

评分项目	项目分值	小组得分	备注
能够正确解读库存的相关资料	20 分		
能够正确计算相关财务指标	30 分		
能够对财务状况进行正确的分析判断	30 分		
实训态度良好，积极参与	10 分		
实训汇报逻辑性强，条理清晰	10 分		
合计	100 分		

目标检测

答案解析

一、单项选择题

1. 狭义的生产管理是指以（　　）为对象的管理，即对企业生产技术的准备原材料投入、工艺加工直至产品完工的具体活动过程的管理

　　A. 生产过程　　　　　　B. 质量管理过程　　　　C. 学习过程　　　　　D. 批量管理

2. 企业的生产计划分为中长期计划、年度生产计划和（　　）

    A. 采购计划　　　　　　　　　B. 短期计划　　　　　　C. 生产管理计划　　　　D. 生产作业计划

3. 厂址选择主要考虑的因素（　　）

    A. 自然条件　　　　　　　　　　　　　　　　B. 环境规划

    C. 社会环境条件与资源配套条件　　　　　　　D. 能源运输条件

4. 车间一般由生产部分（　　）辅助生产部分、行政 – 生活部分和通道四部分组成

    A. 仓储区　　　　　　　　　　　　　　　　　B. 化验分析室

    C. 一般生产区及洁净区　　　　　　　　　　　D. 不合格药品区

5. 不同的产品（或半成品）安排在同一生产车间进行生产的生产过程组织方式是（　　）

    A. 工艺专业化　　　　　　　　　　　　　　　B. 对象专业化

    C. 技术专业化　　　　　　　　　　　　　　　D. 工艺专业化与对象专业化结合

6. 当库存量下降到一定水平（订货点）时，按规定数量进行订货补充的一种库存控制方法是（　　）

    A. 定量订货法　　　　　　　　　　　　　　　B. 定期订货法

    C. ABC 重点管理法　　　　　　　　　　　　　D. 准时生产制库存管理方法

二、多项选择题

1. 以下属于医药企业生产计划的主要指标的是（　　）

    A. 产品品种指标　　　　B. 产品质量指标　　　　C. 产品产量指标　　　　D. 产品产值指标

2. 生产过程组织的主要方式（　　）

    A. 工艺专业化　　　　　　　　　　　　　　　B. 对象专业化

    C. 柔性制造　　　　　　　　　　　　　　　　D. 工艺专业化与对象专业化结合

3. 敏捷制造有哪三大组成要素（　　）

    A. 生产技术　　　　　　B. 管理技术　　　　　　C. 高速　　　　　　　　D. 人力资源

4. 下列属于常见的供应链管理方法的是（　　）

    A. 快速反应　　　　　　B. 有效客户反应　　　　C. JIT　　　　　　　　　D. 柔性制造

5. 库存成本由下列哪几项构成（　　）

    A. 缺货成本　　　　　　　　　　　　　　　　B. 经营成本

    C. 库存持有成本　　　　　　　　　　　　　　D. 订货或生产准备成本

三、简答题

1. 简述生产过程的时间组织方式。

2. 简述医药企业生产与运作的特点。

3. 简述物流的基本功能。

4. 简述库存的作用。

书网融合……

知识回顾　　　习题

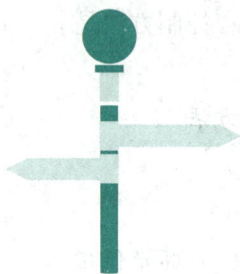

从 2015 年取消医保定点资质的行政审批、2016 年新版 GSP 和 2017 年的两票制,再到 2019 年的"4 + 7"带量采购。药品批发企业的发展和生存开始受到来自药品生产企业和零售终端的双重挤压。由于中间流通环节遭到了压缩,小规模企业依靠流通利润作为企业唯一的利润来源,小规模药品批发公司将会难以生存,缺乏渠道优势和资金实力的小型流通企业的日子必然越来越难过。今后中小药品批发企业如何转变传统经营模式,如何根据自身发展的特点,拓宽业务渠道,抓住电子商务的兴起和发展带来的商业机遇,找到最为合适的发展战略方向。

本项目将从药品批发企业概念、类型、经营模式,以及药品批发企业采购管理、储存与养护、销售管理的基本内容等方面进行介绍。

学习目标

1. **掌握**　药品批发企业概念、类型、经营模式。
2. **熟悉**　药品批发企业采购、储存与养护、销售等岗位职责和主要工作内容。
3. **了解**　药品批发企业采购管理、储存与养护、销售管理的基本内容。

任务一　药品批发企业概述

PPT

一、药品批发企业概念、特点和基本任务

(一) 药品批发企业概念

药品批发企业,是指将购进的药品销售给药品生产企业、药品经营企业、医疗机构的药品经营企业。可以从药品生产企业或其他药品批发企业购进药品,供应给药品零售企业、医疗单位和其他药品批发企业用于转卖或供应给药品生产企业用于生产的药品经营企业。药品批发企业处于医药商品流通中的起点和中间环节,主要由各级各类医药商业经营批发公司组成,是地区之间、生产企业与零售企业之间药品流通的枢纽,是组织产销之间、城乡之间、地区之间医药商品流通的枢纽。

（二）药品批发企业特点

医药商品生产出来最终流通到消费者手上，其流通的过程是由药品批发企业和药品零售企业共同完成的。由于药品批发企业与药品零售企业在医药商品流通中处于不同的地位，因此药品批发企业与药品零售企业具有以下不同的购销业务特点。

1. 销售对象不同　药品批发企业的销售对象一般是药品零售企业和药品生产企业，交易活动一般是在企业之间进行；而药品零售企业的销售对象是个人消费者，交易活动一般是在企业与个人消费者之间进行。

2. 交易性质不同　药品批发企业出售医药商品，是供进一步转卖或进行生产性消费。卖出后，有的医药商品仍处于流通领域，有的医药商品又回到了生产领域；而药品零售企业出售医药商品，是供个人生活消费或供社会集团用于非生产性消费；卖出后，医药商品将最终脱离流通领域而进入消费领域。

3. 交易方式不同　药品批发企业是大宗的买卖活动，成批购进成批销售，购销商品一般数量较大、交易次数少、以非现金结算为主；而药品零售企业是零星的交易活动，成批购进零星售出，交易的数量相对较小、交易次数多、以现金结算为主。

> **即学即练 9–1**
>
> 答案解析
>
> 药品批发企业业务的特点包括（　　）
> A. 交易次数少　　　B. 批量小　　　C. 多以非现金结算为主　　　D. 批量大

（三）药品批发企业基本任务

1. 组织适销对路的医药商品，促进生产发展，保障市场供应，满足消费需要，这是药品批发企业的最基本任务。

2. 组织医药商品分配、供应和及时调运，合理储备医药商品，保持商品的正常流通，更好地为药品零售企业和医疗单位服务。

3. 推广科学的业务管理方式和方法，讲求最佳的社会效益和经济效益，不断提高业务管理水平。

二、药品批发企业的必要性和作用

（一）药品批发企业的必要性

药品批发企业的社会职责之一是为医疗卫生机构或药品零售企业提供质量合格的药品以供公众使用。如果药品生产企业直接将药品销售给药品零售企业，其交易次数大大高于通过药品批发企业再销售给药品零售企业的交易次数。因为每一次交易都有费用及一系列活动，减少交易次数就可减少费用和人力物力的投入，并可减少差错发生率。

在药品批发的过程中，从各生产企业调集各种药品，又按照需要的品种、数量分散给药房，担任着繁重的集散各地各种药品的任务，起着调节供应的蓄水池作用。它们为药品生产企业服务，大批量购进药品，减少生产企业的库存。同时也为社会药房、医疗机构药房服务，使它们能就近、及时买到药品，并减少了药房库存费用。

（二）药品批发企业的作用

从上可以看出药品批发企业不仅可以减少药品销售交易频率，还有利于药品集中与分散。主要作用如下。

1. 保证药品供应 药品的生产和消费存在着时间、空间和季节的差异，存在着疫情、救灾、抢险的需要，药品批发企业充分利用经营设施等优势，可防止药品的积压和脱销，保证公众用药的需要保证市场供应。

2. 促进药品销售 药品批发企业一般都与零售企业、医疗单位之间存在着长期的业务关系，相互信任，并有一批专门从事药品批发工作的专业人员。药品生产企业可以借助专业机构的力量，使药品能够快捷、安全地送达最终消费者手中。

3. 促进药品生产 药品批发企业直接同药品生产企业和药品零售企业等发生经济联系，通过组织货源促进药品生产，保证药品流通。

4. 促进信息沟通 药品批发企业处于生产者与消费者中间，它既能将生产信息通过各种方式传递给市场从而促进市场需求，又能将市场信息反馈给生产者，以便于生产者及时调整生产计划。

5. 解决供需矛盾 药品批发企业有助于解决药品生产与消费之间在数量、品种、规格、质量、价格、时间与空间等方面存在的矛盾。单个生产企业的特点是品种少、数量大、规格少，而消费者的需求则是品种多、规格多、数量少。这种生产与消费上的矛盾，只有依靠药品批发企业才能解决。

6. 缓解资金压力 一是药品批发企业向生产企业预购，以资金方式帮助生产者扩大再生产；二是生产企业在一定信用额度内将药品赊销给药品批发企业，扩大经营规模。

7. 承担商业风险 药品市场存在药品批发企业后，生产者就将部分商业风险转嫁到批发企业，因为生产企业与批发企业发生业务联系，可在一定程度上避免医疗单位拖欠货款的风险。

8. 提高服务质量和经济效益 随着现代化药品批发企业均采用计算机信息管理系统，与购货的药房建立信息网络体系，提供自动化订货服务，使药房节约了很多费用，为药房提供多种服务，同时也改善了药房的经营条件和方式。今天的药品批发企业与药房之间，已不是以前那种传统的买卖关系，而越来越明显地以服务促销售，以促进药房发展使价值增值。

> **实例分析 9-1**
>
> **案例** 2020年伊始，一场突如其来的肺炎疫情牵动了国人的神经。在抗击肺炎疫情中，来自各行各业的企业做了大量的贡献，以不同方式支援武汉，打响了疫情防控保卫战。
>
> 九州通集团是中国最大的民营医药商业流通企业。此次疫情期间，九州通医药物流公司充分地发挥了自身在医药物流方面的专业能力、充分发挥了九州通自主研发的"九州云仓"管理系统的优势，协助红十字会对来自全国、世界各地大量捐赠医疗和防护用品物流运营管理工作，在短时间内理顺了流程，规范了出入库管理，极大地提升了捐赠物资和药品的周转效率。此外，九州通湖北公司还积极参与了火神山、雷神山医院及"方舱医院"的医疗物资配送工作。
>
> 答案解析
>
> **问题** 请结合九州通抗"疫"中的表现，说说药品批发企业是从哪些方便发挥作用的？

三、药品批发企业类型与经营模式

（一）药品批发企业类型

1. 药品经销商 药品经销商是拥有一定资金、场地、人员的法人，在其经营中通过购进和销售医药产品实现商品所有权的转移，获得一定的经营利润。药品经销商有独立的经营机构，拥有对医药产品的所有权。医药产品经过药品经销商进入医疗单位和药店，药品经销商对满足人们用药需求起着至关重要的作用。药品经销商与药品生产企业相比，在经营、资金、设备、信息和地域上具有明显的优势。

2. 药品代理商　药品代理商是指由医药商业公司或个人组成的，受委托人委托替其采购或销售医药产品并收取一定佣金的一种中间商。一般来说，药品代理商不拥有对代理产品的所有权。常见的药品代理商可以分为以下几类。

（1）产品代理　产品代理可以分为采购代理和销售代理。采购代理一般为委托人提供进货、验货、仓储、送货等一系列服务。销售代理则是帮助药品生产企业销售部分或全部分医药产品，在授权范围内，对价格、付款和其他销售条件等方面有较大的权力。

（2）区域代理　区域代理可以分为全国总代理和地区总代理。由于代理范围不同，他们的权利和义务也不尽相同。一般来说，实力比较雄厚的医药商业公司更倾向于做全国总代理商，全权负责医药产品的市场开拓、销售等工作，而价格制定、产品配送、汇款方式等方面都由代理商承担。而对于一些实力较弱的商业公司来说，限于自身实力的限制则更倾向于选择承担一定地区的代理工作。

> **即学即练 9 - 2**
>
> 请思考药品经销商药品代理商有什么区别？
>
> 答案解析

（二）药品批发企业经营模式

我国现阶段的药品批发企业主要的经营模式如下。

1. 以跨地域物流配送为主要经营模式　企业客户网络广泛，覆盖包括医院、商业调拨、药店终端等，企业的资金实力雄厚、品种齐全，配送能力强。如国药集团、九州通等企业。

2. 医药"快批"模式　面向零售企业、农村市场、乡镇卫生院及诊所等，其特点是低成本、低毛利、现款、现货、现价。

3. 区域性销售模式　这类经营模式的企业一般规模不大，主要在区域内配送，在区域内有良好的客户关系。

4. 新药代理模式　一般这类经营模式的企业有专业学术推广队伍或非处方药营销队伍，且有比较强的市场开拓能力。

5. 医药电商模式　该类批发企业自建电子交易网站，服务自身经营的药品品种。采购方必须为合法的药品经营企业或医疗卫生服务机构，具有合法药品经营资质，俗称网上医药批发公司。

📱 **知识链接**

医药批发业"批零一体化"

批零一体化指利用批发和零售的互补性，向产业链上下游延伸，以提升品牌、服务及盈利能力。国内的批零一体化在商务部2011年发布的《全国药品流通行业发展规划纲要（2011～2015年）》中被首次明确提出并鼓励，各家批发企业也已有所布局，如国药一致旗下国大药房为全国药品零售龙头，常年占据国内医药零售头把交椅。截至2019年，国大药房旗下药房数为4593家，较2018年底增加318家。华润医药截至2019年旗下拥有842家零售药店，其中DTP药房150家，覆盖76个城市。

📱 **知识链接** --

医药批发业"工商一体化"

在医药产业，"工商一体化"从字面意思上看是指一家企业同时拥有医药工业和医药商业业务，深层意义则指企业内部的工业和商业板块实现融合发展，使产销更加协调快速，对工业端而言，强化营销资源，减少人工成本和营销费用等；对于商业端而言，实现工业生产有利于提升毛利率和净利率水平，改善盈利能力。重组上市的"新上药"就吸收合并了中西药业和上实药业，同时拥有了医药商业和医药工业业务。华润医药旗下拥有"三九""东阿阿胶""江中""天和"等工业品牌，在 2019 年上半年完成了对江中药业的要约收购后通过江中集团间接持有江中药业 43.03% 股权。柳药股份则在 2018 年完成对万通制药 60% 的股权收购，向上游发展药品生产研发业务。

四、药品批发企业申办

从事药品批发活动，应当经所在地省、自治区、直辖市人民政府药品监督管理部门批准，取得药品经营许可证。无药品经营许可证的，不得经营药品。

（一）申办条件

从事药品经营活动应当具备以下条件。

1. 有依法经过资格认定的药师或者其他药学技术人员；具有与经营规模相适应的一定数量的执业药师；企业质量负责人应当具有大学本科以上学历、执业药师资格和 3 年以上药品经营质量管理工作经历，在质量管理工作中具备正确判断和保障实施的能力。

2. 有与所经营药品相适应的营业场所、设备、仓储设施和卫生环境；具有能够保证药品储存质量要求的、与其经营品种和规模相适应的常温库、阴凉库、冷库。仓库中具有适合药品储存的专用货架和实现药品入库、传送、分拣、上架、出库现代物流系统的装置和设备。

3. 有与所经营药品相适应的质量管理机构或者人员。

4. 有保证药品质量的规章制度，并符合国务院药品监督管理部门依据本法制定的药品经营质量管理规范要求。

5. 具有独立的计算机管理信息系统，能覆盖企业内药品的购进、储存、销售以及经营和质量控制的全过程；能全面记录企业经营管理及实施《药品经营质量管理规范》方面的信息；符合《药品经营质量管理规范》对药品经营各环节的要求，并具有可以实现接受当地药品监督管理部门监管的条件。

6. 具有符合《药品经营质量管理规范》对药品营业场所及辅助、办公用房以及仓库管理、仓库内药品质量安全保障和进出库、在库储存与养护方面的条件。

（二）申办流程

开办药品批发企业，申办人应当向拟办企业所在地省、自治区、直辖市人民政府药品监督管理部门提出申请。省、自治区、直辖市人民政府药品监督管理部门应当自收到申请之日起 30 个工作日内，依据国务院药品监督管理部门规定的设置标准做出是否同意筹建的决定。申办人完成拟办企业筹建后，应当向原审批部门申请验收。原审批部门应当自收到申请之日起 30 个工作日内，依据开办药品批发企业验收实施标准组织验收，符合条件的，发给《药品经营许可证》。

知识链接

国家药监局取消药品 GMP、GSP 认证

自 2019 年 12 月 1 日起，取消药品 GMP、GSP 认证，不再受理 GMP、GSP 认证申请，不再发放药品 GMP、GSP 证书。2019 年 12 月 1 日以前受理的认证申请，按照原药品 GMP、GSP 认证有关规定办理。2019 年 12 月 1 日前完成现场检查并符合要求的，发放药品 GMP、GSP 证书。凡现行法规要求进行现场检查的，2019 年 12 月 1 日后应当继续开展现场检查，并将现场检查结果通知企业；检查不符合要求的，按照规定依法予以处理。

任务二 药品批发企业采购管理

PPT

一、药品批发企业采购原则和基本要求

（一）采购原则

药品作为特殊商品，既有一般商品的共性，又有其内在的特殊性。药品的采购应注意其特点，按其流通规律办事，决不能随心所欲，随意采购，否则不但不能充分发挥药品采购的积极作用，反而会给企业造成不必要的经济损失。同时，采购作为药品经营质量控制过程的第一环节，购进药品质量的好坏、品种的选择对于后续的验收、储存及销售等各个环节都有直接的影响，甚至影响整个企业的经营状况。药品采购应坚持以下原则。

1. 质量优先原则 药品是人们用于预防、治疗、诊断疾病的物质，是一种特殊的商品。药品的质量合格与否直接影响消费者的生命健康。因此，企业在采购药品和选择供应商时都必须将质量放在选择的第一位，严格审核供应商的供货资质和药品的合法性。

2. 以需定购原则 也称"以销定购"，企业购进药品最终目的是为了销售，进货前需要做详细的市场调查和预测，购入的药品种类必须符合市场的需求状况才能有好的销售前景；另外，进货时机也非常重要，做到洞察先机，提前备货，及时出货是成功的关键。

3. 勤进快销原则 企业的仓库容量和流动资金是有限的，药品的采购必须建立在合理库存的基础上，购进的数量与销售的容量相符，做到进销结合、不积压、不脱销，保证资金和货品周转的连续性。

4. 经济核算原则 由于药品批发企业是独立核算、自负盈亏的经济实体，这又决定了他们在取得社会效益的同时，还必须取得较好的经济效益。在保证药品质量的基础上，企业的采购需要控制成本，在制定采购计划时需精打细算，减少支出，选择质价相称、价格便宜的药品。

5. 合作共赢原则 购销双方都希望在交易中获得利润，因此在采购洽谈过程中也需要主动考虑合作方利益，协调与各方利益关系，达成互利互惠。

（二）采购基本要求

1. 以市场调查为前提 做好周密的医药市场调查，收集医药企业需要的情报、信息资料，是医药商品采购的前提条件。

2. 以适销对路为根本 医药商品采购环节，必须要把适销对路作为采购的根本要求。否则，采购

来的医药商品会造成积压、滞销甚至造成企业亏损。

3. 以周密采购计划为保证 医药商品采购要做到保证医药商品品种齐全、医药商品质量符合国家药品标准及保证医药商品的正常库存。

二、药品批发企业采购渠道与采购方式

（一）药品批发企业采购渠道

1. 从国内药品生产企业采购 这是药品批发企业最主要的采购渠道。双方根据生产能力和市场需要进行衔接，签订购销合同。

2. 从国外进口 这是对我国暂时不能生产、供应不足或者特殊需求的药品的必要补充。

3. 从其他药品批发企业调入 通过医药批发企业之间的药品调拨，可加快药品的使用效率和减少资金的积压。

（二）药品批发企业采购方式

随着我国医药流通体制改革的深化及网络和电子商务的迅速发展，不论是医药流通方式还是采购方式都发生了巨大的变化。常见的医药商品采购主要有以下方式。

1. 订购和选购 这是根据医药商品质量和市场需要组织进货的一种方式。采购医药商品是由药品批发企业自己选择，采购的数量、品种是由药品批发企业根据市场需求和本企业自身实力提出来的。这种方式有利于药品批发企业根据市场需求进行商品购进。

2. 代批代销 这种采购方式是药品批发企业为药品生产企业或其他药品批发企业代理批发或销售的一种经营方式。在这种采购方式中，由于医药商品售出之前的所有权属于委托单位，在医药商品售出后结算货款，属于一种赊销行为，因此，代批代销不占用药品批发企业的流动资金。

3. 代理 药品批发企业在自愿的原则上，通过合同或契约的形式建立一种医药商品进入流通领域并由药品批发企业在一定区域内施行垄断或独家经营的方式。这种方式具有"风险共担，利益共享"的特点，这种代理方式又可分为独家代理、一般代理和总代理。

4. 招标采购 这种方式以药品批发企业通过将医药商品需求信息发布出去，通知药品生产企业或其他药品批发企业来进行投标，根据投标方提供的药品品质和价格进行选择，以价格最低、质量最优者中标。中标后双方签订采购合同，合同履行到货验收合格后，财务复核入账付款。

5. 网上采购 这种采购方式是伴随着电子商务的发展应运而生的，是药品批发企业直接在网上进行医药商品采购的方式。其优势是节约流通成本，缩短收集市场信息和完成采购的时间，有利于企业把握机遇，提高效益。

📱 **知识链接** -

什么是医保谈判？

医保谈判是指国家医保局的专家与药企进行谈判，以协商药物价格，从而使药物价格降低，降低患者的经济压力。国家医保局自从2018年成立以来，进行了多次谈判。2018年9月15日，抗癌药专项谈判中18个谈判品种17个成功，药品整体降幅为56.7%。可见医保局砍价能力之强。

在谈判中，药企要的是经济利益，而国家的目的则是为了降低患者的经济压力，那么这两者如何协调的呢？

在谈判过程中"以价换量"是医保价格谈判的总方针，即通过带量采购来推动药价大幅下降。所谓带量采购就是在集中采购谈判时承诺采购数量，这方便药企安排生产以降低生产流通成本，从而降低药价，从而既降低了药品价格又分担了药企的市场风险，可以实现"共赢"。

三、药品批发企业采购部门岗位设置与岗位职责

（一）药品采购经理

1. 岗位职责 药品采购经理主管医药商品的采购工作，必须具备药学或相关专业知识，具有库存分析能力和采购规划能力。药品采购经理主要负责收集、处理本企业和市场价格信息，统筹整个药品经营企业的医药购进，管理公司库存，及时处理接近有效期的药品，减少公司损失，调整公司药品结构，保证无人为缺货。

2. 主要工作内容

（1）确定药品采购方式 在确定企业发展目标和制订采购计划的基础上，结合公司的经营实际和市场情况，确定订购和选购、代批代销、代理、招标采购和网上采购等采购方式。

（2）选择供应商 首先，收集供应商信息和资料，对供应商的信誉、经营范围、经营能力、药品价格、单位情况、协作精神、服务情况、业务人员素质等进行综合评价，为企业选择优秀的供应商提供依据。其次，分析供应商，供应商是否有合法证件；了解供应商的生产条件是否符合GMP的要求；是否有与经营医药相适应的质检部门或人员；是否有与所经营医药相适应的营业场所的设备、设施、环境等；是否有依法经过认定的药学技术人才；权衡供应商医药价格的高低与货源的稳定性；权衡供应商的信誉情况、服务情况等。最后，建立供应商档案，供应商档案的建立，在为企业积累供应商资料的同时，可以为企业以后的供应商选择提供事实依据，并为建立长期合作打下良好基础。

（3）对首营企业和首营品种进行审核 对首营企业和首营品种按照审核程序和审核内容进行审核，包括对供货单位的合法资格审核；对所购入药品的合法性审核；对供货单位销售人员的合法资格审核，对审核合格的首营企业和首营品种填写首营审批表。

（4）采购人员进行考核培训 管理监督采购部门所属员工，对采购员进行绩效考核，制定相关奖罚措施，提高员工工作积极性。对采购员进行培训，主要培训内容为法律法规及药品购进程序等相关知识，以提高采购员业务能力和工作技巧。

（5）协调采购和其他各部门的关系 与质检部门进行合作，递送首营资料；与仓储部门合作，保证医药商品及时验收入库，保证不缺货、不断货；与销售部门合作，及时沟通市场信息，提高企业资源利用效率和企业的运作效率；与财务部门合作，调控回款账期。

（二）药品采购员

1. 岗位职责 药品采购员是指药品批发企业中从事药品采购工作的人员，根据企业实际情况负责维护正常的库存和新品种的引进，保证所经营医药商品不缺货、不断档。其岗位职责是认真学习、遵守《药品管理法》及其实施办法和相关法律法规。按照GSP的要求开展工作，业务工作全过程必须做到依法经营，保证药品质量。核查业务单位的经营资质证明文件，确认业务单位的法定资格和履行合同的能力。购进质量合格的药品，不得向证照不全、非法药品经营单位购进药品。

2. 主要工作内容

（1）认真贯彻执行《药品管理法》及相关法律法规，采购药品必须坚持"质量第一、按需进货、择优采购"的原则，保证购进药品的质量。

（2）负责制订年度、月份及日常采购计划。

（3）负责对供应商合法资格的考核并索取合法资格证明材料。

（4）负责供货合同的起草，按经理授权签订，明确相关质量条款，提交审核批准后执行，并建立合同档案。

（5）负责药品货源及价格行情的调研，负责开发首营企业和首营品种并负责就购进药品换货退货有关事宜协商处理。

（6）负责建立购货记录，记录项目要齐全，内容要完整，按规定保管。

（7）了解供货企业生产、经营、质量状况，收集分析企业所经营药品和同类药品的质量情况，及时反馈信息。

四、药品批发企业购销合同管理

通过供应商资格审核后，药品批发企业根据对医药市场药品供需情况的调查和研究，向合适的供应商采购所需药品。采购必须签订正式的药品采购合同，尤其是合同中必须含有质量保证协议，以确保药品的质量安全。

（一）订立合同的原则

为保证合同的顺利履行，预防合同纠纷，药品采购合同的签订应该遵循以下原则。

1. 法人原则　合同的当事人必须具备法人资格。这里的法人，是指有一定的组织机构和独立支配财产，能够独立从事商品流通活动或其他经济活动，享有权利和承担义务，依照法定程序成立的企业。当事人应当以自己的名义签订经济合同。委托别人代签，必须要有委托证明。

2. 合法原则　也就是必须遵照国家的法律、法令、方针和政策签订合同，其内容和手续应符合有关合同管理的具体条例和实施细则的规定。

3. 平等原则　必须坚持平等互利，充分协商的原则签订合同。

4. 书面原则　采购合同应当采用书面形式。当然，可以预先口头要约。

（二）订立合同的程序

签订合同的程序是指合同当事人双方对合同的内容进行协商，达成共识，并签署书面协议的过程。一般有以下几个环节。

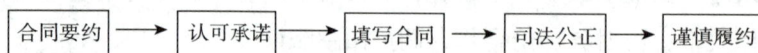

$$合同要约 \rightarrow 认可承诺 \rightarrow 填写合同 \rightarrow 司法公正 \rightarrow 谨慎履约$$

图 9 - 1　签订合同的程序

1. 合同要约　订约提议是指当事人一方向对方提出的订立合同的要求或建议，也称要约。订约提议应提出订立合同所必须具备的主要条款和希望对方答复的期限等，以供对方考虑是否订立合同。提议人在答复期限内不得拒绝承诺。

2. 认可承诺　承诺，是指受约人完全接受订立合同的提议。受约人对合同条款部分或附加条件地同意，则不是承诺，而是提出新要约，这时就需要进一步协商。接受提议是指提议被对方接受，双方对合同的主要内容表示同意，经过双方签署书面契约，合同即可成立，也称承诺。承诺不能附带任何条件，如果附带其他条件，应认为是拒绝要约，而提出新的要约。新的要约提出后，原要约人变成接受新的要约的人，而原承诺人成了新的要约人。实践中签订合同的双方当事人，就合同的内容反复协商的过程。

3. 填写合同 认真、仔细填写合同文本。

4. 司法公证 必要时，报请见证机关见证或报请公证机关公证。有的经济合同，法律规定还应获得主管部门的批准或工商行政管理部门的签证。对没有法律规定必须签证的合同，双方可以协商决定是否见证或公证。

5. 谨慎履约 谨慎、严格履行签约手续。

（三）药品采购合同的内容

1. 药品品种、供货单位、生产厂家或产地、规格、数量、计量单位、价格、交易金额、约定损耗等。必要时，可附上明细表。

2. 明确规定药品的质量要求、包装标准、验收办法、作价办法、运输方法、交货日期、交货地点、货款结算方式和时间、双方必须承担的经济责任和义务（包括药品质量问题的责任划分和处理方法、合同违约责任的划分和处理方法）、合同的变更和解除条件以及其他事项（为稳妥起见注明不足或不完善之处，双方另行协商约定）。

3. 签订合同需双方签字。合同需使用企业的合同专用章，不得使用科室或行政公章。

4. 企业应每年与供货单位签订质量保证协议。不必每份合同上都写明质条款，只需说明按双方另行签订的质量保证协议即可。

> **即学即练 9 – 3**
> 下列哪项不属于药品购销合同的内容（ ）
> A. 交货地点、方式　　B. 违约责任　　C. 结算方式及期限　　D. 双方利润
>
> 答案解析

任务三　药品批发企业药品储存与养护

PPT

一、药品储存与养护的原则

医药商品储存必须遵循及时、准确、经济、安全的原则。

1. 及时原则 就是要做到入库、出库及时，以加速商品流通。

2. 准确原则 就是商品出入库时，必须严格验收数量、品种规格、质量包装，做到单、货相符。商品在库保管时，做到账、货、卡三相符，数量准确，不出差错；商品堆码有序，便于清查盘点。

3. 经济原则 就是尽可能地节省人力、物力和财力，不断改进堆码技术，合理利用仓库面积、容积，提高单位面积利用率，增加商品储存量，改进操作方法，充分发挥设备效能，提高劳动效率，降低保管费用，达到预期的经济效果。

4. 安全原则　就是根据各类不同商品的特性，加强商品养护工作，做好防火、防盗、防自然灾害、防危险事故、防商品霉变残损等各种预防措施，确保商品、设备和人身安全。

以上四个原则是相互联系，相互制约的，应全面考虑，不能顾此失彼。

二、药品储存与养护的任务

药品储存与养护属于物资管理的范畴，其基本任务是组织实施商品的收发和保管、养护，为医药商品的流通服务。主要有以下三个方面的任务。

1. 安全多储　要求合理使用仓库的面积和容积，提高单位面积储存量，对保管的商品做到数量准确，质量完好。在保证安全的前提下，通过划区分类管理，更多更好地储存商品。

2. 收发货物方便迅速　仓库的收发货工作要方便客户，提高服务质量。在执行必要的仓库管理规章制度的前提下，尽可能手续简便，作业迅速，从而加快商品的流转，提高资金利用效率。

3. 降低保管费用　要运用经济手段管理仓库，建立健全各种形式的责任制，提高仓储的科学管理水平，不断降低仓储费用。

三、药品储存与养护岗位设置与岗位职责

（一）药品验收员

1. 岗位职责　药品验收员负责对药品包装、外观质量等进行验收，保证入库药品数量准确、质量完好，防止不合格的药品和不符合包装规定要求的药品入库，并填写药品质量验收记录。

2. 主要工作内容

（1）药品验收员在验收药品时，应核对药品采购计划，对与计划不符者，请药品采购员予以解释。

（2）检查药品规格、数量、剂型、生产厂家、出厂日期、有效期、外包装、批发价、折扣价等。对于药品剂型、规格、数量与发票不符者，不予入库；对于有效期短、外包装破损、污染等可能影响药品质量者，退回供货方；若批发价、折扣价有变动，通知采购员与供货方联系，供货方应提供调价依据，进行确认或冲减。

（3）对进口药品的验收，要有盖红色印章的、由口岸药检所出具的《进口药品注册证》《进口药品检验报告书》复印件，该报告书应明确标有"符合规定，准予进口"的结论；核对检验报告书的药品名、规格、批号、有效期与药品实物是否一致，对于有疑问的检验报告书，上报有关主管部门，请求确认。

（4）对特殊管理药品的验收。对麻醉药品、一类精神药品、医疗用毒性药品，实行双人验收制度。

（5）企业对质量不合格药品进行控制性管理。发现不合格药品，要按要求和程序上报，明显标识，专库区存放，查明原因，分清责任，及时处理并预防，确认、报告、报损、销毁手续完备，记录规范，并进行汇总、分析。

验收后若各项目均符合要求，则由药库管理人员在发票上签字入库、打印入库清单。药库管理人员再核对入库清单和发票，相符则签名存查，对有某方面不符合规定不能入库的药品，另行登记、备查。

验收员对下列情况有权拒收：

①未经卫生行政部门或有关主管部门批准生产的品种。

②假冒厂牌和商标的药品，以及无注册商标的药品。

③工厂未做检验或正在检验尚无确认合格结论的药品。

④无法定标准或质量不合标准规定的药品。

⑤无化验报告、测试报告或出厂合格证书。

⑥技术标准对某项指标没有规定，而药品的实际质量又严重影响其使用价值或完整性。

⑦包装及其标志内容不符合规定要求或缺乏必要的使用说明。

药品验收员在验收时，很难做到每个最小包装都仔细检查，一般采用抽样验收的方法。在验收抽样的时候，要注意对购进、销后退回的药品逐批验收；验收抽取的药品应具有代表性；验收抽样必须科学，对包装、标签、说明书、证明文件逐一检查。抽样方法，一般一批购进数量为50件及少于50件的，抽2件；50件以上每增加50件多抽1件。每件上、中、下抽3个以上小包装，如外观有异常，加倍抽样复检。

验收完毕，要规范、完整地填写药品验收记录，具体包括供货单位、批号、数量、生产厂商、到货日期、有效期、品名、质量状况、剂型、验收结论、规格和验收人员等。

（二）药品仓库保管员

1. 岗位职责 药品仓库保管员负责对库存药品进行合理储存，对仓库内温、湿度等储存条件进行管理，按月填报临近失效期药品的催销表，根据凭证进行药品的收发。

2. 主要工作内容

（1）按照安全、方便、节约的原则，合理利用仓容。药品堆垛应留有适当的墙距、垛距、顶距、灯距、底距，并做到堆码合理、整齐、牢固、无倒置现象。药品与墙、屋顶（房梁）的间距不小于30cm，与库房散热器或供暖管道的间距不小于30cm，与地面的间距不小于10cm。

（2）按药品质量、性能及储存要求分类存放，不同性质的药品不能混存、混放。药品与非药品、人用药与兽类药、内用药与外用药、一般药与杀虫灭鼠药、处方药与非处方药以及性能相互影响、易串味、名称容易搞错的品种，必须严格分开存放。麻醉药品、一类精神药品、医疗用毒性药品、放射性药品等特殊管理药品，要专库或专柜存放、双人双锁、专账记录、账物相符，二类精神药品要有相对独立的储存区域，加强账、货管理，严格管理制度。

（3）根据药品温、湿度要求，按照规定的储存条件存放。将需要保存在-20℃以下的药品放冰箱冷冻格保存；将需要在2~8℃冷暗处保存的药品存放在冷库里；将需要在25℃以下阴凉处保存的药品存入阴凉库；室温保存的药品存放在常温库，仓库的相对湿度控制在45%~75%。

（4）不合格药品（包括过期失效、霉烂变质的药品）应存放在不合格品区，并有明显标志。不合格药品的确认、报告、报损、销毁应有完善的手续和记录。药品储存实行色标管理，其统一标准是：待验药品区、退货药品区为黄色，合格药品区、待发药品区为绿色，不合格药品区为红色。

（5）设立在库效期药品管理表和效期标志，对临近失效期药品应按月填报效期报表；对储存中发现有质量疑问的药品，不得摆上柜台销售，应及时通知质量管理人员进行处理；对存放达5年的药品应及时抽样送检并做详细记录，保证库存药品质量完好。

（6）按生产日期或批号将库存药品顺序存放，后生产的在下，先生产的在上，远期的在下，近期的在上。贯彻药品"先产先出""近期（失效期）先出"和按批号发货的原则。

（7）按单配货 保管人员接到出库凭证后，按其所列项目核查无误，先核销实物卡片上的存量，然后按单从货位上提取药品，按次序排列于待运货区。复核保管人员将货配发齐后，要反复清点核对，保证数量、质量。既要复核单货是否相符，又要复核货位结存量来验证出库量是否正确，发出的零星药品在核对包装时要有两个人在场；发出特殊管理的药品、贵重药品，也必须有两个人，仓储部门领导必要时要亲自进行复核。

（8）编配包装　理货待运整包装药品可以直接运输，零星药品需要集中包装。包装妥善后，在出库凭证上填写实发数，整箱注明包装情况，零散箱时注明箱号，并计算件数、毛重、体积，向组织计划部门点交。运输人员按照运送要求，分单位集中，进行发运准备。

（9）销后退回药品的管理　凭销售部门开具的凭证收货，存放于专区，专人保管，专账记录，待验收合格记录后，放入合格品库（区），退货记录保存3年。

（10）对验收中发现质量或数量不符的代管品，负责代为妥善保存。未经解决，不得调出销售，应另类存放，并挂上代管标签，避免错销错调。对被确定为伪药、劣药的在库药品，一律不准调出销售，要妥善管理。待上级做出处理意见后，遵照执行。

（11）根据仓库管理制度，定期组织人员盘点。盘点内容除药品剂型、规格、数量外，还有药品的有效期、有效期内药品有无变质现象。对盘点后发现账、物不符合，要及时查找原因，予以更正。对有效期较近的药品及时报告，减少企业损失，对有效期内变质的药品及时报废。必要时可随时进行盘点。

（三）药品养护员

1. 岗位职责　负责定期检查在库药品储存条件及库存药品质量，采取科学有效的养护方法，定期汇总、分析和上报药品养护质量信息，指导保管员对药品进行合理储存，负责验收养护储存仪器设备的管理等工作。

2. 主要工作内容

（1）指导保管人员对药品进行科学储存　药品养护员在日常管理过程中，应对在库药品的分类储存、货垛码放、垛位间距、色标管理等工作内容进行巡查，及时纠正发现的问题，确保药品按规定的要求合理储存。

（2）仓储条件的监测与控制　药品仓储条件的监测与控制内容主要包括库内温、湿度条件、药品储存设备的适宜性、药品避光和防鼠等措施的有效性、安全消防设施的运行状态。库房温、湿度的监测及控制，每日上下午定时各一次。若库房温、湿度超标，应及时调控，做好库房温、湿度记录。

（3）对库存药品定期进行循环质量抽查　循环抽查的周期一般为一个季度，易变质药品要缩短抽查周期。

（4）对抽查中发现的问题，应提出处理意见和改进养护措施，配合保管员对有问题品种进行必要的整理。

（5）对于中药材和中药饮片，按其特性，采取干燥、降氧、熏蒸等方法养护。

（6）根据季节气候的变化，拟订药品检查计划和养护工作计划，列出重点养护品种，并予以实施。重点养护品种范围一般包括主营品种、首营品种、质量性状不稳定的品种、有特殊储存要求的品种、储存时间较长的品种、近期内发生过质量问题的品种及药监部门重点监控的品种。重点养护的具体品种应由养护组按年度制订并调整，报质量管理机构审核后实施。

（7）对于因异常原因可能出现质量问题的药品和库存时间较长的药品，报请质量管理机构复查处理。

（8）建立药品养护档案。

（9）对重点品种开展留样观察，寻找变化的原因及规律，为指导合理库存、提高保管水平和促进药厂提高产品质量提供资料。

（10）开展养护科研工作，逐步使仓库保管养护科学化、现代化。

▶▶ 实例分析 9-2

案例　2016 年 3 月，山东警方破获案值 5.7 亿元非法疫苗案，疫苗未经严格冷链存储运输销往 24 个省市近 80 个县市，疫苗含 25 种儿童、成人用二类疫苗。在山东非法疫苗案曝光后，国务院修改了《疫苗流通和预防接种管理条例》，明确要严格疫苗流通管理，坚决制止通过借用资质和票据进行非法经营的"挂靠走票"等行为，同时要建立疫苗从生产到使用的全程追溯制度，强化储存、运输冷链要求，增设疾控机构、接种单位在接收环节索要温度监测记录的义务。

答案解析

问题　请进一步查阅山东非法疫苗案相关资料，说说为什么要不断加强药品在存储运输养护中的监管？

任务四　药品批发企业销售管理

PPT

一、医药商品销售的概念与原则

（一）医药商品销售的概念及特点

医药商品销售是指药品批发企业根据自身经营目标和范围，通过一定渠道途径将医药产品从药品生产企业流通到消费者手中的经济活动。医药商品销售既具有一般商品销售的特点，又由于医药产品的特殊性而具有不同于一般商品销售的特点。如医药商品销售的产品是特殊的商品——医药产品，医药商品销售环境和市场比较特殊，由于医药商品的特殊性，各个国家对医药商品都制定了严格的生产、销售环境要求等。

（二）医药商品销售原则

由于医药商品的特殊性，医药商品销售必须遵守一定的基本原则。

1. 合法性原则　药品批发企业进行医药商品销售必须遵守国家有关的法律法规，向具有法律法规规定的相应资质的生产企业或批发企业进行采购，并将医药商品销售给有合法资格的单位和个人。

2. 安全性原则　药品批发企业进行国家特殊管理的医药商品销售时，必须严格按照国务院《麻醉药品管理办法》《医疗用毒性药品管理办法》和《精神药品管理办法》等规定执行，销售危险品时必须按国务院《化学危险物品安全管理条例》的规定执行，保证特殊医药商品的销售环节的安全性。

3. 社会性原则　是指企业必须满足社会各行各业、各层次人员对医药商品的需求。

4. 真实性原则　药品批发企业的销售人员在进行医药商品销售时，必须正确介绍医药商品的性能、疗效、用途、用法、用量、禁忌和注意事项等，不得诱导和误导客户，按 GSP 广告宣传。

5. 有效性原则　药品批发企业在进行医药商品的销售时要保证所销售医药商品必须符合有关法律法规及其质量标准所规定的各有关性能、效用、时效性等要求。

6. 经济性原则　虽然医药商品是特殊的商品，但是医药商品销售也是一种经济活动，药品批发企业作为独立核算、自负盈亏的经济实体，在进行医药商品销售时也要考虑为国家和企业建设积累资金，就必须讲求经济效益，贯彻经济性原则。

7. 稳定性原则 是指医药商品销售要保障市场需求，保障人民群众对医药商品的需要。

8. 适用性原则 是指药品经营企业要针对消费对象和医药商品的特点开展销售活动。

二、药品批发企业销售部门岗位设置与岗位职责

（一）药品销售经理

1. 岗位职责 药品销售经理主管医药商品的销售工作，主要负责药品批发企业销售指标的制定和分解、营销队伍的建设和培训、客户关系的维护管理等工作，确保辖区营销目标的完成。此外，药品销售经理还要负责和企业内部其他部门及工商、税务等政府部门的协调工作。

2. 主要工作内容

（1）客户的确定和开发

药品销售经理对客户的确定和开发要从本企业的经营范围和自身实力出发，确定客户类型，兼顾本地销售市场与外地销售市场及当前销售市场和长期销售市场的利益。

（2）销售计划的制订和分解

制订、分解销售计划是药品销售经理的重点工作之一。销售经理经过分析确定下一期的销售目标，在目标的基础上制定销售策略，结合企业自身优势和医药产品特点评价并选择最适宜的销售策略，编制、执行销售计划并对计划进行考核与评价。一般来说，销售计划是把各部门计划汇集起来的综合性计划，因此，销售计划还要进行适当的分解，包括销售总值指标的分解、医药商品品种的分解以及销售数量目标的分解等方面。

（3）销售市场的建设

销售市场的建设也是药品销售经理的重点工作之一。销售市场的建设一般包括销售渠道的建立和维护、销售品种结构的确定、销售终端的开发和维护、销售人员的聘用与配置及营造宽松和谐的销售环境等几个方面。总之，药品销售经理对销售市场的建设不仅局限于企业内部资源的调配，还要充分利用外部环境的各有利因素。

（二）药品销售员

1. 岗位职责 药品销售员一般是指药品批发企业中直接从事药品批发业务的工作人员。从事药品批发销售工作的人员，应经岗位培训和地市级以上药品监督部门考试合格后，取得岗位合格证书，方可上岗。药品销售员不仅要具备良好的职业道德观、积极进取的心态、良好的信誉等基本素质，还要具备微观市场分析能力、市场开发和管理能力等专业能力。

药品批发企业销售人员根据其目标客户的不同可以分为以下三类。

（1）医院销售人员 负责所辖区域内医院的客户开发、产品推广、送货、销售回款、日常维护工作。

（2）OTC 销售人员 负责所辖区域内药店、诊所的客户开发、产品推广、送货、销售回款、日常维护工作。

（3）商业销售人员 主要负责商业渠道，与其他商业企业联系调货业务。

2. 主要工作内容

（1）市场开拓　市场开拓是药品销售员的重点工作之一，主要包括医疗市场开拓和零售市场开拓。其中医疗市场开拓中，药品销售员按照医药商品从药品生产企业进入医疗机构的三种情况可以分为三类：一种是药品生产企业已经做好前期开拓工作，只是利用药品批发企业进行物流配送；一种是对于普药等药品，医院主动向药品批发企业要货或销售员与医院采购部门联系，销售员不仅负责送货还要负责回款；一种是药品生产企业授权药品批发企业做代理，由销售员做市场开拓。对于零售市场开拓也可以分为连锁药店和单体药店两种。

（2）终端维护　所谓终端是指一切能够直接面对消费者，能够形成直接销售的单位。药品销售员对终端市场的维护可以分为政策维护、人员维护两个方面。

（3）售后服务　药品销售员在销售工作完成后，还要注意售后服务工作。主要包括向客户提供药品使用、保管等方法的服务，定期进行回访服务，退换货、急送服务以及提供医师进修学习机会等方面的服务。

知识链接

药品销售三大终端

根据目前医药市场特征，业内大致将药品销售终端细分为三大终端。其中第一终端为公立医院，包括城市公立医院和县级公立医院市场；第二终端为零售药店，包括实体药店和网上药店（获得药品经营许可证）；第三终端为公立基层医疗，包括城市社区卫生中心（站）和乡镇卫生院。

随着"4 + 7"城市药品集中采购、重点监控药品目录、分级诊疗、医保支付方式改革等政策实施，让医药终端市场的格局产生了重大的变化。第一终端（公立医院）市场占比逐渐下滑，增长幅度明显下降，而第二终端（零售药店）和第三终端（公立基层医疗）的市场占比都得到了提升，增速更是明显加快。

✎ 实践实训

实训八　拟定药品购销合同

【实训目的】

1. 明确药品购销合同的基本内容。
2. 掌握药品购销合同签订的方法及要领。

【实训要求】

1. 学生能检查药品购销合同的合法性。
2. 学生能找出药品购销合同中约定不当的条款，并更正。
3. 学生能根据购销签订合同的要求，把合同补充完整。

【实训内容】

1. 了解合同样本内容及要求。
2. 分析提供合同的样本中不当条款，并更正。
3. 根据购销签订合同的要求，把合同补充完整。
4. 操作步骤

（1）对提供的药品购销合同样本条款进行讲解，以便学生熟悉相关内容。

（2）学生根据所提供的药品采购订单查找药品购销合同缺项的内容，把合同填写完整。

（3）教师检查学生的药品购销合同填写情况，同时观察并及时纠正学生整个实训过程中不符合规范的步骤及操作。

（4）教师根据验收情况进行归纳总结。

【实训评价】

教师明确实训目的和要求，适时指导实训，学生分组组织，按步骤开展实训，形成调查报告；实训结束后，进行实训交流，师生共同评价工作成果，实训评价具体见表9-1。

表9-1 实训评价表

得分	考核标准		配分
填制药品购销合同	1. 能找出合同中约定不当的条款，并更正	30 分	
	2. 能找出合同中的缺项，并补充完整	70 分	
合 计		100 分	

附件　药品购销合同

合同编号：

甲方（买方）：

乙方（卖方）：

为明确双方的权利和义务，现根据《中华人民共和国合同法》等法律法规的规定，本着平等协商的原则，就有关事宜达成以下协议：

一、概况

1. 数量　所需药品的实际数量。买方需要临时增加药品数量的，须在24小时前书面提出。

2. 价格：

（1）卖方提交药品的价格必须与商定的一致。

（2）买卖双方在合同约定的交付期内遇政府价格调整的，重新协商并签订补充条款。价格上涨，按原价，若不能按原价，则买方可以进行询价，选低价；价格下降，按新价；新增加品种，买方进行询价，选低价。

品　名	规　格	生产厂家	单位	数量	合同价	金额（元）
合计人民币金额（大写）：						（小写）

二、质量标准

卖方交付的药品必须符合（　　　　　　　　　　　　　　　　　）的标准，并与投标时的承诺相一致。

三、有效期限

1. 卖方所提供药品的有效期不得少于（　　　　　　）个月。
2. 特殊品种双方另行协商。

四、交货地点、方式

1. 交货地点：
2. 交货方式：
3. 交货时必须提供同批号的药检报告书（进口药品附注册证）。
4. 每次交货的量以买方的采购计划及合同为准。

五、双方的义务

六、履行期限

双方约定本合同的履行期限为（　　）天，自（　　）年（　　）月（　　）日起至（　　）年（　　）月（　　）日止。

本合同的履行期满前十天，一方当事人就续约一事提出书面异议的，本合同终止。双方均未提出异议的，则本合同自动续约；续约的新合同中双方权利义务、履行期限等与本合同相同，数量根据实际情况由双方另行协商。

七、结算方式及期限

1. 双方约定结算的方式为：

2. 结算期限：

八、违约责任

九、合同争议解决方式

本合同在履约过程中发生争议，由双方当事人协商解决。协商不能解决的，选定下列第（　　）种方式解决。

1. 提交××市仲裁委员会仲裁。
2. 依法向××市兴宁区人民法院提起诉讼。

十、合同效力

本合同一式四份，甲、乙双方各执一份，自双方签字、盖章之日起生效。

十一、附则

本合同如有未尽事宜，双方可以协商签订补充协议，补充协议与本合同具有同等效力。

甲　　方	乙　　方
单位名称：	单位名称：
法定代表人：	法定代表人：
委托代理人（签字）：	委托代理人（签字）：
联系电话：	联系电话：
账　　号：	
税　　号：	
邮　　编：	邮　　编：
传真号码：	传真号码：
签约日期：	签约日期：

目标检测

答案解析

一、单项选择题

1. 药品批发企业业务的特点不包括（　　）

　　A. 交易次数少　　　　　　　　　　　　　B. 批量小

　　C. 多以非现金结算为主　　　　　　　　　D. 批量大

2. 药品采购第一原则是（　　）

　　A. 以需定购　　　　　B. 勤进快销　　　　　C. 质量优先　　　　D. 合作共赢

3. 不属于药品批发企业的销售对象的是（　　）

　　A. 医院　　　　　　　　B. 医药公司　　　　　C. 药店　　　　　　D. 患者

4. 药品批发企业销售经理业务要求不包括（　　）

　　A. 选择供应商　　　　　　　　　　　　　B. 销售计划的制订和分解

　　C. 销售市场的建设　　　　　　　　　　　D. 客户的确定和开发

5. 药品批发企业药品销售员业务要求不包括（　　）

  A. 市场开拓   B. 终端维护   C. 售后服务   D. 建立药品养护档案

二、多项选择题

1. 药品批发企业经营模式有（　　）

  A. 跨地域物流配送模式   B. "快批"模式

  C. 区域性销售模式   D. 新药代理模式

  E. 医药电商模式

2. 药品批发企业采购渠道有（　　）

  A. 从国内药品生产企业采购   B. 从国外进口

  C. 从其他药品批发企业调入   D. 药店

3. 药品批发企业采购的方式有（　　）

  A. 订购和选购   B. 代理   C. 招标采购   D. 网上采购

4. 药品采购原则有（　　）

  A. 质量优先   B. 以需定购   C. 勤进快销   D. 合作共赢

5. 药品采购经理的岗位职责有（　　）

  A. 确定采购方式   B. 选择供应商

  C. 首营审核   D. 采购人员考核培训

  E. 协调采购与其他各部门关系

三、简答题

1. 药品批发企业有哪些作用？

2. 药品批发企业在制订药品采购计划时要考虑哪些因素？

3. 药品储存与养护管理有哪些工作岗位？具体职责是什么？

四、案例分析题

  一直以来我国的医药冷链物流发展都存在这六大痛点：地区发展不均衡、供应链前端医药生产企业冷链水平强于后端、终端配送企业存在差异、配套政策和标准不到位、未形成规模化及专业化运营、第三方物流不成熟。

  在 2016 年，国务院发文宣布取消从事第三方药品物流业务批准，声明只要符合药品运输要求的快递公司，都可以加入到全国 1.35 万家医药商业的第三方药品物流中来，这就吸引了顺丰、邮政、UPS 等大批快递企业进入医药物流领域。

  早在 2014 年 3 月，顺丰垂直成立了医药物流事业部，也投入精力从各大龙头药企挖角了专业精英人员，组建医药专业物流团队。目前，顺丰医药已搭建了覆盖全国 137 个地级市、1003 个区县的运输网络，拥有 36 条医药运输干线，贯通东北、华北、华东、华南、华中核心城市。通过 GSP 验证自有冷藏车 263 辆，并配备完善的物流信息系统以及自主研发的 TCEMS 全程可视化温、湿度监控平台。拥有 8 个面积超 3 万平的 GSP 自营医药仓，提供专业、安全、全程可控的一站式仓配医药物流供应链解决方案及服务，覆盖医药生产、电商、经销、零售等多个领域。目前，顺丰医药已经与 22 家国内疫苗生产企业达成合作，业务覆盖仓储、干线运输及各级疾控中心落地配送，全国 CDC 覆盖率超过 60%，配送各类疫苗总数过亿人份。

问题：请问顺丰的医药物流配送跟药品批发企业物流配送有何优势？

书网融合……

知识回顾　　　习题

项目十　医药零售企业经营管理

学习引导

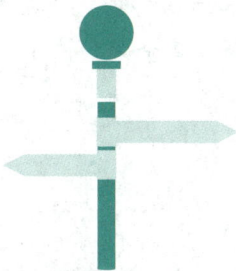

随着我国经济的转型调整，各地药品零售企业数量激增，为方便群众购药提供了物质基础。这些药品零售企业立足本地区发展形成小规模连锁，大的连锁企业立足本土，不断向全国大中城市拓展。受到新零售影响，网上药店快速发展。面对这样的境况，药店大都面临着怎样确保自己核心竞争力的问题。

本项目的主要内容是：医药零售企业发展现状概述、药店选址及开办、药店营业场所设计、药店业务管理、社会药店调查等。

学习目标

1. **掌握**　药店选址及开办；药店营业场所设计；药店业务管理。
2. **熟悉**　社会药店调查的方法。
3. **了解**　药店零售企业发展现状；连锁药店经营特点。

任务一　医药零售企业概述

PPT

一、医药零售企业发展现状

1. 医药零售企业的含义　医药零售企业主要指从医药生产企业或医药批发企业购进医药商品，销售给终端消费者防病、治病的商业零售企业。药店和医疗器械商店是医药零售企业最主要的形式。因为药品是一种特殊的商品，关系到公众的生命健康，所以国家对药品的监管较其他商品更为严格，同样，对于医药零售企业的准入也有相应的规范。

2. 我国医药零售企业发展现状　随着医药市场的不断发展，医药卫生管理体制改革和医疗保险制度的不断深入，我国医药零售企业通过市场化竞争，已逐步朝着集中化和连锁化发展。随着医疗保险制度改革的不断深入，一批批医保定点药店应运而生，增加了药店生存机遇，拓展了药店发展空间。由于目前正在实施的医保带量采购政策，对药价的影响非常大，在医院药品普遍大降价之后，给零售药店带来很大的冲击，使得药店的客流量和业务量有所减少，加上一些地方政府对药店实行多元化经营加以限制，使得药品零售企业的生存更加艰难，一些规模小的连锁药店和单体药店甚至面临危机或倒闭，零售药店的竞争逐步转变成大型连锁药店间的竞争，呈现出前所未有的竞争态势。

药品零售企业执业药师"挂证"行为整治

为保证人民用药安全，按照《国家药监局关于加强 2019 年药品上市后监管工作的通知》（国药监药管〔2019〕7 号）要求，组织对药品零售企业开展监督检查，重点查处执业药师"挂证"等违法违规经营行为。要将药品零售企业"挂证"整治与规范进货渠道、严格票据管理等日常监督检查内容相结合，督促药品零售企业提高质量管理和药学服务水平。

目前，伴随着互联网的浪潮，众多传统行业开始了与互联网的整合，"互联网 ＋"概念应运而生。特别是 2015 年的全国两会中，政府报告首次提及该概念，更是掀起了一股"互联网 ＋"的高潮。在这样的背景下，我国医药电商也不可避免地站在了风口的位置，传统形式的医药零售企业加快了其网络化的步伐。

二、零售药店市场运行模式

在激烈的市场竞争中，零售药店也在不断进行经营机制改革，推出各具特色的市场运行模式。

1. 平价药品超市或大卖场 该类型的零售模式主要以低价销售药品作为最大卖点，通过低价吸引消费者，其目标消费群体主要以老年人和家庭主妇等社区居民为主。

2. 社区便利药店 "大病去医院、小病进药店"，这是近年来出现的医药消费大趋势。随着人们消费观念的改变、生活节奏的加快以及药品需求的特殊性要求，购药的便利性成为一部分购买者首要考虑的因素。社区便利型药店主要销售药品和日用品，其便利性深受消费者欢迎。

3. 专业或专科药店 目前我国一些连锁药店或单体药店推出肿瘤药房、糖尿病药房、皮肤病药房等专业或专科药店，特色专业药店是药品经营模式的一大改革。该种药店主要销售处方药或某一种类药品，其优势在于方便患者，并且店内配备有经过专门培训、熟悉疾病医治原理的"医生型"营业员，可在医生开出处方的前提下，指导顾客购药、用药；由于这类药店专业品牌的建立和增值服务的强化，往往能够获得消费者更强的信赖，从而建立高毛利、低流量的经营模式。

4. 药店加诊所 近几年我国出现了药店加诊所的经营模式。该经营模式在美国已经得到推行，并已证明其存在的市场价值。美国第二大连锁药店 CVS 是全美最早和最大的药店诊所，是专业的健康诊疗服务机构。开设在美国零售药店内的诊所以其价格低廉、就诊时间短的诊疗保健服务而深受顾客欢迎。诊所配有执业护士和医师助理，可提供从接种疫苗到治疗感冒在内的简易诊疗服务，治疗费用只有医院的 25% 左右。

5. 药妆店 药妆店是以商品结构多样化，尤其是药品与化妆品为主打商品的零售店。药妆店主要消费群体以中青年女性为主。药妆店已成为我国药品零售业新型的经营模式。

6. 店中店药店 当平价药房给各地药品零售市场带来冲击时，各地药店在最初单纯以降价作为应对措施之后，也开始从自身出发寻求发展的出路，店中店便是其中的业态之一。店中店药店主要在商场或大型超市内销售药品，顾客定位是商业区内的流动顾客，是为了满足顾客"一站式"购买需求，以节省其精力和时间。药店与超市伴生共存，相互借力，超市借药店丰富了商品线，药店借超市吸引人气。

7. 网上药店 我国医药电商行业的发展包含四个阶段，即探索期、启动期、成长期以及发展期。

从京卫大药房在 2005 年第一个获得医药电商执照开始，我国的医药电商开始辐射到药品零售领域，整个行业也进入启动期。天猫医药馆在 2012 年上线，此时进入成长期。到 2017 年时，根据我国药品监督管理局网站显示，我国网上药店有 693 家。在此发展期，因为政府监管原因，增长速度逐步放缓，不过从整体上来说仍然是呈不断增长的趋势。虽然网上药品销售具有价格上的优势，但是如果能够将医疗保险结合起来会促进"互联网 + 医药"的长期发展。这样我国居民就可以享受低成本高速度的药品服务。从国家宏观面，可以尝试连接网络药品销售系统与医疗保险报销系统，探索出一个适合我国国情的网络医疗保险支付模式。

📱 知识链接

国外药店的经营模式

1. 德国独立的药店与统一的药价可确保药店提供专业服务。

德国药店不允许连锁经营，不允许开设分支机构，也不允许与医院或诊所联合，其主要目的是防止形成医药联盟或者药品经营垄断，对消费者的权益造成威胁。而且，德国药品价格全国统一。

2. 瑞典所有药店均由独家国有公司统一经营，提供专业化服务。

在瑞典，全国只有一家医药公司，叫"瑞典国家大药房"，瑞典所有的药店门店都归于同一个经营者——国家。

3. 美国普遍推行建立在专业化基础上的多元化经营。

美国药店的多元化经营是建立在专业化水平很高的基础之上，美国药店规定，每家药店都必须配备注册药剂师，所售出的处方药品只有在注册药剂师在场并亲自复核和签发以后才能交到客户手中。

4. 日本药店卖得杂，由药剂师把关。

在日本，最普遍的药店是药妆店，除了销售日常医药用品外，还销售化妆品、洗浴用品、清洁用品、非生食品和酒水饮料等。

三、医药零售连锁企业概念及经营特点

医药零售连锁企业俗称连锁药店，是指以一个医药商业集团作为连锁总部，明确总部与各分店之间的权利与义务关系，统一进货、统一管理、统一标识、统一价格、统一库存、统一服务规范，以出售医药商品为主的零售企业。作为一种现代的营销模式，连锁药店和传统药店有着本质的不同。

1. 经营分工明确　连锁经营总部集中了经营管理大权，各分店按总部规定专门从事销售及相关业务，在总部的指导下陈列商品和管理商品，进行店内库存管理，把经营中的信息统计向总部反馈。

2. 管理统一规范　连锁制要求管理专业化、标准化、简约化。连锁药店专业化要求细分专业，突出差异；标准化要求企业形象设计、员工服饰、产品包装、商品陈列等要统一；而简约化则是要求总店和分店之间尽量去掉不必要的管理环节，使销售工作"人人会做，人人能做"，以便提高效率。

3. 物流集中配送　只有建立物流中心，才能降低运输、储存和销售成本，才有可能取得连锁经营的规模效应。物流中心是连锁经营的中心环节。

4. 信息网络共享　对连锁企业进行信息网络管理是现代连锁与传统店铺的重要区别。信息网络包括商品管理系统、财务管理系统、人事管理系统、店铺开发系统和数据库系统等。

5. 行业进入壁垒强　零售药店准入资格的高度不断提升，迫使很多单体或不合标准的药店退出竞

争或关店转业，而连锁药店则以其网络覆盖的优势，较为完善的分销能力、综合的价格竞争优势、灵敏的信息反馈和质量管理优势，成为医药流通业发展最快的业态。

6. 经营上的多元化、集团化 连锁药店根据自己所处的商圈，开始逐步转型，实行多元化经营。药店多元化经营，是由我国目前市场经营大环境决定的。连锁药店追求的是规模效益，是"小药店，大企业"，其背后有成功的经营模式做支撑，成功的经营模式可以在不同区域进行复制，这就形成了成功企业的延伸和发展，可以将风险降到最低。因此，它可以迅速整合资源，走集团化发展路径。

四、医药零售连锁企业组织设置

医药零售连锁企业的组织形式是由一个连锁经营总部和众多的分店所构成的一种企业联合体，被纳入连锁经营体系的商店，相互连接在一起，如同一条锁链，所以称为"连锁商店"。连锁经营的联合是整体性、稳定性和全方位的联合，并把传统的流通体系中相互独立的各种商业职能有机地组合在一个统一的经营体系中，实现了采购、配送、批发、零售的一体化，从而形成了产销一体化或批零一体化的流通格局，提高了流通领域的组织化程度。

最常见的三种类型是直营连锁、特许连锁和自由连锁。这三种连锁经营类型的企业组织形式皆不相同。

1. 直营连锁 直营连锁又叫正规连锁，是连锁经营的基本形态。这是连锁企业总部通过独资、控股或兼并等途径开设门店、发展壮大自身实力和规模的一种连锁形式。连锁企业的所有门店在总部的直接领导下统一经营，连锁总部对各连锁分店拥有全部所有权、经营权、监督权，总部决定各连锁分店的经营种类、商品采购，统一确定商品价格、决定销售政策，统一确定推销方案、统一确定商店的布置等，实施人、财、物、购、库、销等方面的统一管理。各分店的经营活动必须在总部的所有管理制度的约束下统一从事经营活动，销售利润全部由总公司支配，店长无权决定利润的分配，各个分店的工资奖金也由总部依据连锁企业制定的标准来决定。

▶▶ 实例分析 10－1

> **案例** 云南鸿翔药业旗下一心堂连锁药店是云南省最大的药品零售连锁企业，在川、滇、黔、晋、桂等多省市通过独资、控股或兼并等途径开设门店 1000 余家，会员 400 多万人。
>
> 答案解析
>
> **问题** 一心堂连锁药店是属于课本中讲到的哪种连锁经营类型？为什么？

2. 特许连锁 特许连锁又称为合同连锁、加盟连锁、契约连锁，它是连锁经营最发达的形式，这是总部与加盟店之间依靠契约结合起来的一种形式，特许连锁是指特许企业将自己拥有的商标、商号、产品、专利或专有技术、经营模式等，授予加盟店在规定区域内的经销权和营业权，被特许者按照合同规定，在特许者统一的业务模式下从事经营活动，向特许者支付相应费用并承担规定义务的一种连锁经营形式。

一方面，经营管理权高度集中于主导企业，在店名、店貌、采购、经营、价格、服务和管理方面，必须服从于主导企业的统一管理，加盟者必须按照特许合同严格执行生产经营任务，没有独立的生产经营权；另一方面，加盟者具有独立的企业法人资格和企业的人事、财务权，特许连锁体系内部，各加盟者对其各自的门店拥有所有权，主导企业与各加盟者之间不存在所有权上的关系，加盟者对自己的经营成败负责。

3. 自由连锁　自由连锁又称自愿连锁。自由连锁是企业之间为了共同利益而结成的联合体，各成员店是独立法人，具有较高的自主权，只是在部分业务范围内合作经营，以达到共享规模效益的目的。

任务二　药店选址及开办

PPT

一、药店的开办

（一）药店的特殊性

药品的特殊性决定了药店的特殊性，药店区别于一般的零售商店，有如下特殊性。

1. 药店要依法开办　药店必须根据《中华人民共和国药品管理法》及国家的有关规定，按程序领取《药品经营许可证》《营业执照》和《药品经营质量管理规范》认证证书方可经营药品，否则属于非法经营。

2. 对从业人员的资格有严格的要求　药品的专业性决定了药店必须配备执业药师等药学技术人员，进行质量管理和开展业务经营。

3. 对从业人员健康状况有严格的要求　对从事药店经营的人员每年要体检一次，并建立个人健康档案。凡患有传染病、精神病、皮肤病、隐性传染病者，不得在直接接触药品的工作岗位上工作。

4. 药店经营活动具有较强的政策性　国家对药品的经营活动有严格的政策约束，如《中华人民共和国药品管理法》《药品经营质量管理规范》等一系列药事管理的法律法规，此外，还要遵守价格管理政策、税务管理政策等。

5. 有保证药品质量的设施设备　药品的质量易受外部条件变化的影响，药店要有符合国家规定的仓储、运输和营业设施设备，有检测质量的手段和技术。

（二）申请开办药店的手续

1. 开办药店的条件　根据《中华人民共和国药品管理法》第五十二条的规定，开办药品经营企业需要具备如下条件。

（1）有依法经过资格认定的药师或者其他药学技术人员。

（2）有与所经营药品相适应的营业场所、设备、仓储设施和卫生环境。

（3）有与所经营药品相适应的质量管理机构或者人员。

（4）有保证药品质量的规章制度，并符合国务院药品监督管理部门依据本法制定的药品经营质量管理规范要求。

即学即练 10 - 1

答案解析

开办药店不需要哪项条件（　　）

A. 依法经过资格认定的药学技术人员　　　　B. 保证所经营药品质量的规章制度

C. 与所经营药品相适应的营业场所　　　　　D. 与所经营药品相适应的资金规模

---

2. 开办药店的申报审批程序　第一步，申请筹建。开办药品零售企业，申办人应当向拟办企业所在地的省、自治区、直辖市药品监督管理部门提出申请。受理申请的药品监督管理机构自收到申请

之日起 30 个工作日内，依据规定对材料进行审查，做出是否同意筹建的决定。申办人在获准后筹建。

第二步，申请《药品经营许可证》。申办人完成拟办企业筹建后，向原审批机构申请验收。原审批机构自收到申请之日起 15 个工作日内，依据开办药品经营企业验收实施标准组织验收，符合条件的，发给《药品经营许可证》。

第三步，申办人凭《药品经营许可证》到工商行政管理部门依法办理登记注册。一般的程序是申请→审查核准→发照。即申请者首先向当地工商行政管理机关报送开业申请登记表，工商部门进行核查，审查合格后颁发营业执照。

第四步，《药品经营质量管理规范》认证（GSP 认证）。新开办药品零售企业，应当自取得《药品经营许可证》之日起 30 日内，向发给其《药品经营许可证》的药品监督管理部门或者药品监督管理机构申请《药品经营质量管理规范》认证。受理申请的药品监督管理部门或者药品监督管理机构应当自收到申请之日起 3 个月内，按照国务院药品监督管理部门的规定，组织对申请认证的药品零售企业是否符合《药品经营质量管理规范》进行认证，认证合格的，发给认证证书。

▶▶ 实例分析 10-2

案例　2019 年 3 月，重庆市某县药品监督管理分局接到群众举报，联合食品药品监督管理所的执法人员，对某镇一家无证经营的药房实施了依法取缔，现场查封相关涉案物品，扣押药品 5 箱。

执法人员现场检查中，发现该店位置较为隐秘，店面悬挂"××药房"的招牌，店内摆放了一个药柜和药架，营业场所内陈列有多种药品进行销售，店主李某未能出示该地址有效的《营业执照》《药品经营许可证》等相关证照。经调查得知，李某因未取得申办零售药店的执业资格，自 2018 年以来在一直未申办药品经营许可的情况下，从事药品无证经营活动，且营业场所内的药品均从非法渠道采购，没有合法票据，也没有建立和执行药品质量管理制度，不满足药品 CSP 相关要求。

问题　药店从事药品经营必须满足哪些基本条件？

答案解析

二、药店的选址

（一）商圈的构成

商圈是指特定商店销售范围的地理界线，其以商店为中心，沿一定距离形成不同层次的吸引顾客的区域。商圈由核心商圈、次级商圈和边缘商圈组成。核心商圈的顾客占商店顾客总数的 55%～70%，顾客最为集中；次级商圈的顾客占顾客总数的 15%～25%，顾客较为分散；边缘商圈的顾客为余下来的部分，顾客最为分散。核心商圈的半径为 500 米，顾客步行时间 8 分钟左右，次级商圈的半径为 1000 米，顾客步行时间 15 分钟左右，边缘商圈的半径为 1500 米，顾客步行时间 25 分钟左右。

（二）影响药店商圈的因素

1. 药店经销药品的品种、规格和价格　药店的营业面积越大、经营品种越多、规格越多、价格越合理，商圈越大。

2. 药店所在地的地理环境及交通便利程度　药店所处的地段一般可分为中央商业区、一般商业街、医院附近、住宅小区、城乡接合部、郊区、店中店等。在中央商业区里，主要大街贯穿其间，百货商店、饭店、影院云集，客流量大，交通便利，人们购物的时间长，选购的药品多。

3. 周围店铺的竞争性与互补性　药店作为经营与健康和疾病相关商品的场所，有其外部的销售空间，这个销售空间在一定范围内为众多商业企业所共有，各个企业的商业圈是互相交叉覆盖的。

4. 当地的人口规模变化及消费者特征　人口多的地方，商业相对发达，对于药品的需求量也较大。在一个人口逐渐增长、商业有发展潜力的地区开店比较容易成功，在一个人口逐渐减少或商业已经饱和的地区开店容易失败。消费者的特征也会影响商圈，如当地多数消费者的收入水平、收入的增长幅度、不同年龄层次的常见病和购药频率等。

5. 时间因素　药店开张后的一段时间里，客流量会出现一个高峰，能吸引远距离的顾客。一段时间以后，商圈范围会逐渐缩小。所以药店必须及时地调整自己的经营方式，争取始终如一地吸引和赢得顾客的青睐。

（三）选择药店地址的原则

选择药店的地址要遵循以下四个原则。

1. 顾客流量大且稳定

（1）人口密度高，居民集中，稳定，有多样化的需求。

（2）处于客流量大的街面。

（3）交通便利，旅客上下车最多的车站或主要车站附近，顾客到达店铺的步行距离小。

（4）接近人们聚集的场所，如大型商场、影院附近等。

2. 药店地址的选择与其经营规模及品种相适应　小规模的药店地址不要选择在繁华的商业区；规模大且品种齐全的药店地址不要选择在人口密度小且交通不便的地方。

3. 药店地址的选择要与药店的经营目标一致　药店地址的选择要与企业未来发展战略、市场策略、管理水平、资金状况等相适应。

4. 药店地址的选择要充分考虑与周围药店的相关性和互补性　一般来说，相关店少而互补店较多的区域比较合适。

即学即练 10 -2

选择药店地址的原则有（　　）

A. 有利于药店广告传播　　　　B. 可选商场地下二层

C. 一定要选择最繁华的商业区　D. 顾客流量大且稳定

答案解析

任务三　药店营业场所设计

PPT

一、药店店面设计

药店的店面是顾客对药店形成第一印象的要素，是药店形象的重要组成部分，它决定了顾客是否愿意惠顾。如果店面不协调，招牌残缺不全，会影响顾客光临。药店店面设计需要遵循一定的原则，主要包括出入口设计、招牌设计、橱窗设计三方面内容。

（一）药店店面设计的原则

1. 突出行业特点 在整体布置上应加强药店的用药指导、购药指导、保健指导，尤其是安全用药和医药知识普及等，使药店成为顾客用药咨询、获得健康知识的窗口，比如定期把墙体广告换成医药科普知识等。

2. 形成自我的风格 差异化是竞争力的关键点，药店的差异化先从店面设计的差异化做起。特殊的形象是区别于竞争者的开始，在确保整体效果的情况下为突出某一点或某几个点的特色。

3. 稳中求变的外观装饰 店面设计是药店整个布局规划的第一步。药店经营本身就是一个低成本入市的行业，在不可能投入大笔费用做媒体广告的情况下，药店经营就要善于在外观等细节上做好文章。

4. 要有较高的能见度 药店外观的能见度，是指步行或驱车行人能清晰地看到药店外在标志的程度。能见度差，即在较远的距离，有时甚至在近处都不易看清药店的标志，不仅给顾客带来不便，同时也影响药店的销售。

5. 药店店面风格必须与经营的药品品位相一致 如以经营高档次药品为主的药店，就必须在外观上多下功夫。但以低价格进行大量销售的药店，其装修标准如果过于豪华，会使顾客感到价格一定也很高，反而吓走了顾客。

（二）药店出入口设计

药店的出入口设计，应该本着既方便顾客而又美观的原则。

1. 出入口设计应注意的问题

（1）要考虑行人流动线 出入口选择应依据行人流动路线，车水马龙的大马路边不设出入口，行人川流步行的位置是开口的好位置，所以出入口设置务必以人流量、路线选择规律、目光辐射取向调查为基础，把出入口开在行人最多、路径最顺畅、最引人注目的地方。

（2）要有出入口指示 出入口最好能清楚地看清药店的内部，陈列要有强烈的吸引力，以便引起顾客的购买欲望，对于一些开设在楼上或地下室的药店，其入口要设立醒目而有特色的标志，并采取人员促销等方式克服出入口的"先天不足"。

（3）要方便顾客出入。

（4）药店出入口的地面设计 一定要有利于顾客行走的安全性和便利性。

（5）考虑出入口的大小与季节的变化 出入口大小设置要考虑当地气温情况，一般情况下，应尽可能地避开季节变化的影响，但是不同的季节应略有变化。

（6）考虑日光照射和灰尘污染情况 日光照射会引起药品变质、变色，开放度大了药品容易蒙上灰尘，出入口设计时要充分考虑这些因素。

▶▶ 实例分析 10 - 3

案例 某小区商业街新开了一家药店，店主为了突显出店面的与众不同，在店门口用高档大理石做了一块漂亮的拼花地面，吸引了附近的居民，可好景不长，接连几天的阴雨天气，让这块沾了雨水的地面变得又湿又滑，还摔倒了几位居民。

问题 该案例中，药店的设计有问题吗？为什么？

答案解析

（三）药店招牌设计

在繁华的商业区里，顾客往往浏览的是大大小小、各式各样的店铺招牌，寻找自己的购买目标，因此药店招牌名称十分重要。

1. 药店命名原则

（1）易读、易记原则。

（2）暗示产品属性原则　店名还应该暗示经营产品某种性能和用途。

（3）启发联想原则　启发联想原则是店名应包含与产品或企业相关的寓意，让顾客能从中得到有关企业或产品的愉快联想，而不是消极的联想，也就是讨个吉利的名字，进而产生对品牌的认知或偏好。

（4）与标识物组合原则　标志物是指药店中可被识别但无法用语言表示的部分，如医院的红色"十"字、可口可乐的红色标志、麦当劳醒目的黄色"M"等。

（5）适应市场环境原则。

（6）受法律保护原则　命名也要考虑注册问题，即招牌名称是否符合《商标法》登记的必要条件。

知识链接

商标注册的审查和核准

在审查过程中，商标局认为商标注册申请内容需要说明或者修正的，可以要求申请人做出说明或者修正。申请人未做出说明或者修正的，不影响商标局做出审查决定。申请注册的商标，凡不符合本法有关规定或者同他人在同一种商品或者类似商品上已经注册的或者初步审定的商标相同或者近似的，由商标局驳回申请，不予公告。两个或者两个以上的商标注册申请人，在同一种商品或者类似商品上，以相同或者近似的商标申请注册的，初步审定并公告申请在先的商标；同一天申请的，初步审定并公告使用在先的商标，驳回其他人的申请，不予公告。申请商标注册不得损害他人现有的在先权利，也不得以不正当手段抢先注册他人已经使用并有一定影响的商标。

（四）药店橱窗设计

1. 橱窗展示的心理效应　橱窗是药店形象的一个重要组成部分，是药店的广告，是顾客的顾问和向导。橱窗通过设计者的布置与陈列使药品的性能、特点、种类真实地展示出来。调查显示，有60%以上的人在逛药店时会注意药店的橱窗，其中37.1%的人进一步表示，药店橱窗会刺激他们的购买欲。

2. 药店橱窗展示的要求　在现代商业活动中，橱窗既是一种重要的广告形式，也是装饰药店店面的重要手段。具体要求如下。

（1）橱窗横度中心线最好能与顾客的视平线相等，整个窗内所陈列的药品都在顾客视野中。而且长度和宽度的比例一定要符合视觉习惯，一般高、宽的比例以1∶1.62为佳，这便是通常所说的"橱窗的黄金定率"。

（2）在橱窗设计中，必须考虑防尘、防热、防淋、防晒、防风、防盗等，要采取相关的措施。

（3）不能影响店面外观造型，橱窗建筑设计规模应与药店整体规模相适应。

（4）橱窗陈列的药品必须是本药店出售的，而且是最畅销的药品。

（5）橱窗陈列季节性药品，必须在季节到来之前一个月预先陈列出来向顾客介绍，这样才能起到应季宣传的作用。

（6）陈列药品时，应先确定主题，使人一目了然地看到所宣传介绍的药品内容，千万不可乱堆乱摆，分散消费者视线。

（7）一般药店橱窗陈列的是药品精美的外包装，特别是容易液化变质的药品以及日光照晒下容易损坏的药品，要用其模型代替。

（8）橱窗应经常打扫，保持清洁。肮脏的橱窗玻璃，橱窗里面布满灰尘，会给顾客不好的印象，引起对药品的怀疑或反感而失去购买的兴趣。

（9）橱窗陈列需勤更换。

（10）橱窗内除展示药品外，有时也可用做宣传标语的粘贴。

二、药店内部布局设计

1. 药店的空间　药店空间一般由三个基本空间构成：药品空间、店员空间和顾客空间。

（1）药品空间　指药品陈列的场所，有箱型、平台型、架型等多种选择。

（2）店员空间　指店员接待顾客和从事相关工作所需要的场所。

（3）顾客空间　指顾客参观、选择和购买药品的地方以及顾客休闲的区域，如器械体验区、免费吸氧区等，根据药品不同，可分为药店外、药店内和内外结合等三种形态。

2. 药店空间格局的形态　药店空间格局可依据药品数量、种类、销售方式等情况，将上述三个空间有机组合。

（1）接触型药店　药店空间毗邻街道，顾客站在街道上购买物品，店员在店内进行服务，通过药品空间将顾客与店员分离。

（2）封闭型药店　药品空间、顾客空间和店员空间全在店内，药品空间将顾客空间与店员空间隔开。

（3）环游型药店　顾客可以自由、漫游式地选择药品，实际上是开架销售。该种类型可以有一定的店员空间，也可没有特定的店员空间。

任务四　药店业务管理

一、药品销售管理

（一）药店销售的定义

药店销售是指药店为了获得利润及自身的发展而进行的一系列活动，包括寻找、发现并预测药品消费者的需求，提供以药品为中心的健康产品、以药学服务为中心的健康服务、以用药信息为主的健康信息，并采取一系列的营销策略使所提供的产品服务能更好地满足药品消费者的需求。

（二）药店药品销售管理

药店的药品销售管理包括分析、计划、执行和控制这四个环节，它覆盖范围包括产品、服务和创意，其建立在交换的基础上，目的是使得消费者对医药产品的需求在药店中得到满足。药店的药品销售管理包括以下几个方面。

1. 分析与计划　通过一定的方法，对药品消费者市场进行科学分析，进而制订销售计划。计划职能贯穿于药店销售管理的全过程，计划职能不仅包括对医药产品及服务项目的策划，而且还包括预测未来市场的变化，确定经营方向和销售策略，选择实现计划的最优方案。

2. 组织与执行　药店整体为了销售目标及执行销售的策略和方案，对所需人力、物力、财力等资源进行调配。

3. 评估与控制　销售计划的制订和执行效果，只有通过评估才能获得较为准确的结论。评估是为了避免简单地通过数字下结论，只有通过科学的评估，才能达到去粗取精、提高效率的目标。药店对其药品销售的控制，就是对整个销售管理过程实行目标控制，控制目标把握的情况和计划完成情况，没有控制，计划就难免因为种种原因不能圆满实现或根本实现。

（三）药品消费者行为及其特征

药品消费者行为是指药品消费者在一定的购买动机驱使下，为了满足某种需求而购买药品或服务的活动过程，包括消费者从形成购买决策，到选择药品、支付费用、获得药品以及进行使用和使用后的感受的一系列购买行为，这样的行为直接影响消费者下一次购药的行为。药店的消费者在购买行为上具有以下一些特征。

1. 市场消费量大，但人均单次消费水平相对较低　我国人口基数庞大，药品消费者市场购买者数量众多，购买范围相当广泛，但由于药品的时效性以及疾病的服药周期等因素对其购买量又具有限制作用，不同于其他商品的消费者可以储存或增加所喜欢商品的购买量和使用量。

2. 消费者进店购药的目的单一性与多样性并存　药品和其他商品不同，潜在消费者变为现实消费者的条件具有唯一性，那就是只有当个人得病后，出于治疗的目的才会购买药品，其诱导的因素相对于其他商品来说比较简单。药品消费的直接动机只有一个，那就是身体的健康；另外，由于药品的专用性决定消费者对所要购买的药品的种类也有很强的针对性，如肝病患者到药店后不会购买心血管类药品，甚至除了购买肝病治疗药外，不会在其他柜台驻足。

3. 消费者进行药品消费的非专家性　药品的专业性、消费者的非专家性，使得消费者很难自主判断药品的优劣，这大大限制了普通消费者的广泛选择，因此药品消费者的选择范围不大。

4. 药品购买具有周期和时间特点　对于药品而言，消费者对它的需求量也与年、季、月、日、时等有关。疾病的发生有较强的季节性，其需求量与时间变化有密切关系。某些常见病的发病率会随季节变化而有所不同，如三月份为过敏性季节，过敏性药品需求就会增加。

消费者光顾药店的时间呈现一定的特点。一般而言，由于消费者需求的急迫性，药品消费者的购药时间是什么时候生病什么时候购买，某一个消费者购买药品的时间是不确定的，但从医药市场总体上看，有时在药品销售过程中会因为某些病的发生具有时间上或季节上的规律性而产生固定的淡旺季之分，比如冬春多感冒疾病，是感冒药销售的旺季，夏季炎热，解暑降温药品的销售较为旺盛。

（四）药店促销的概念及作用

1. 药店促销的概念　药店促销主要是指在药店中通过人员推销和非人员推销的方式促进药品销售，向广大消费者传递药品信息，引导、启发、刺激消费者产生购买动机，发生购买兴趣，做出购买决策，采取购买行动的一系列活动。促销的实质是销售人员和潜在购买者之间建立起信息沟通。

2. 药店促销的方式　药店与消费者在达成交易之前，药店必须要了解消费者身处何处，需要什么药品；消费者必须要知道药店能提供哪些药品，在哪里能购买到；这就需要通过各种促销活动，沟通信息。一般说来，药店促销有以下几种方式。

（1）定量促销　例如某类商品限量低价销售等。这种促销方式常应用于会员日、开业庆典、节假日或周年庆，也可以结合定时促销方式进行，可以在限定时间内快速提高某种常用药品的销量或知名度。

（2）定向促销　例如针对会员的会员价、针对长期用药客户的整包价、"三八节"针对女性的优惠活动等。以此刺激消费者消费的需求与欲望，可以增加需求甚至创造新的需求，收到扩大销售的效果。

（3）定点促销　例如将顾客带到促销活动设置的特定区域，该区域应能体现药店的特色。药店通过促销活动，宣传自己的药店与竞争者的区别，尤其是不为消费者所觉察的细微差别，这样可使潜在消费者和社会公众较好地了解本药店为其带来的特殊利益，促进销售实现。

（4）季节促销　利用季节变化结合商品进行促销活动，例如当季促销。夏天可促销一些防暑降温的常用药、冬季可促销一些滋补药膳等。

（5）买赠促销　例如加一元可换购、买一赠一等，这类促销也可选在节庆期间或店庆期间。可以表达市场主体对广大消费者的一种酬谢，这样可以将营业推广和公共关系联合使用，提升药店在消费者心目中的影响力。

二、药店服务管理

（一）药店服务概述

药店服务是一种专业性很强的服务，药店要更好的生存和发展，就应最大限度地满足顾客的需求。药店的服务理念是药店的基本服务指导思想，药店服务质量的好坏直接反映出我国药品零售业的发展程度。

（二）药店服务的基本理念

药店店员的工作核心不仅包括销售药品，还应包括满足顾客购药中所发生的服务需求。一位优秀的店员应当能够引导顾客科学、合理地用药，通过为顾客提供满意的服务来将合适的药品销售给顾客。药店的基本服务理念包括以下几种。

1. 良好的服务态度　良好的服务心态和健康的职业素养是药店店员职业生涯的关键素质，店员们虚心、诚恳、谦和的服务态度能够为药店争取到更多的忠诚顾客，更能够展示出药店积极向上的精神面貌。

2. 诚信至上　诚信不仅关系到店员个人的道德素养，更是一个药店的立足之本。店员在服务中应以诚信至上为原则，顾客既是药店的消费者，更是药店的经商之魂，药店经营的药品关系到人们的生命安全，诚信在此更是重中之重。只有把顾客的健康安全放在第一位的企业，才能够获得良好的口碑，获得更多的忠诚客户。

3. 时刻具备社会责任感　店员在药店不仅是工作，更是担当着一种责任，一种对顾客健康安全负责的态度。责任其实比能力更宝贵，它是一种使命，也是一种承担，如果药店的每一个员工都能时刻对顾客负起责任，关注细节，将会是药店最大的财富。

4. 专业才能自信　既然是销售药品，店员就必须首先具备专业的药学知识，并在工作中不断学习和积累常见疾病的治疗方法与用药方案，拥有足够的用药知识储备，才能正确指导顾客购药，为药店的发展打下基础。

> **实例分析 10-4**
>
> **案例** 刘女士想要买枸杞和核桃仁，她觉得药店的药品质量比超市的要控制得严一些。于是，她便径直来到药店的中药柜台购买。由于这两种药品在常温下不易存储，多数药店都会将其放入冰箱冷藏保存，这家药店也不例外。店员打开冰箱门，一股腥臭味飘了出来。
>
> 刘女士凑过去，见一个装着鱼的袋子正放在冰箱里的药物上，还流下血水。原来这条鱼是店员前天晚上临时放进去的，下班忘记带走了，刘女士问："放药的冰箱怎么能随便放私人物品？这药已经弄脏了。"店员说："你以为这些中药在加工时都很干净么？"于是这两人你一言我一语地吵了起来。
>
> **问题** 该案例中，店员的行为有问题吗？
>
> 答案解析

（三）药店服务的主要内容

药店的服务内容可大致包括用药咨询与指导、处方调配、监测药品不良反应、顾客投诉处理等。

1. 用药咨询与指导 用药咨询与指导不仅是执业药师工作的一部分，也是药店销售员需要做到的内容。

2. 处方调配 处方调配一直是执业药师的传统职能，也是保证患者安全用药的关键环节。

3. 监测药品不良反应 药品本身的特性使得用药会产生相应的不良反应，药店出售药品后，执业药师应继续对患有多种疾病、器官功能不全、长期服药的患者进行用药效果的跟踪监测，对监测结果实施分析、评价，减少药源性疾病的出现，最大限度地保证患者的服药安全。

4. 顾客投诉处理 限于药店服务管理的不完善，顾客必然会有不满意的地方，因此药店应正确对待顾客的投诉，及时实行顾客的投诉反馈，使顾客投诉转变为顾客忠诚。

（四）创新的药店服务方式

创新是一个企业的灵魂，药店服务方式的创新能够有效地为顾客创造服务价值，提高顾客的满意度。药店创新的服务方式可以是增添免费服务项目，提供多元化的服务，满足消费者一站购齐的需求，还可以开发一些新的综合式服务，以服务求生存和发展。

1. 增加常见的免费项目 例如免费吸氧、免费代煎汤药、免费提供药学报刊阅览、免费测血压等，各方面满足顾客的需求，从服务的细节提升药店的形象，提升药店的服务价值，从而减少药店的货币价格、精神成本、时间成本等。

2. 设置社区关怀服务 部分药店开设在居民小区中，如果能够利用药店的地理位置优势为顾客提供简单的社区关怀服务，与附近的医院或厂家合作，推广药店的特色服务，如简单的体检、健康讲座、健康咨询等服务，向顾客介绍一些常见疾病的自我诊断、日常生活注意事项、常见疾病的食物疗法、时令进补养生知识等，让顾客通过这些简单的服务了解自身的健康状况，掌握基本的健康信息，也不失为一种合理的方式。

3. 送药到家 送药到家这一服务方式类似快递送货上门这种业务，送药到家尤其适合老年人，一些老年人身体不够方便、不能自由活动，如果附近药店能够有专门的送药业务，那将会极大地方便老年人的购药。

4. 建立合理的退货制度　通常情况下，药店出售的药品不接受退货，但有时会出现药品质量不合格、用药的不良反应大、用药后病情加重或用药无效果等情况，此时如果药店能够设置一个合理的退货制度，协同供应商一起为未拆封药品或者是能够明显判断出质量不合格等的药品建立畅通的退货渠道，最大限度地保证顾客的利益，将是对顾客生命安全和健康状况最负责的一种表现，也会增加顾客对药店的信任。

三、网上药店运营

（一）网上药店及其发展情况

网上药店是指企业依法建立的、能够实现企业与个体消费者在互联网上进行医药商品交易的电子虚拟市场，是医药电子商务的一种模式，其主要业务为网上药品零售和在线药学服务。

随着电子商务的不断发展，医药电商行业也呈现出蓬勃发展的态势。2012 年时，我国整个医药电商行业的市场规模只有 17 亿元，在第二年市场规模迅速增长至 43 亿元，在 2015 年时已经迅速增加至476 亿元。到了 2017 年之后，增长速度逐步趋缓，当年市场规模为 736 亿元。

2017 年 9 月，国务院决定取消互联网药品交易服务企业（第三方）的相关审批。国家食品药品监督管理总局明确要求，监管网上售药时要与线下监管一致，并表示已经开始着手制定网络药物经营相关的监督和管理方法。

目前我国对网上药店的开办有比较严格的规定，在很多方面都做出了相关的标准，并建立了网上药店的市场准入制度，其具体表现在以下几个方面。

1. 构建了我国网上药店市场准入制度　《互联网药品信息服务管理办法》《互联网药品交易服务审批暂行规定》《关于贯彻执行暂行规定有关问题的通知》和《关于贯彻执行（暂行规定）有关问题的通知的补充通知》等法规文件的颁布，初步构建了我国网上药店的市场准入制度，规定了对医药电子商务市场进入实行严格的双许可制度，即申请开设网上药店的企业必须已经取得《互联网药品信息服务资格证书》至少期满三个月，系统运行稳定且连续三个月内没有任何违法提供互联网药品信息服务记录才可申请《互联网药品交易服务机构资格证书》，取得上述两个证书才具备合法网上药店资格。

2. 明确规定了网上药店销售的药品种类　根据《互联网药品交易服务审批暂行规定》第二十一条的规定，"向个人消费者提供互联网药品交易服务的企业只能在网上销售本企业经营的非处方药，不得向其他企业或者医疗机构销售药品"。

3. 对于申请网上药店的企业所需具备的软硬件标准做了明确的规定　根据《暂行规定》以及网站运行的要求，国家食品药品监督管理局还制定了《互联网药品交易服务现场验收评定标准》及其实施细则，对互联网药品交易服务验收标准和现场检验程序予以同意和规范，这些标准为保证验收工作质量提供了依据。这两个文件还对企业的软件、硬件方面进行评分，只有符合规定标准的企业才能通过审批，才能开办网上药店。

（二）网上药店的运营管理

虽然我国网上药店发展中还存在若干问题，但网上药店对扩展药品零售市场份额的作用是肯定的，而且，这种经营模式是医药电子商务的发展趋势。应在政府相关部门的大力支持下，积极宣传，培育消费群体，制定相应的政策，完善相应的技术环节，并实施有效监管措施以形成网上药店发展的良好环境。同时还要加强医药零售企业自身信息化建设，提升技术水平，增强服务能力，以利于我国网上药店的良性发展。

1. 网上药店的申请与受理

（1）申请开办网上药店的企业应具备的条件　向个人消费者提供互联网药品交易服务的企业，应当具备以下条件。

①依法设立的药品连锁零售企业。

②提供互联网药品交易服务的网站已获得从事互联网药品信息服务的资格。

③具有健全的网络与交易安全保障措施以及完整的管理制度。

④具有完整保存交易记录的能力、设施和设备。

⑤具备网上咨询、网上查询、生成订单、电子合同等基本交易服务功能。

⑥对上网交易的品种有完整的管理制度与措施。

⑦具有与上网交易的品种相适应的药品配送系统。

⑧具有执业药师负责网上实时咨询，并有保存完整咨询内容的设施、设备及相关管理制度。

⑨从事医疗器械交易服务，应当配备拥有医疗器械相关专业学历、熟悉医疗器械相关法规的专职专业人员。

（2）填写互联网药品交易服务申请表　申请从事互联网药品交易服务的企业，应当填写国家药品监督管理局统一制发的《从事互联网药品交易服务申请表》，同时向所在地省、自治区、直辖市药品监督管理部门提出申请。

（3）提交相关材料　开展网上药店业务的企业应向所在地省、自治区、直辖市药品监督管理部门提交以下材料。

①拟提供互联网药品交易服务的网站获准从事互联网药品信息服务的许可证复印件。

②业务发展计划及相关技术方案。

③保证交易用户与交易药品合法、真实、安全的管理措施。

④营业执照复印件。

⑤保障网络和交易安全的管理制度及措施。

⑥规定的专业技术人员的身份证明、学历证明复印件及简历。

⑦仪器设备汇总表。

⑧拟开展的基本业务流程说明及相关材料。

⑨企业法定代表人证明文件和企业各部门组织机构职能表。

（4）对申请的受理　省、自治区、直辖市药品监督管理部门收到申请材料后，一般在5日内对申请材料进行形式审查。决定予以受理的，发给受理通知书；决定不受理的，会书面通知申请人并说明理由，同时告知申请人享有依法申请行政复议或者提起行政诉讼的权利。对于申请材料不规范、不完整的，省、自治区、直辖市药品监督管理部门会在收到申请材料之日起5日内一次告知申请人需要补正的全部内容；逾期不告知的，自收到申请材料之日起即为受理。

2. 网上药店提交材料的审批　在申请人的相关材料被受理后，省、自治区、直辖市药品监督管理部门按照有关规定对向个人消费者提供互联网药品交易服务的申请人提交的材料进行审批，并在20个工作日内做出同意或者不同意进行现场验收的决定，并书面通知申请人。

3. 网上药店的现场验收和系统软件测评　省、自治区、直辖市药品监督管理部门同意进行现场验收的，一般在 20 个工作日内组织对申请人进行现场验收。

4. 网上药店资格证书的发放 现场验收不合格的，书面通知申请人并说明理由，同时告知申请人享有依法申请行政复议或者提起行政诉讼的权利；经验收合格的，省、自治区、直辖市（食品）药品监督管理部门会在 10 个工作日内向申请人核发并送达同意其从事互联网药品交易服务的互联网药品交易服务机构资格证书。

互联网药品交易服务机构资格证书由国家食品药品监督管理局统一印制，有效期 5 年。在依法获得药品监督管理部门颁发的互联网药品交易服务机构资格证书后，申请人应当按照《互联网信息服务管理办法》的规定，依法取得相应的电信业务经营许可证或者履行相应的备案手续。

（三）网上药店的营销策略

针对网上药店消费群体的诸多问题，可利用信息技术提升自身的服务水平及加大宣传等方法让消费者习惯网上购药，放心购药。

1. 做好网上药店的宣传工作 网上药店是新生事物，因此需要加大力度进行传播，尤其是在一些门户网站和平面媒体上进行新闻、长期网站预告广告、优惠促销信息传播等。

2. 网上药店的初期定位要以建立起信用体系为主 要保证网上药店的较好运营，可以从我国电子商务的现状以及医药行业的特殊状况这个角度出发，先将网上药店立足于对药品零售连锁企业的宣传和向网民提供各类便民服务上，逐渐培育网上购药的群体。

3. 网站主页显著位置放置能识别的合法身份标志 药品是特殊的商品，关系到用药人的生命安全。提供互联网药品交易服务的企业必须在其网站首页显著位置标明互联网药品交易服务机构资格证书号码。未在其网站主页显著位置标明互联网药品交易服务机构资格证书号码情形的，是违规行为，药品监督管理部门会责令限期改正，给予警告；情节严重的，撤销其互联网药品交易服务机构资格，并注销其互联网药品交易服务机构资格证书。鉴于此，合法的网上药店必须在首页的显著位置标示其资格证书及号码，这是企业信誉的标识，是企业的无形财产，同时也是一种宣传。

4. 合理定价，聚敛人气 网上药店的价格一般会较低，这是为了聚敛网站人气所采取的一种促销手段，降价原因并非是由于网上药店具有独立的进货渠道所造成的，而是在计算网上药店所出售的药品药价时，去掉了传统药店的店面租金等相关成本，基本上网上药店的药价还是建立在传统药店的基础之上。

5. 充分发挥网上售药的服务优势 网上最大的优势是互动、信息全面、及时、准确、费用较低。作为网上药店要充分发挥这一作用，做好以下服务。

（1）把某类疾病的知识由浅入深，客观准确全面地告知消费者。

（2）设计互动和相关链接，让消费者能够通过网络容易得到相关疾病和药品的多方面的信息。

（3）比较网上药店产品和实体药店的价格差异和产品差异，使得消费者了解网上药店的独特点。

（4）设立网上购药积分卡，以培养忠诚顾客。

（5）如果可能，设立网上疾病知识咨询窗口，让患者把其疾病和治疗状况以留言方式和邮件方式反映上来，再给予全面且确切的答复。

（6）设立病友康复论坛，用户可以在此讨论病情或药效等情况。

（7）说明治疗某类药物的优、缺点和各类药物的不良反应。建立良好的药物管理沟通平台对每一位患者至关重要。

6. 提高企业服务形象 合理利用企业具有的资源，实现低成本的网上便民服务。

7. 进一步拓展连锁规模与物流配送能力　零售药店网上销售药品，应有完整的配送记录。配送记录至少应包括发货、交货时产生的记录。发货时，登记对产品状态和时间的确认记录；交货时，登记消费者对产品外观和包装以及时间等内容的确认记录；另外，配送记录应保存至产品有效期满后 1 年，但不得少于 3 年，这就要求网上药店应具有与之相适应的药品配送能力。

8. 建立短缺药品品种数据库　网上药店的工作人员可以在消费者进行网上购买药品时，收集消费者提出的要购买的而网上药店短缺的药品品种，把此信息记录到短缺品种数据库中，并能在最短的时间内，通过各方面的协调，寻找货源，积极为消费者提供相关的药品以提升服务的质量，在消费者心中建立起良好的企业服务形象。根据短缺药品数据库中药品出现的频率，可以将此短缺药品改为正常销售的药品，并组织进货和备货。

✒ 实践实训

实训九　社会药店调查

【实训目的】

随着生活水平的提高，人们更加意识到健康的重要性，"大病上医院，小病进药店"已成为社区百姓的普遍选择。医药与人们的生活质量息息相关。为了更好地了解药店经营，为未来的就业做准备。

【实训要求】

1. 将学生分成若干组，每组 4~6 人，按操作步骤具体实施调查。
2. 通过调查，找出不同药店的优势和特点，借鉴不足和缺陷，提出自己的构想。
3. 根据调查资料整理分析后撰写调查报告。

【实训内容】

1. 实训背景　据资料显示，人们主要通过医院、药店和乡镇卫生院等地方购买药品。在我国，随着生活水平的提高，人民更加关注身体健康与预防疾病。针对这样的背景，对药店的经营情况以及药店的基本格局与构成进行调查了解。

2. 操作步骤

第一步：确定调查目的，编写调查方案。

以小组为单位，每组参观 3 家社会药店，提前联系好可以参观的药店，制定出详细的参观计划。

第二步：根据调查目的和调查方案细化具体内容。

（1）了解零售药店的基本格局与构成。

（2）观察零售药店不同种类产品的组成与摆放。

（3）观察零售药店墙壁的相关证件及企业宣传图片。

（4）观察相关证件，包括名称、时间、发放部门。

（5）观察药店的位置。

（6）对三个药店进行比较找出优势与特点。

第三步：调查的组织实施。

各组自己设计调查情况表，准备好调查工具，学习相关知识。做出项目执行安排，分工协作，经过培训后具体实施。

第四步：对收集的资料进行整理并讨论分析，撰写调查报告。

说明：实训需要利用课余时间进行，要按程序组织到位，到校外要注意安全。

【实训评价】

教师明确实训目的和要求，适时指导实训，学生分组组织，按步骤开展实训，形成调查报告；实训结束后，进行实训交流，师生共同评价工作成果。

考核内容：基本技能、准备工作、分析能力、表达能力、合作能力等，具体内容如表 10 - 1 所示。

表 10 - 1 实训评价表

考核项目	考核标准	满分	得分
设计调查方案	方案设计无明显缺陷	20 分	
设计调查情况表	调查表符合调查目的的要求，结构完整，无明显缺陷	30 分	
撰写调查报告	格式准确，表达较有条理	30 分	
团结协作	组内成员分工合理、团结协作	20 分	
合计		100 分	

目标检测

答案解析

一、单项选择题

1. 开办药品零售企业，必须取得（　　）

    A.《药品生产许可证》　　　　　　　　B.《药品经营许可证》

    C.《医疗机构制剂许可证》　　　　　　D.《进口许可证》

2. 顾客占 15% ~25% 的属于商圈中的（　　）

    A. 核心商圈　　　　　B. 次级商圈　　　　　C. 边缘商圈　　　　　D. 无关商图

3. "橱窗的黄金定率"一般高、宽的比例以（　　）为佳

    A. 1：1. 62　　　　　B. 1：0. 60　　　　　C. 2：1. 60　　　　　D. 1：1. 26

4. 药店的药品销售管理不包括（　　）

    A. 分析　　　　　　　B. 计划　　　　　　　C. 执行　　　　　　　D. 管理

5. 广义的消费者是指（　　）

    A. 购买、使用各种产品与服务的个人或组织

    B. 购买、使用各种产品与服务的个人

    C. 购买、使用各种产品与服务的组织

    D. 购买、使用各种产品与服务的商家

二、多项选择题

1. 以下属于医药零售药店市场运行模式的有（　　）

    A. 平价药品超市或大卖场　　　　　　　B. 社区便利药店

　　C. 专业或专科药店　　　　　　　　　D. 药店加诊所

　　E. 药妆店

2. 药店空间格局的形态有哪些（　　）

　　A. 接触型药店　　　　　B. 封闭型药店　　　　C. 环游型药店

　　D. 直线型药店　　　　　E. 环型药店

3. 药店招牌的命名的原则（　　）

　　A. 易读、易记原则　　　　　　　　　B. 暗示产品属性原则

　　C. 与标识物组合原则　　　　　　　　D. 受法律保护原则

　　E. 探索原则

4. 药店促销的方式有（　　）

　　A. 定量促销　　　　　B. 定向促销　　　　　C. 定点促销

　　D. 季节促销　　　　　E. 买赠促销

三、简答题

1. 简述医药零售企业的现状。

2. 选择药店地址应遵循的原则？

3. 药店营业场所设计的原则？

4. 药店的消费者在购买行为上有哪些特征？

四、案例分析

是筹建药店还是无证经营？

　　某零售药店向所在地药品监管部门递交了筹建申请，药品监管部门审核后批复同意其筹建，并在法定时间内进行了现场检查验收，但尚未核发《药品经营许可证》给该药店。在此期间，药品监管部门接到群众举报称，该药店货架内已摆放了数十种药品。经核查后，发现该药店尚未对外销售药品。

　　分歧：药品监管部门查清基本事实后，执法人员在是否处罚该药店以及如何处罚的问题上产生了以下四种不同的意见。

　　第一种意见认为，该药店摆放药品的行为是其"筹建"的延续行为，是开业准备的一部分，由于其未对外进行实质性的销售，更无盈利，故不构成无证经营，不能对该药店进行处罚。

　　第二种意见认为，该药店将药品摆放在货架的行为本身就是一种广义的"销售"行为，因为其已向不特定的公众发出了"要约"，此种"销售"并不以公众的"承诺"为实现要件。药品管理法律法规中所规范的"销售"也就是此种泛指的广义"销售"行为，故该药店已构成无证经营，应按规定进行处罚。

　　第三种意见认为，该药店的行为违反了 GSP 规定，应按《药品管理法》的规定进行处罚。同时，应对将药品销售给该药店的所有供货单位进行处罚，因为这些药品供货单位将药品销售给尚未取得《药品经营许可证》的药店。

　　第四种意见认为，该药店摆放药品的行为虽违规，但法律法规并未对此类行为进行明确的规范，处罚无法可据。

问题：以上四种意见，哪一种正确？

书网融合……

知识回顾　　习题

参考文献

[1] 孟光兴. 医药企业管理——案例评析 [M]. 成都：四川大学出版社，2017.

[2] 周三多. 管理学——原理与方法 [M]. 7版. 上海：复旦大学出版社，2018.

[3] 王关义. 现代企业管理 [M]. 5版. 北京：清华大学出版社，2019.

[4] 斯蒂芬·罗宾斯. 管理学 [M]. 13版. 北京：中国人民大学出版社，2017.

[5] 褚淑贞. 医药企业战略管理 [M]. 北京：中国医药科技出版社，2013.

[6] 宁德斌. 医药企业战略管理 [M]. 北京：科学出版社，2018.

[7] 闫笑非. 企业管理概论 [M]. 北京：中国人民大学出版社，2018.

[8] 谢文辉. 卓越人力制度典范 [M]. 北京：石油工业出版社，2020.

[9] 刘昕. 人力资源管理 [M]. 北京：中国人民大学出版社，2011.

[10] 孙世玄. 人力资源管理实用必备全书 [M]. 南昌：江西人民出版社，2017.

[11] 秦国美. 财务管理学 [M]. 北京：中国商务出版社，2019.9

[12] 孔德兰，许辉. 财务管理——原理、实务、案例、实训 [M]. 2版. 大连：东北财经大学出版社，2015.

[13] 朱天民. 医药企业战略管理 [M]. 北京：科学出版社，2016.

[14] 戴宇，徐茂红. 医药企业管理 [M]. 北京：人民卫生出版社，2018.

[15] 邓冬梅. 连锁药店运营管理 [M]. 北京：化学工业出版社，2011.

[16] 徐荣周. 零售药店员工手册 [M]. 北京：中国医药科技出版社，2010.

[17] 邓冬梅，柯小梅. 连锁药店运营管理 [M]. 2版. 北京：化学工业出版社，2015.

[18] 孙丽冰. 医药商品经营与管理 [M]. 北京：化学工业出版社，2018.

[19] 赵振基. 分化加速度：2019～2020年度中国药店价值榜"双百强"发展报告 [J]. 中国药店，2020（4）：48-95.